症状でひらめく

医療法人明雅会こだま小児科 理事長
著 児玉和彦

こどもの
コモンディジーズ
Common Childhood Diseases

診察が楽しくなる！面白くなる！
病歴聴取と**身体診察**の
コツとヒケツ

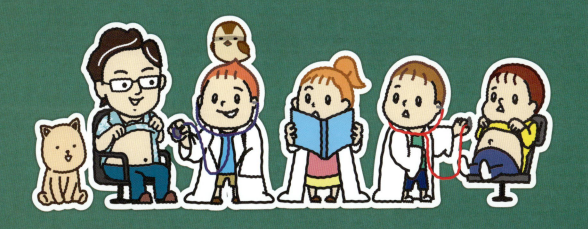

MC メディカ出版

◀ 推薦の言葉 ●

すぐに子どもを診たくなる本です！

　著者の児玉和彦先生とは、2011年12月に大阪駅に隣接する新梅田食堂街で初めてお会いして食事をして以来のお付き合いです。毎年2人で忘年会をしていますし、誕生日も2日違いで近いので「生誕祭」もしています。多いときは毎週会うこともありますし、毎日のようにFacebook Messengerでメッセージし合っています。「家族以上恋人未満」の付き合いです。

　本書は、メディカ出版が毎年企画し、児玉先生と私が講師を務めるセミナー「重症軽症こどものみかた」での講義内容が元になっています。何年も一緒に2人でやっているのですが、いつ聴いても児玉先生の講義は学びが多く、受講生からの反応もいいです。唯一反応が悪いのが彼の「ギャグ」ですが（笑）。さて本書の中身ですが、講義でのエッセンスが詰まっているだけではなく、さらに進化し深化しています。エビデンスは最新のものになっており、進化しています。さらに予防接種、検査、薬の飲ませ方、コミュニケーション、発達障害など、小児外来診療において重要な部分がきちんと盛り込まれており、深化しています。豊富な経験に裏付けられた経験知やパールもふんだんに盛り込まれており、小児に関わる医療者であれば一度は通読するべき本です。じっくりと本書と向き合ってください。まるで児玉先生がそばにいて教えてくれるような気持ちになりますよ。実物より本の方が静かに児玉先生に向き合えるので、気が楽かも、です。読んでから児玉先生に会う、児玉先生に会ってから読む。どちらもよいかと思います。

　『こどものコモンディジーズ』を子どもや家族に真摯に関わり、HAPPYにしたいと心から願うすべての小児医療関係者に推薦します。子どもを診たくてうずうずしますよ！ 子どもの診療をもっともっと学んで、もっともっと楽しもう!!

2018年8月

兵庫県立こども病院感染症科 部長　笠井正志

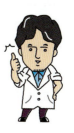

◀ まえがき ●

子どもと家族をみるすべてのプロフェッショナルたちへ

「書かれた医学は過去の医学であり、目前に悩む患者の中に明日の医学の教科書の中身がある」

西洋医学の名医、故 沖中重雄先生（元 東京大学教授）の言葉には、名言がたくさんありますが、私が最も好きなのがこの言葉です。

現在の小児医療は、ワクチンの発達や栄養状態改善の恩恵を受けて、重症疾患をみる機会が減りました。医療が進歩、細分化し、子どもたちは小児科だけでなく、耳鼻科や皮膚科、内科にも受診します。一方、子どもの虐待や貧困は、新聞にも大きく取り上げられ社会問題になっています。医療機関以外では、学校など教育機関の先生方は発達障害の子どもたちも含めてすべての子どもたちの教育に大変努力されています。子どもたちの悩みは、教科書に書いていないことだらけです。沖中先生が活躍された時代より情報へのアクセスは比べ物にならないくらい改善し、「物知りな医師」は増えましたが、論文を読むだけでは目の前の子どもたちは癒せません。知識と実践知の両方を絶え間なく進歩させることが医療者の責務です。少子高齢化の中、小児医療は変革期を迎えています。医師が病気治しだけをやっていればよかった時代は終わり、医師も子どもと家族をケアする時代がやってきました。「子どもは社会の窓」なのです。

私自身、もともとは内科医、家庭医のトレーニングを受けてきましたので、小児診療への苦手意識をずいぶん長くもってきました。小児診療で困ることは今でもたくさんあります。この本は、小児科医だけでなく、子どもをみるすべての科の医師のためになるようにエビデンスに基づいて書いています。エビデンスがないところは、全国各地の私の頼れる先輩後輩医師からたくさんの助言をいただいて、「エビデンスとエビデンスの隙間」を私自身が会得した臨床のコツとともに書いています。あなたがご存じの医師の名前も文中に出てくるかもしれません。小児医療初心者の方からベテランまで、それぞれのレベルで楽しめる本になったと思っています。小児科だけで子どもをみるのではなく、診療科にかかわらず、診察や処置に伴う子どもの苦痛を最小限にする努力をし、子どもと家族に敬意をもって生涯勉強し続ける医師が子どもの診療を行うべきです。私自身まだまだ不十分なところもありますが、この不十分さが伸びしろ、勉強しがいのあるところでワクワクします。

この本は看護師さん向けのセミナーがきっかけになりました。これからは医師も看護師も対等に学んでいける世の中になると思っています。医師の視点から「看護師さんはこういうことをみて説明してくれると助かるな」ということをそれぞれの項目に書いています。患者さん向けの説明書と併せて活用いただければ幸いです。

　医療を為す中で、一番大事なことは医療者自身が健康であることです。鍼灸の師匠である藤本蓮風先生には、私の体調管理だけでなく、臨床に向き合う情熱をいただいています。ここに感謝申し上げます。

　ちょうど今年は、私の医師としての憧れであり目標である父明彦先生が長年の現役生活に区切りをつけた年でした。こだま小児科は20周年の節目を迎え、開設した母マサ先生にもよい恩返しになればいいなと思っています。父と母、二人の偉大な小児科医がいなければ今の私はあり得ませんでした。

　最後に、良い時も悪い時もそばにいて力づけてくれる妻祐貴子、写真の撮影にも快く協力してくれて笑顔で後押しをいっぱいしてくれた子どもたち帆南、一真にも、たくさんの感謝を伝えたいと思います。いつもありがとう。

　これからの医療は、さまざまな職種の人たちが、正直にお互いの違いを分かち合い、お互いが握りしめている正しさを手放し、違いを融合させて、チームになって最高を目指していくものだと思っています。

　小さな光ではありますが、愛の光がすべての世界を照らしますように。

2018年8月

　　　　　　　　　　　　　　　　　　　　　　　　　　　　児玉和彦

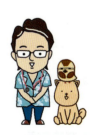

症状でひらめく こどものコモンディジーズ
Common Childhood Diseases
もくじ contents

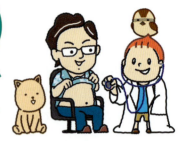

- 推薦の言葉：すぐに子どもを診たくなる本です！ …………………………… iii
- まえがき：子どもと家族をみるすべてのプロフェッショナルたちへ …………… iv

第1章　病歴聴取＆身体診察のコツとヒケツ

❶ 病歴聴取のコツ …………………………………………………………… 2

❷ 子どものトリアージ3step！ …………………………………………… 14

❸ 子どもの「not doing well」 ……………………………………………… 27

❹ 予防接種の基本のキ ……………………………………………………… 44

❺ 診察テクニックのおさらい ……………………………………………… 58

❻ 小児外来の検査の適応とテクニック …………………………………… 80

第2章　症状でひらめくコモンディジーズ

❶ いろいろある「ぜいぜい」と咳
　咳は外来で最も多い症状！百日咳を見逃していませんか!? ………… 88

❷ 発熱を楽しくみる！
　外来で一番困る症状！ 咽頭所見で勝負できるようになる！ ……… 116

❸ おっと！嘔吐
   重症疾患を見逃さない！ 脱水の程度を評価する！ ……………………………… 134

❹ たかが腹痛、されど腹痛
   多様な疾患が原因！ スコアを使った腹痛診断！ ………………………………… 150

❺ 怖いけいれん・怖くないけいれん
   救急でよくみるベテランでも怖い症状！ 脳症や髄膜炎はどう見分ける!? ……… 166

❻ 「どきどきしない」心臓の病気
   どんなときも疑う心臓の病気！ 救急から学校健診まで！ ……………………… 188

❼ よくみる「ぶつぶつ」
   腕の差が患者さんに分かりやすい皮膚疾患！ コツさえつかめば一発診断！ …… 204

第3章　家族のニーズに応えよう

❶ お家でできる風邪への初期対応 ………………………………… 228

❷ 薬の飲ませ方 ………………………………… 236

❸ 小児外来での、ちょっと難しいコミュニケーション ………… 248

❹ 「気になる子ども」に出会ったら ……………………………… 266

● 索引 ………………………………… 274

● あとがき ………………………………… 278

● 著者紹介 ………………………………… 279

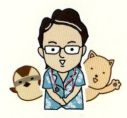

第1章

病歴聴取&身体診察の
コツとヒケツ

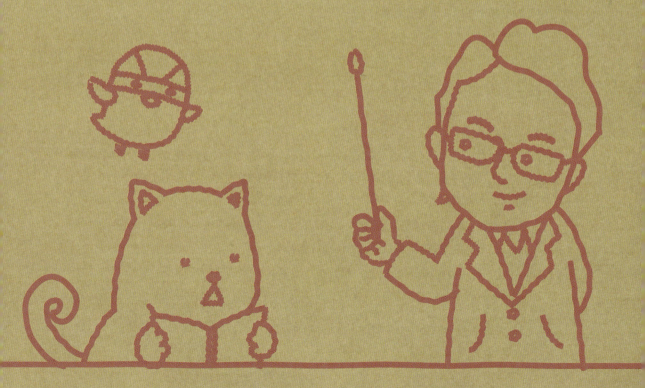

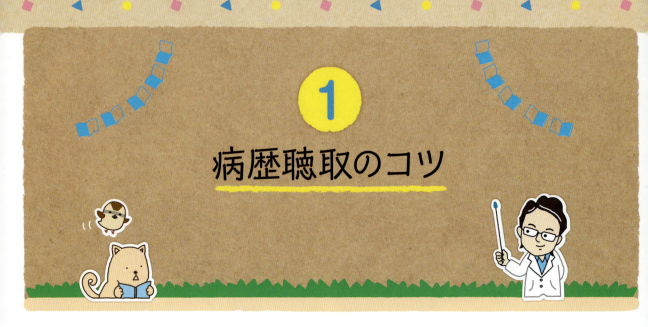

「なくこ」と「わしき」で行う病歴聴取

　「どういうふうに家族からお話を聴いたらいいのですか？」という質問をよくいただきます。患者は子どもで、患者自身ではない保護者から、短時間で的確に病歴を聴取するのに難しさを感じるのだと思います。そして、家族は子どもの病気で焦ったりイライラしたりしていますので、コミュニケーションでミスが生じやすいという側面もあります。私は以下の2点を大事にしています

- 「泣く子」には「なくこ」で対応、病歴は「わしき」が基本
- すべての診察機会は「子育て支援」！

　この項では、子どもにやさしい病歴聴取の「やりかた」について述べます。といっても、私もまだまだ未熟です。「いつかできるようになりたいな」という目標も含めて、皆さんと共有したいと思います。

子どもの発達段階から考える

　普段、子どもを見慣れていない医療者が困ることは、「子どもの年齢による対応の違い」かもしれません。子どもは常に成長し続けます。子どもが診察に協力できるようになるのは2〜3歳からであり、痛みを訴えられるようになる時期と一致します。おおまかには**表1-1**を参照してください。ただし、発達には個人差が大きいので、常に臨機応変にします。

　診察しながらも待合室の声を聞けるようになりましょう。待合室から大きな泣き声が聞こえてきたら、「お、ちょっと敏感な子が来たな」と心の準備をしておきます。そういうときには、自分の心のペースを落として、いきなり距離を（言語的にも非言語的にも）詰めないように心

表1-1　子どもの発達段階と診療の場での工夫

年齢 (生活の場)	発達段階 (注：一般論であり、個別に判断する)	診療の場での工夫の例
生後すぐ～1歳頃 (自宅、保育園)	言語による症状の表現は不可。 医師の指示／命令の理解はできない。 泣いていても怖いのか、痛いのか、しんどいのかすぐには判断不能。	病歴聴取の目標は、仲良くなり、身体診察をスムーズに、正確にできる環境を作ることとする。
2歳～6歳頃 (保育園、幼稚園)	2歳前後から2語文を話せる。 自分の体の部分（目、耳など）が分かる。 指示に従える。 「痛い」と自分で表現できるのは2歳以上。 3歳を超えると痛みの場所を言えるが、不正確なこともある。	名前や年齢、通っている幼稚園の名前を訊く。舌圧子を使わず「口をあけて」など、言語的に励まして診察する。
7歳以上 (学校)	日常的な言語表出・理解はほぼ成人同様と考えてよいが、慣れない場での語彙や表現力は不十分。 痛みの種類や、原因について話すことができる。	学校での行事などをアイスブレイクに使う。子どもに問いかけ、積極的に話をさせる。医学用語を子どもに分かる言葉に置き換える。

　構えをしておきます。そうすると初診の患者さんでもうまくやりきれます。

　逆にとても上手な子どももいて、私のクリニックには、「口をあけて」というと、しっかり咽頭後壁まで見せられる1歳児がいます（3人きょうだいの末娘というのもあるのでしょう。子どもは見て学ぶのです）。

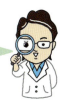

> **病歴聴取のコツ！**
>
> 　子どもの年齢は「何歳ですか？」と尋ねる方が安全です。子どもは年齢を下に見られるのが嫌いです（大人とは逆です）。実際は6歳なのに「5歳？」ときいたり、中学生に「小学校はどこ？（筆者はよくやってしまう）」ときくのはNG！　間違えるときは大きめに間違えましょう。同時に、付き添いがお母さんかおばあちゃんか分からないときには、「お母さんですか？」とききます。お母さんをおばあちゃんと呼んでしまうと、その後の信頼関係の回復は絶望的です……。

病歴聴取の起承転結：それぞれで使えるフレーズ

　病歴聴取を起承転結に分けて考えていきましょう。起承転結を一気に使うこともできますし、診療のセッティングに合わせて、一部だけを使うこともできます。

起：診察室に入ってきてすぐの一言
「こんにちは！（＾＾）」「こんばんは！（＾＾）」

●non-verbalで勝負！

　言うまでもなく、挨拶は大事です。しかし、挨拶より大事なことは、「あなたがどんな表情や姿勢をしているか」です。子どもは年齢にかかわらず、大人の言語による（verbal）メッセージより、**大人の非言語的（non-verbal）メッセージに敏感**です。笑顔、体を患者さんに向ける、少し前かがみになる、可能なら立って出迎える、泣きそうな子は先手を打っておもちゃであやすなどの工夫ができます。子どもに泣かれない先輩小児科医師を見てください。**子どもに泣かれているうちは、小児科医としてはまだまだ二流なのです**（私はまだ二流です）。

●泣く子には「なくこ」で対応

　「泣いてしまって病歴聴取にもならない……」というのも、よくきかれる悩みです。どうやっても泣く子がいます。そんなとき皆さんは、自分を責めたり、子どもを責めたりしていませんか？ 忙しかったら腹が立つこともありますよね。それはそれでよいのです。感情は人間の生理反応ですから、ある方が自然です。でも、視線をちょっと上げてみてください。泣いている子どものお母さん／お父さんがいます。一番自分を責めているのはその人かもしれません。泣いている子どもを連れてきた家族に「すみません……」と謝られたことはありませんか？

　私は泣いている子どもを見たときに、「泣くと良いこと（診察しやすくなること）」を家族に伝えています。頭文字をとって「なくこ」です。家族が安心して医師と仲良く話をしていると、子どもが落ち着いていくこともあります。**表1-2**を参照してください。

承：オープニングで使うフレーズ
「医師の○○です。今日はどうしましたか？」

　子どもが椅子に座って落ち着いたら、病歴聴取の開始です。ここで2つのパターンを私は使い分けています。1つは「open-ended questionのみ」、もう1つは「closed-ended question＋doorknob questionのセット」です。

表1-2　泣く子への「なくこ」での対応

「な」	「涙が流れているということは、脱水はひどくないってことだね！」
「く」	「口を大きくあけてくれているので、口の中が見やすいし、のどをみる棒（舌圧子）も使わなくてすむね！」
「こ」	「呼吸の音がよく聞こえるよ！ 大きく息を吸ってもらう必要がないからね！」
その他	「これだけ元気に泣けていたら、重症な病気の可能性は減るね！ 本当に重症な子どもは強くは泣けないものだから」 （詳しくは1章③「子どものnot doing well」参照） 「僕を見て泣いたということは、僕が知らない人だと分かっている。これは意識の状態がまずまず良いという意味なのですよ」
声かけ以外にも身体診察のときに	大きく泣いている子どもでは、診察の最初にのどを見てしまうこともあります。そして上手に見られたら、ほめましょう。 「泣いてくれたおかげで、しっかりみることができました。ありがとう」

● open-ended questionのみ

　自己紹介＋「今日はどうされましたか？」。基本的にはこのスタイルで入っていきます。忙しくてもオープンに訊くことをまずお勧めします。もちろんnon-verbalもオープンにしましょう。診察開始時に使えるほかの「手当て」フレーズとしては以下のものもあります。

🐻「（入ろうかどうか迷っている）お父さん、おじいちゃん、おばあちゃんもご一緒にどうぞ」

　余裕を示せますし、診断につながる家族のいろんな視点を知ることができます。

🐻「お待たせしてすみません。お疲れでしょう」

　当たり前ですが、いい忘れることありませんか？

🐻「（子どもに対して）今日は注射しないよ」

　子どもは「悪いことすると注射してもらうよ」と言われているものです。この一言で安心します。注射や採血を行う可能性が少しでもあるときには言わないこと。結果論であっても嘘はいけません！

🐻「さっき、待合室で、ケンケンという咳をしていたのは○○ちゃんですか？」

　アイスブレイクに使えますし、一発診断が可能です（上級者向け）。

● closed-ended question ＋ doorknob questionセット

　子どもの診療では、主訴は「発熱」「咳」「嘔吐・下痢」「腹痛」「皮疹」がほとんどで、かなり限られています。私の経験ですが、夜間の待ち時間の長い救急外来において、患者さんとしては「さっき、予診で聞いてもらったし、問診票にも書いたし、子どもは泣いているし……」という状況下で「どうしたのですか？」と聞いてしまい、「だ・か・ら・熱！」となったことがありました。また、救急外来では時間や体力的な制約もあり、毎回open-endedというわけに

もいかないときもあると思います。その上で、患者さんも焦っているような場合には、あえてopenに聞かずに、「お熱が心配で来られたのですね……（間を取って相手の表情の変化を見る）いつから熱があるのですか？」とclosed-ended questionで入ります。ただし、そのときには、病歴の見逃しが増えたり、患者さんの真の受診理由が聞けなかったりする可能性が増える印象がありますので、必ず病歴聴取のどこかで**「何か言い忘れたこと、付け加えたいことはありますか？」とdoorknob questionを入れる**ようにしています。少し上級者向けですが、経験ある小児科医は結構やっています。

> closed-ended questionはdoorknob questionとセットで使うのがポイントです！

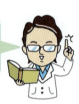

> 転：病歴聴取のときに使うフレーズ
> 「お母さんも眠れなくて、つらかったでしょう。お疲れ様でした」

　引き続き「手当て」の病歴聴取を考えましょう。**一番大事なのは「承認」と「共感」**です。患者さんは、発熱してすぐに来たり、朝からの咳なのに夜中に来たり、ちょっとしたことで受診したりします。でも、いろいろやりたいこと、やるべきことがある自分の時間を使って、外来に来ているのです。それはそれで、承認してあげるべきだと思います。

●「承認」「共感」のフレーズ集
🐻「お母さんも眠れなくてつらかったでしょう」
　咳で眠れないという子どもを連れてきた、お母さんへの一言。ねぎらいが大事です。分かってもらえると思える人にしか人は本当のことを話しません。

🐻「嘔吐されると後片付けも大変ですもんね」
　嘔吐の処理を家でするのは、テンションが下がることです。「1回吐いたくらいで受診して！」と軽い怒りを覚えたときには、このフレーズで自分を落ち着かせます。嘔吐ではヤバい疾患が多いのです。

●小児特有の病歴聴取「わしき」
　手当ての問診と同時に、子どもに対する必要十分な情報収集を行います。これには小児特有の疾患についての知識が必要ですので、第2章を参照してください。どうしても外せないけれど、内科ばかりしていると忘れがちな問診事項を思い出す語呂合わせがあります。語呂合わせ

第1章 病歴聴取&身体診察のコツとヒケツ

表1-3 小児特有の病歴「わしき」

「わ」	ワクチン接種歴	髄膜炎関連（肺炎球菌、ヒブ）ワクチン接種により髄膜炎リスクは劇的に減少。2014年より水痘ワクチンが定期接種に。疑っている病気に対して、それに対応するワクチン接種歴をピンポイントで聞く。質問の仕方として、「予防接種してますか？」では不十分で、「○○ワクチンは接種していますか？」と聞く。
「し」	出生歴	低出生体重児や早産児は、RSウイルスを代表とする感染症の悪化リスクとして重要。黄疸について、退院時期についても確認。「出産の体験はどうでしたか？」と母親に聴くこと（birth review）も、母親との関係づくりに役立つ。母子健康手帳を見ながら健診歴をチェックできるとよい。
「き」	既往歴／内服歴	心疾患（先天性心疾患、川崎病、不整脈、心筋症）、血液疾患（遺伝性球状赤血球症の子どもの無造血発作を経験したことがある）、がん（小児では血液系の悪性腫瘍が多い）、免疫不全（先天性免疫不全、ステロイドや免疫抑制薬使用中）などは、child with special care need（CSCN）として扱う。内服歴については、テオフィリンはけいれん、ピボキシル基を持った抗菌薬は低血糖などのリスクがある。長期管理の内服薬は既往歴と合わせて聞く。
もう3つの「し」 実は「し」にはもう3つある。しいて言うと「わし4き」。	「し」 小学校での検診／健診	心電図検診、尿検査。この2つにより心疾患や腎疾患のリスク評価が分かることがある。
	「し」 食事	アナフィラキシー、食中毒などは小児に多い。また、子どもは銀杏を食べすぎるとけいれんを起こす（銀杏中毒）。ハチミツ摂取による乳児のボツリヌス中毒も小児特有。異物誤飲、誤嚥は食事中に起こるとは限らない。
	「し」 周囲の流行	小児診療では流行疾患が多い。インフルエンザはもちろん、ムンプス、水痘、マイコプラズマ、RS、ヒトメタニューモ、手足口病、ロタ、ノロ、アデノなど、枚挙にいとまがない。

には英語が多いですが、私は「和式」にこだわります（表1-3）。

「わしき」に加えて、家族歴も重要です。先天性代謝異常症／先天性形態異常症候群（乳児期の原因不明の死亡の家族歴）、突然死（不整脈、long QT症候群）、難聴（腎疾患）、若年性の心筋梗塞（家族性の脂質異常症）、アレルギー疾患（喘息、アトピー性皮膚炎）、発達障害などを確認しましょう。先天異常の場合は、少なくとも祖父母、おじさん、おばさんまでは家族歴をとりましょう。

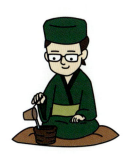

家族図を書こう！

　家系図は、血縁関係を一目で分かるようにするのに有効です。しかし臨床で有用なのは、家系図ではなく家族図です。家族図は、そこにそれぞれの既往歴や職業も記載されます。誰と誰とが一緒に住んでいるのか、どこに住んでいるのかも必ず記載したいところです。場合によっては、家族としてペットが書き加えられることがあります（当然血縁はありませんが、家族同然です）。さらに、患者さんの背景に踏み込んで、お互いの関係性（本当は仲が悪いとか）を記載する方法もあります。すべての患者さんに無理であっても、家族歴を超えた家族図が小児医療にもっと取り入れられてもいいのになあと思っています。

● **言葉にならない声を、言葉に置き換える**

　言葉を話せない子どもを見るときには、病歴聴取にも工夫が必要です。「胸が痛い」と訴えて受診する乳児はいません。乳児の胸痛は、多呼吸、冷や汗、顔色不良、睡眠不良として表現されます。同様に、かゆみの訴えを聴取するときは「ひっかいたり、こすったりしていませんか？」ですし、四肢の痛みは「腕を動かさない、あるいは動かすと泣きますか？」と訊きます。

　あいまいな訴えであったとしても、母親の訴えを軽んじてはいけません。子どもの病気の専門家は小児科医や小児科に携わる医師かもしれませんが、「その子の専門家は母親／父親」なのです。そして、「**そうでないと証明されるまでは母親の言うことは常に正しい**」は臨床での真実なのです。

　付け加えて、主訴以外の臓器症状を訊くことも重要です。例えば、嘔吐を訴えたときに、呼吸、循環、神経（けいれん、意識）など消化管以外の症状を訊くことで、言葉にならない訴えの全貌を理解できます。強調しておきたいのは、話ができる子どもには積極的に問いかけて、診療に参加させてあげることを忘れてはならないことです。

結：病歴聴取をクロージングするフレーズ
「今日は○○ちゃんの、39℃の高熱と咳がインフルエンザじゃないかと心配して受診されたのですね」

● **サマリーを伝える**

　必要十分な情報を収集したら、病歴聴取をクロージング（終了）していきます。そのときに、上記のように情報のサマリーを伝えるとよいでしょう。場合によっては、追加の情報や真の受診理由が述べられることがあります。

● ホームケアを指導する

　皆さんは、家族にケアをしてもらってほっとしたことがありませんか？「薬飲んでおいてください」では「薬が子どもを治す」というメッセージが強いです。そういうこともあるでしょうが、風邪を含めて薬が効く病気はそんなに多くありません。逆に、風邪には医療者の共感的態度が効果的であるという論文があります[1]。**家族が子どもをケアする**という意識を持って説明してあげてください。それによって、子どもが家族にケアしてもらえるというかけがえのない体験を守ることができます。例えば以下のようなフレーズです。

🐻「咳が強くなったら、水を少し飲ませて、背中をさすってあげてくださいね」

　医学的に証明されているかどうかは問うところではありません。誰でもできる、常識的なケアを伝えてあげればよいのです。「2時間ごとに鼻水を吸ってあげてください」というような現実的に難しいことをいうのは逆効果です。

🐻「もし、嘔吐が6時間以上続いたり、呼びかけても反応が鈍いくらいぐったりしたり、眠れないくらい痛みが強くなるようなら再度受診してください」

　もしこうなったらこうしてくださいという評価基準を家族に教えます。これを「as needed instruction（もしものときの指示）」と言います。「痛ければ受診」というあいまいな指示ではなく「眠れないくらい」「今より悪化する」「痛み止めを飲んでも効かない」など、できるだけ具体的に伝えます。

🐻「明日、小児外来／かかりつけ医を受診してください。必要があればより詳しい検査をしてくださると思います」

　再評価のタイミングを指導します。緊急度とどのくらいで治療の効果が出るのかを加味しますが、救急外来では翌日の受診を指示すれば通常問題になりません。

● ファミリーケアを意識する

　例えばこういうフレーズです。

🐻「おたふく風邪ですので、明日から保育園はお休みしないといけません。○日の○曜日にはまた登園できるようになりますが、お母さんのお仕事は大丈夫ですか？ 家にほかにみてくれる人はいますか？」

　ひとり親の家族に対してだけではありません。共働きの家族はとても多いです。祖父母に預けられればよいですが、祖父母も仕事をしている場合もあります。あなたの働いている地域には、病児を預けられる施設がいくつありますか？ それを紹介できるようになっておきましょう。親が子どもの病気で休業を余儀なくされることは社会的な損失でもあります。**家族を通して社会をみるのが小児医療**です。

🐻「子育ては慣れましたか？ 夜泣きはありませんか？」

　子ども虐待は身近にあります。程度の差はあれ、子育てでイライラしない親はいないのです。子育ては社会的にとても重要な活動の一つです。子育てしている人をねぎらい、困っていることに手を差し伸べ、励ましましょう。

🐻「今日は、○○ちゃんをみさせてもらえてよかったです。元気をもらえました」

　私は子どもを診療していると、どんどん元気が出てきます。子どもたちの笑顔、一生懸命な姿、一刻一刻と変わる成長ぶりをみることが、小児診療の喜びです。それを素直に表現し、その家族の子育てを祝福します。「また、子育てがんばってみよう」。そう思える診療がよい診療です。

> **虐待を疑うケースに出会ったら！**
>
> 　「鋭い質問は自分に向けよ」。これは私の鍼灸の師匠である藤本蓮風先生の言葉です。自分は犯人捜しをしていないか？ 親の病歴に矛盾点を見つけたとしても、そこに鋭い質問を浴びせてはいけません。矛盾は矛盾のままおいておきながら、虐待の対応に慣れた医師に交代してもらうのがよいです。するべき鋭い質問は「私は子どもと家族のために診療をしているか？」「自己満足のためではないか？」という自問です。

ベーシックレクチャー

母子手帳を見よう！

　母子手帳は、正しくは母子健康手帳と言います。母子手帳は、1942年に始まった妊産婦手帳を原形とし、現在まで続いてきました。妊娠したときに市町村に届け出れば無償でもらえます。逆に言うと、届け出ないともらえません。子ども1人につき1冊です（双子なら1人1冊で合計2冊必要です）。現在のものは、母子保健法に基づいている公式な文書です。内容は、省令で一律に決められている省令様式部分（表紙からp.51まで）と、市町村ごとに違う任意様式部分とに分けられています。

　最近の母子手帳には空欄が目立ちます。重要な情報源ですから、受診のときには持参するように指導し、空欄がないように記載することを、妊婦健診や乳児健診のときに指示してもらいたいところです。

忙しくてもここは確認したい

- **前半**（p.17まで）：第何子か（表紙）、過去の妊娠・出産（p.2）、妊娠糖尿病や妊娠高血圧症候群の有無、妊婦健診時の抗体検査やがん検診の結果（p.10、特に風疹の抗体は高くなければ予防接種を推奨する。子宮頸癌スクリーニングは分娩後も続けるように指導する）、分娩時の異常はないか、新生児期に異常はないか、先天性代謝異常（マススクリーニング）と先天性難聴で異常はないか。
- **後半**（p.42〜52）：成長曲線は適切か。予防接種は適切に打っているか。

入院中などじっくり関われるならば

- **出生届の記録**（p.1）：母親の年齢（若年、高年）、ひとり親かどうか（両親の名前が書きこまれているか）、出生届が生後14日以内に出されているか。
- **妊婦健診の記録**（p.8〜9）：高血圧、たんぱく尿など、妊娠高血圧症候群がないか。
- **出産の記録**（p.14）：早産児、低出生体重児、出生後の合併症やそれに伴う入院があるか。
- **新生児期の記録**（p.16〜17）：出生後の異常、先天性代謝異常と新生児聴覚検査のスクリーニング結果
- **乳幼児健診の記録**（p.18〜41）：自由記載欄に記載があるか？（細かな不安がたくさん書かれている〔が相談がない〕ときは要注意）、発達の状況
- **成長／発育曲線**（p/.42〜49）：男の子用、女の子用があるので、書き間違えに注意。あやしければ、詳細な成長曲線で確認する。
- **予防接種の記録と接種スケジュール**（p.50〜52）：きちんと打っているか、罹患歴も確認するとよい。

こう言ってみてはどうでしょうか

上の子どもの赤ちゃん返りが心配だと相談された

「お兄ちゃんにちょっと手がかかりすぎかなあと思うくらいで、ちょうど公平になるのかもしれませんね」

　第2子以降は風邪をひきやすくなりますので、乳児期から受診が多くなります。親は、小さいのに風邪をひいた子どもに手がかかりますし、そうでなくてもおむつ替えなど、必須のお世話でかかりきりです。先に生まれたお兄ちゃんお姉ちゃんが寂しい思いをしていることがあります。母子手帳の最初のページに第何子かが記載してあれば、何人きょうだいなのか分かります。出産歴を見れば何歳の差があるのかも分かります。

若年出産のお母さん

🐻 「（若くして）頑張っていますね！ 誰が助けてくれますか？」

　母親と父親の職業と年齢が書いてある欄があります。おおよその世帯の収入状況が分かります。若年出産では、生活基盤が弱かったり、結婚していなかったり、飲酒・喫煙の知識が少なかったりします。周囲の助けがなければ、医療機関がその役目の一つを果たすこと、自治体でもサポートしてもらうことを伝えます。

妊娠高血圧症候群や妊娠糖尿病の既往歴がある

🐻 「その後、内科のお医者さんにみてもらっていますか？」

　妊娠中の合併症は、産後も母体自身のリスクとなります。血圧やたんぱく尿のフォローを受けて終了しているか、糖尿病について指導してもらっているかを確認し、指導を受けていないならば、相談するようにお願いします。

発達が心配だと相談された

🐻 「乳児健診では指導がありましたか？ 母子手帳で確認させていただいてよいでしょうか？」

　自分で判断する前に、まずは母子手帳の健診欄の記載を見ましょう。母親の記載で、どの時期にどんな悩みがあったのかが分かります。定頸や寝返り、ひとり歩きなどがいつできるようになったのかを聴きましょう。健診時に指導された内容と大きく違う指導をしてしまうと、親が混乱することが多いので、まずは現状の理解の程度を聴いておきましょう。

便の色がおかしいと相談された

🐻 「母子手帳の便の色でいうと何番ですか？」

　母子手帳には、胆道閉鎖症スクリーニングのための便色カードがついています（p.19）。便は持ってくるのがベストで、写真を撮ってきてもらうのもよいのですが、両方手に入らないときには、母子手帳の便色カードを基準にして、どんな色かを記載する方法があります。

体重が増えないと相談された

🐻 「まずは、成長曲線に書き込んでみましょう」

　母子手帳の成長曲線は、SDの線は細かくないのですが、おおざっぱに成長を把握することができます。成長曲線の場所がどこにあるのか知らない親もいるので、書き込み方を教えましょう。

母子手帳は世界に誇れる育児記録

　受診時に、「母子手帳を持っていますか？」と訊くようにしましょう。特に初診時には必ず訊いて、書き写します。われわれ小児医療従事者が母子手帳の記載を大事にしているというメッセージを伝えることができます。

　母子手帳の記載は、将来子どもが見返す可能性があります。予防接種の接種済み証明書にもなります。間違えずに記載しましょう。医療従事者が記載するときには、「発達が遅れている」などの表現は後から見た子どもが傷つくかもしれませんので、「運動発達を促すための遊びを指導」など、具体的な対応を書くのもよいでしょう。

引用・参考文献

1) Rakel DP, et al. Practitioner empathy and the duration of the common cold. Fam Med. 41（7）, 2009, 494-501.

本稿は、『レジデントノート』19巻1号（羊土社刊）特集『この"ひとこと"でがらりと変わる！医療面接のコツ』に「こっちが泣きたいよ！すぐに泣いちゃう子どもの病歴聴取のコツ」（pp.63-9）として発表したものを許諾を得て改変転載したものです。

子どものトリアージ3step！

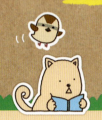
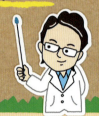

みて・きいて・ふれてトリアージ

　トリアージの語源は、フランス語の「tiage」＝「選別」です。患者数が多い外来診療であっても、どの患者を優先するかを決めて適切に医療資源を分配することが大事です。
　一般に重症度の高い疾患は緊急度も高くなりやすいものです。見た目から異常を早期に察知し、介入して、「緊急度を上げない」対応が重要です。

緊急度と重症度を分けて考えよう！

　放置すると短時間で致命的になるので今すぐ介入しないといけない状態は「緊急度が高い」と呼びます（例：喉頭蓋炎の気道緊急）。時間経過にかかわらず（それが数年後だとしても）、生命や機能予後に大きな悪化をもたらす状態は「重症度が高い」と呼びます（例：白血病）。緊急度と重症度は同程度になることが多いですが、必ずしも一致しません。白血病を発症していても血球異常が軽度で感染症を併発していなければ、現時点での緊急度は低いということになります。
　ただし、「中耳炎の重症度」のように、一つの疾患の「程度」を表すときにも重症度という言葉が使われます。あまり定義にこだわらず、すぐに介入すべき状態であるかどうかと長期的な予後とは別に考えるのがトリアージとしては大事であると考えてください（図2-1）。
時間経過と悪化のスピード＝傾きが大事！

第1章　病歴聴取＆身体診察のコツとヒケツ

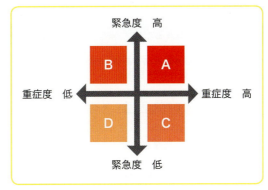

図2-1　緊急度と重症度の考え方
A→B→C→Dの順に対処していく。

みて・きいて・ふれて

　外来受診で緊急度の高い子どもを見逃さないコツは、**「みて・きいて・ふれて」の3step**でトリアージすることです。その中でも、「みて分かる」情報は非常に多いのです。
　子どもの診察下手は、すぐに聴診器を当てたがります。上手な人は、まず止まって（触りたい気持ちを我慢して）子どもを観察します。

step1：「みて」（表2-1）
入室時の"一瞬"のトリアージでは、歩行、表情、顔色を「みる」。

●歩行を「みる」
基礎知識：1歳3カ月までには、ほとんどの子どもは一人歩きができています。3歳頃になると、一人で歩きたがるのが普通です。

●表情を「みる」
基礎知識：「痛い」と言葉で表現できるのは2歳以降です。表情で痛みの強さを推測するときにもフェイススケール（図2-2）が使えます[1]。

●顔色を「みる」
基礎知識：「急に青白くなった」は、体からカテコラミンが出て交感神経優位になったために皮膚の血管が収縮したことによります。慢性的にずっと青白いのは貧血を考えます。チアノーゼは「紫」です。

表2-1 「みる」ポイントとその解釈

	観察ポイント	考えること	考えられる状態
歩行	小学生が抱きかかえられて入ってくる。	年齢不相応な移動方法である。ただし「甘えん坊」の可能性もある	強い痛みや全身倦怠感、意識障害を見分ける必要がある。
歩行	片方の足をひきずるように入ってくる。	歩くと悪化する病変が一方にある。	急性虫垂炎、股関節炎、骨折など
表情	苦痛がある。	言葉にできない苦痛がある。	痛みや呼吸困難など全身をチェック
表情	表情がない。	子どもはきょろきょろしているのが当たり前	意識障害やショック
顔色	白い（蒼白）	急に出てきたか、慢性的か	急性なら嘔吐やショック、慢性なら貧血など
顔色	紫色	唇が青いか、特に舌が青いか	中枢性チアノーゼ→緊急事態！（末梢性チアノーゼと鑑別）
顔色	赤色	高熱。蕁麻疹。発熱がなく意識障害があれば一酸化炭素中毒を考慮する。	インフルエンザなど高熱を来す疾患。アナフィラキシーは緊急事態！
顔色	発疹	頭の中に水疱があれば水痘。顔に小紅斑があれば全身をみる。	水痘、麻疹などは隔離すること。麻疹風疹ワクチン接種歴を確認。

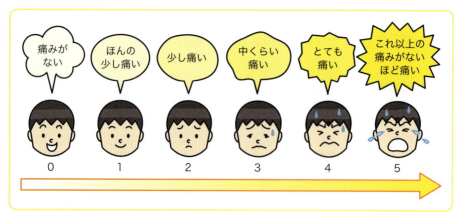

図2-2 フェイススケール（face scale）（文献1を参考に作成）
- 適応：6〜8歳（米国小児科学会では4歳以上としている）
- 長所：信頼性が確立している。痛みの強さを表現する顔や間隔に一貫性がある。
- 短所：妥当性の研究がまだ完全ではない。年少児は笑っている顔を選びたがる。

豆知識：虫垂炎とheel-drop jarring sign（かかと落とし試験）

つま先立ちをさせて、かかとを急に地面につけるように指示します。虫垂炎なら「右下腹部に響く」と言います。虫垂炎以外でも腹腔内の炎症があれば陽性になりますが、虫垂炎で陽性になるときは多くの場合、はっきり右側を痛がります。

臨床のワザ「虫垂炎では歩くと右下腹部が痛いので、右足を引きずるように歩く！」

末梢性チアノーゼと中枢性チアノーゼの見分け方

末梢性チアノーゼでは、手足にのみチアノーゼがみられます。末梢性チアノーゼの原因として、中枢性チアノーゼを来す疾患のほかに、寒冷など外気温の影響も考えられます。元気な赤ちゃんの手足先だけのチアノーゼは温めて変化をみましょう。末梢性と中枢性との見分け方としては、中枢性チアノーゼでは、舌などの口腔内にもチアノーゼがみられることです。中枢性チアノーゼは必ず異常です。呼吸不全、心不全（先天性心疾患もあり得る）など重篤な疾患として対処が必要となります。

チアノーゼは不飽和ヘモグロビンが5g/dL以上になるとみられます。多血症では軽度の低酸素血症でもチアノーゼがみられます。ピットフォールとして、一酸化炭素中毒ではチアノーゼは来さないことを覚えておきましょう（ピンク色の顔になる）。

待合室の「神業？」トリアージ

待合室の子どもたちの声に耳をすませてみましょう。大きな音で甲高い咳をしている子どもはクループであり、SpO_2をチェックした方がよいでしょう。ぜいぜいしている子どもは細気管支炎や喘息。さらに耳をすませて最後に聞こえてくる、小さい声でか弱く泣いているのが髄膜炎の子どもだと、ベテランの先生に教えていただいたことがあります。五感をとぎすませましょう！

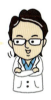

step2：「きいて」

step1でかなり緊急度が高いものは除外されています。次に、的確で素早い問診により、トリアージしましょう。

トリアージとしては「主訴」「既往歴」を訊いて、そのあと4つの質問をしましょう。

● 「くう・ねる・あそぶ・だす」

🐻「食べられていますか？」Noなら「飲めていますか？」

呼吸困難で飲めなくなると、点滴や入院となることが多いです。全く飲めていないときは要注意です。

🐻「昨日の夜は眠れましたか？」

夜間眠れないくらいの症状があるときは、どんな場合も異常です。何かあると考えて対応します。

🐻「いつも通り遊んでいますか？」Noなら「好きな遊びならしますか」Noなら「好きなDVDやテレビは見ますか？」

遊ばない子どもは異常です。

🐻「おしっこは出ていますか？」「うんちはどうですか？」

あまり参考にならないこともありますが、訊かないと教えてくれないことが多いものです。

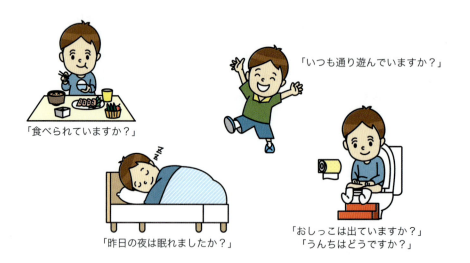

第1章 病歴聴取＆身体診察のコツとヒケツ

> **必殺の質問＋α**
>
> トリアージで一言しか質問できないのであれば、「普段の○○ちゃんの様子と比べて変わりありませんか？」と訊きましょう。「変わりなし」と返答があれば、重症疾患の可能性は低いのです。そして、遊びやあやしで子どもを笑わせます。笑う子に重症なし！

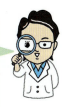

step3：「ふれて」

● 「手（足）」を触る

手を触ろうとしたときに意識状態が分かります。嫌がるか、怪訝な顔をしながらも触らせてくれるか、自分から手を差し伸べてくれるかをみます。

- 手が冷たくて湿っている
  →意識障害や筋緊張の低下などがあればショックを疑う→すぐに対応しましょう。
- 手が温かいのにぐったりしている
  →敗血症性ショックを疑う→すぐに対応（酸素投与、輸液）します。

意識状態の評価は、まずはAVPU（表2-2）でよいでしょう。AVPUで評価しておいて、Glasgow Coma Scale（GCS）も併記できると最高です（表2-3、表2-4）[2, 3]。

表2-2　意識障害の評価（AVPU）

A（alert）	意識清明
V（voice）	呼びかけると反応する
P（pain）	痛み刺激で反応する
U（unresponsive）	反応しない

表2-3　GCSによる意識障害のレベル分類

	活動	最良反応
E：開眼（eye opening）	自発開眼	4
	声かけで開眼	3
	痛み刺激で開眼	2
	開眼せず	1
V：発語（verbal response）	見当識良好	5
	混乱した会話	4
	不適切な言葉	3
	言葉にならない音声	2
	発声せず	1
M：運動（motor response）	命令に従う	6
	疼痛部位の認識可能	5
	痛み刺激で逃避反応	4
	異常な四肢の屈曲反応	3
	異常な四肢の伸展反応	2
	動かさない	1

※記載例：E3＋V3＋M4＝10　　（文献2より引用）

表2-4　GCSの乳児用改訂版

	活動	最良反応
E：開眼（eye opening）	自発開眼	4
	声かけで開眼	3
	痛み刺激で開眼	2
	開眼せず	1
V：発語（verbal response）	機嫌よく喃語をしゃべる	5
	不機嫌	4
	痛み刺激で泣く	3
	痛み刺激でうめき声	2
	声を出さない	1
M：運動（motor response）	正常な自発運動	6
	触れると逃避反応	5
	痛み刺激で逃避反応	4
	異常な四肢の屈曲反応	3
	異常な四肢の伸展反応	2
	動かさない	1

（文献3より引用）

ベーシックレクチャー

小児のバイタルサインと敗血症

　成人では2016年に敗血症の定義が更新されました[4]。成人敗血症は「臓器機能障害を伴う感染症」と定義され、ICUにおける診断には、呼吸、凝固、肝臓、循環、中枢神経、腎などの指標（中枢神経以外は血液検査所見）からなるsequential organ failure assessment（SOFA）を利用します。quick SOFA（qSOFA）は、意識、循環、呼吸からなる簡便な判断方法で、非ICU患者に適応されます。

　それに対して小児では、十分なエビデンスの積み重ねがなく、現在でも従来通りの「感染症による全身性炎症反応症候群（systemic inflammatory response syndrome；SIRS）状態」を敗血症と呼ぶことになっています[5]。

表2-5　SIRSの年齢別基準

年齢	心拍数		呼吸数	白血球数	血圧
	頻脈	徐脈			
0～1週	＞180	＜110	＞50	＞34,000	＜59
1週～1カ月	＞180	＜100	＞40	＞19,500 or ＜5,000	＜79
1カ月～1歳	＞180	＜90	＞34	＞17,500 or ＜5,000	＜75
2～5歳	＞140	NA	＞22	＞15,500 or ＜6,000	＜74
6～12歳	＞130	NA	＞18	＞13,500 or ＜4,500	＜83
13～18歳	＞110	NA	＞14	＞11,000 or ＜4,500	＜90

（文献6、7より引用）

表2-6　呼吸数異常の閾値
（「日本版敗血症診療ガイドライン2016」）

年齢	正常呼吸数上限
0～1週	60
1週～1か月	60
1か月～1歳	50
2～5歳	30
6～12歳	24
13～18歳	20

（文献8より引用）

　SIRSは体温異常（38.6℃以上あるいは36.5℃未満）かつ、あるいは白血球増多を条件として、心拍数、呼吸数、血圧のいずれかが年齢別基準値を超えるものです。年齢別基準は**表2-5**のとおりです[6,7]。しかしこの条件では、呼吸数の基準値が正常範囲と大きく重なっているため、特異度が低くなりすぎる問題が指摘され、「日本版敗血症診療ガイドライン2016」（J-SSCG2016）では、呼吸数異常の閾値として**表2-6**のように提案されています[8]。

　現実的には、バイタルサインの値を参考にしながら、意識状態、capillary refilling time（CRT）や末梢冷感などの循環動態を総合して判断していくことになります。高次医療機関の救急外来など、敗血症の事前確率が相対的に高い場合は、オーバートリアージになる可能性があっても、1つでもバイタルサインの異常があれば積極的に介入するべきだと考えています。

逆に小児一般外来では、バイタルサインだけで敗血症と診断することによる偽陽性が非常に多いことは実感するところです。泣いたり怖がったりだけで心拍数や呼吸数がSIRS基準を超えてしまうからです。

　私は、一般外来では北九州市立八幡病院の神薗淳司先生から教えていただいた年齢と体温に合わせた図を使っています（図2-3）。体温に合わせた脈拍数と呼吸数のSDが示されており、発熱に加えてもう一つのバイタルサインが2SDを超えた場合はSIRSとして対応していきます。

　どの指標を使うのかについては統一した見解は出ていませんが、**診療の場によって使う指標やトリアージの閾値を変えることは適切**だと考えています。

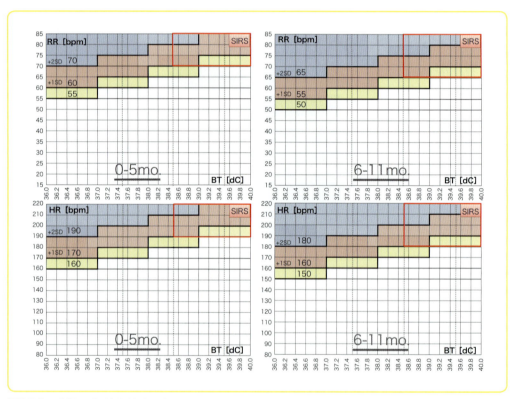

図2-3①　小児のバイタルサイン（YAHATA-Modified B-PEWS HR-RR BT Chart, Ver.3, 2012）
（提供：北九州市立八幡病院・神薗淳司先生、最新版は https://yahataped.net 参照）

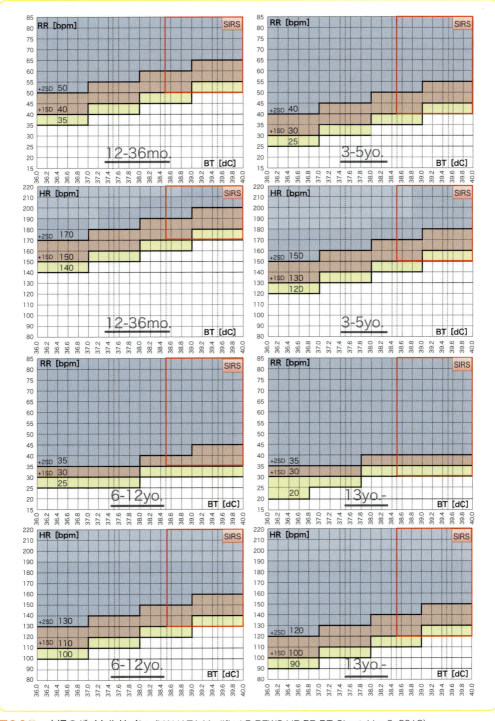

図 2-3 ② 小児のバイタルサイン（YAHATA-Modified B-PEWS HR-RR BT Chart, Ver.3, 2012）
（提供：北九州市立八幡病院・神薗淳司先生、最新版は https://yahataped.net 参照）

看護の視点

step1 「みる」の緊急度は3段階で評価！

① **red flag：緊急**
【すぐにバイタルサインをとり、酸素投与して助けを呼ぶ状態（医師コール）】
※こだまけ（児玉家）
「こ」：昏睡（表情がなく受け答えできない）
「だ」：だらんと力がない（抱きかかえられていることが多い）
「ま」：マスク（顔）
・顔色が紫色→チアノーゼがある。
・顔色が蒼白でぐったり→ショックが疑われる（ただの嘔吐後のこともある）。
・顔色が赤くて、かゆくて、不機嫌。あるいはぐったり→アナフィラキシーショックを疑う
「け」：けいれん

② **yellow：準緊急**
【すぐに問診をとるべし】
・歩行　・小学生以上の子どもが抱きかかえられて入ってくる。
　　　　・片足をひきずるように入ってくる。
・表情　・苦痛がある、表情がない。
・顔色　・白い、赤い、ぶつぶつ
　　　　・紫は緊急！

③ **green：大丈夫**
一人で歩いてきて、笑顔があり、顔色がよい→緊急性は低い。ゆっくり対応できる。

★ 看護師もPATで評価しましょう！

　医師がやるものだと思われているpediatric assessment triangle（PAT）ですが、看護師がPATを使って評価したときに「安定している」と感じられると、実際に安定している確率が10倍上昇します[9]。PATのappearanceの評価について説明します（図2-4）。よく使われる覚え方は、TICLS（tone, interactiveness, consolability, look/gaze, speech/cry）あるいはPALS（play, activity, look, speech/smile）です（表2-7）[10, 11]。最初のうち

はこれらを一つひとつ確認していきましょう。そのうちに、パッと見てヤバいかヤバくないかを見分けられるようになります。

小児診療のコツであり、難しいところは「not doing well（何となく元気がない）」を見分けることです。成人と違って、言語による訴えが乏しいため、第一印象で患児の具合を判断することになります。一見しての診断であるため、主観が入ると思われがちですが、意外に有用であることが分かっています。医師が直観的に感じる「何か変だ（something wrong）」という感覚（gut feeling）は重症感染症の診断に対して感度61.9％、特異度97.2％、陽性尤度比22.4と高く、その精度は医師の経験年数に左右されないと報告されています[12]。直観を大事にしましょう！

最後に、30秒トリアージの看護師向けのまとめを図2-5に示します。明らかな異常があればすぐに介入するのがポイントです。

not doing wellを見極めるのに経験は要りません。虚心坦懐に（素直な心で）子どもに向き合い湧き上がってくる本能的な感覚を信じることが重要です。1年目の看護師であっても「やばいと思ったらヤバい」のです。

 「not doing well」についてはこちらを参照 p.27

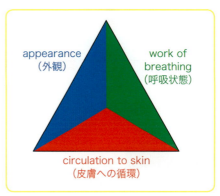

図2-4 小児患者評価の3要素（PAT）による見た目の評価（文献10より引用）

表2-7 appearance（外観）の評価

TICLS	tone	筋緊張（動いているか、筋緊張はよいか）
	interactiveness	周囲への反応
	consolability	精神的安定（あやすと落ち着きを取り戻すか）
	look/gaze	視線・注視
	speech/cry	会話・啼泣
PALS	play	遊べるか
	activity	活気はあるか
	look	視線は合うか
	speech/smile	笑顔はあるか

（文献11より引用）

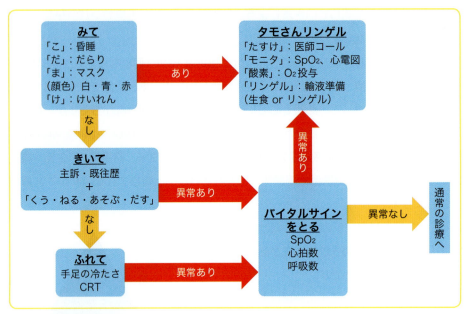

図2-5　30秒トリアージ

引用・参考文献

1) 茂木恒俊．"痛み総論"．HAPPY！こどものみかた．2版．笠井正志ほか編．東京，日本医事新報社，2016，161．
2) Jennett B, Teasdale G. Aspects of coma after severe head injury. Lancet. 1 (8017), 1977, 878-81.
3) James HE. Neurologic evaluation and support in the child with an acute brain insult. Pediatr Ann. 15 (1), 1986, 16-22.
4) Singer M, et al. The Third International Consensus Definitions for Sepsis and Septic Shock (Sepsis-3). JAMA. 315 (8), 2016, 801-10.
5) Turner DA, Cheifetz I. "Shock". Nelson Textbook of Pediatrics. 20th ed. Philadelphia, Saunders, 2015, 521.
6) Goldstein B, et al; International Consensus Conference on Pediatric Sepsis. International pediatric sepsis consensus conference: definitions for sepsis and organ dysfunction in pediatrics. Pediatr Crit Care Med. 6 (1), 2005, 2-8.
7) Gebara BM. Values for systolic blood pressure. Pediatr Crit Care Med. 6 (4), 2005, 500.
8) 日本版敗血症診療ガイドライン2016作成特別委員会．日本版敗血症診療ガイドライン2016．日本集中治療医学会雑誌．24 (Suppl 2), 2017, s202／日本救急医学会雑誌．28 (Suppl 1), 2017, s202．
9) Horeczko T, et al. The Pediatric Assessment Triangle: accuracy of its application by nurses in the triage of children. J Emerg Nurs. 39 (2), 2013, 182-9.
10) American Academy of Pediatrics. Pediatric Education for Prehospital Professionals (PEPP). 3rd ed. Sudbury, Jones & Bartlett Learning, 2016, 6.
11) 茂木恒俊．"トリアージ"．前掲書1．27．
12) Van den Bruel A, et al. Clinicians' gut feeling about serious infections in children: observational study. BMJ. 345, 2012, e6144.

3 子どもの「not doing well」

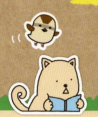
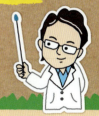

not doing wellのみかた

「初めにものいわぬ症状ありき」（竹内　徹）[1]

「not doing well」というのは、小児科独特の表現です。もともとは新生児医療で使われていた用語で、眼に輝きがない、不安げである、身体を少し動かすだけでも顔をしかめるなど、症状として捉えにくい状態の子どもを「何となく元気のない子ども」と表現したものです。竹内　徹先生は、「初めにものいわぬ症状ありき」と表現し、「観察力のある（observantな）」看護者の重要性を記載されています。

「観察力」はとても重要だと思います。私たちは事実を自然に「解釈」してしまいますが、見えたもの、聴こえたもの、感じたものを「そのまま観察する」ということはとても大事なのです。「これは空腹のせいだ」と解釈してしまわずに、まずは「何となく元気がないなあ」と一歩下がって観察することを心がけます。

「そうでないと証明されるまでは母親の言うことは常に正しい」

まずは虚心坦懐（こだわりなくさっぱりした素直な気持ち）で保護者の訴えを聞くべきです。ぱっと見は異常がなくても、診察室で数分みたわれわれの「観察」と、長時間一緒にいる家族の「感覚」のどちらが正しいかというと、まずは「保護者が正しい」と考えるのが妥当でしょう。家族にもいろいろあって、主に子どもをケアしている人の言葉が優先されます。必ずしも母親とは限りませんので、母親にこだわるのは間違いですが、分かりやすさを優先して、「**そうでないと証明されるまでは母親（主たる保護者）の言うことは常に正しい**」というところをスタートラインにしましょう。

表3-1　not doing wellの鑑別疾患

カテゴリー		家族の訴えの例／問診事項	鑑別疾患（例外はある）
1：強い泣き系		「ずっと泣いている」「泣き声が大きい」「痛そうに泣いている」「動いたり抱っこしたりするとすごく泣く」「突然泣き始めて泣き止まない」	・**痛み／かゆみを生じる疾患**：角膜潰瘍、中耳炎、便秘症、腸重積、骨折、肘内障、精巣捻転、ターニケット症候群、皮膚炎、肛門周囲膿瘍 ・**生理的・心理的なもの**：かまってほしい、空腹、infantile colic
2：食欲／意欲低下系		「食べない、飲まない」「顔色が悪い」「遊ばない」「ごろごろしている」「笑顔が少ない」	・**ショック状態**：敗血症（尿路感染症にも注意）、腸重積、出血、心不全（心筋炎／不整脈） ・**呼吸の異常**：急性細気管支炎、気道異物、肺炎、心不全 ・**全身倦怠感を来す疾患**：急性ウイルス疾患 ・**吐き気が出る疾患**：胃腸炎、便秘症、低血糖、ケトン血性嘔吐症、虫垂炎、内ヘルニア ・**その他**：口内炎、ムラ食いなどなど
3：弱い泣き系		「泣き声が小さい」「声が弱々しい」「甲高い声で泣くが、弱い」「声の大きさは変わらないが、続けて泣けなくて苦しそう」	・**「膜」の疾患**：腹膜炎、髄膜炎、頭蓋内圧亢進 ・**呼吸の異常**：急性細気管支炎、気道異物、肺炎、心不全
4：意識障害系		「ぐったりしている」「呼びかけても反応がいつもと違う」「目線が合わない」「歩けなくなった」	・**神経疾患**：細菌性髄膜炎、脳炎・脳症、頭蓋内出血 ・**ショック状態**：敗血症（尿路感染症にも注意）、腸重積、出血、心不全（心筋炎／不整脈）

（文献2より引用改変）

not doing wellの分類

私は**表3-1**のように考えています[2]。

カテゴリー1：「強い泣き系」＝泣き止まない。大きな泣き。

カテゴリー2：「食欲／意欲低下系」＝食欲がない。経口摂取が少ない。顔色が悪い。

カテゴリー3：「弱い泣き系」＝泣き方がおかしい。弱々しい。甲高い。

カテゴリー4：「意識障害系」＝ぐったりしている。目線が合わない。歩けない。

　カテゴリー1は力強く泣いているので、一見元気そうにも見えます。徹底的な検索が必要な痛みや体調不良による泣きと、コリック（colic）や単なる「ぐずり」など、全く緊急でない泣きとに鑑別疾患が二分します。したがって「力強く泣けているので大丈夫」とは言わないよう

にしましょう。しかし一般的には、腹膜炎などの強い腹痛では後述するように、強い泣きにはならず、弱い泣きになります（カテゴリー3）。

カテゴリー2は一番難しい「何となく元気がない」というのがぴったりの状態です。最重症であるショック状態から、呼吸不全、軽い吐き気まで非常に鑑別疾患が多いカテゴリーです。「食事をとらない」という訴えは、1食であればよいのですが、続けて2食以上食べなければ原因検索を必ず行いましょう。個人的には「おやつは食べられますか？」と訊いて、「おやつも食べられません」という訴えは摂食不良の中でも重大に考えています。

カテゴリー3は強く泣けない状況です。2つに分けましょう。1つは、頭蓋内圧亢進や腹膜刺激症状があり圧をかけると痛みが悪化する場合です。もう1つは、呼吸器系に問題があり換気量が十分でない場合を考えましょう。たいてい重症疾患ですので検索が必要です。

カテゴリー4は意識状態の悪化を疑わせる症状です。はっきりした意識障害はありませんが、「明らかにいつもと違う」という状態です。この状態はカテゴリー2の重症化と考えることもできますが、神経疾患の初期症状のこともあり、重症疾患が多いカテゴリーです。検索しましょう。

カテゴリー分類は完璧ではなく、常に例外はあるので、いつも頭からつま先までの病歴と身体診察は怠ってはいけません。特に被虐待児は泣きの表現がうまくできないこともあり（silent baby）、診断に特に注意が必要です。

それは本当にnot doing wellなのか？

not doing wellで受診した子どもの病歴と身体診察を行ったときに、その結果を医学用語で表現します。特にバイタルサインに異常があることが多いので、それを記載しましょう。

not doing wellのまま対処を考えるより、呼吸窮迫（呼吸数増加、チアノーゼで顔色が悪い）、意識障害（JCSやGCSで記載しましょう）、循環不全（脈拍数の異常、脈のリズムの異常、皮膚循環の低下で皮膚の色が悪い、貧血で顔色が悪い）ではないのかと考えて評価しましょう。

症状からは、吐き気、けいれん、腹痛、胸痛、四肢の痛みではないのかと考えます。吐き気があれば、食欲不振がありますし、顔色が悪くなります。けいれんは、手足を動かすのが普通ですが、意識障害の中には手足を動かさない非けいれん性てんかん発作のこともあります。腹痛では、動くと痛がりますので、動かずベッドにじっとしている子どもで、お腹をポンポンと軽く触ると泣きが強くなる場合は腹痛と考えてよさそうです。言葉で表現できない乳児の胸痛は難しいですが、胸部の冷汗などをみます。四肢の痛みがあれば、手足を動かしません。抱き上げたり移動させたりすると泣くときには、どこか身体に動かさない部分はないかよく観察し

ましょう。

　それでも分からないときには、**「何となくおかしい」と感じる理由を言語化**して、カルテに記載しておきましょう。**観察結果は医学用語で表現しましょう！**

観察のポイント

　自発的な動きをよく観察しましょう。ベッドに寝かせる前に、抱っこされている、あるいは歩いて入ってくる様子をみましょう。**触らずに眺めるのがポイント**です。手足を動かさずにベッドにじっとしているのは、腹膜炎などの痛みのせいかもしれません。だらっとしている場合や、手足を動かして力ない感じがしたり、筋肉や腹壁を触って柔らかく感じたりするときは筋緊張低下かもしれませんので、低血糖をまず考えます。泣き声によってもいろいろ分かることがあります。「達人は、入院中のたくさんの子どもの中から弱々しく泣く髄膜炎の子どもを見つけられる」と聞いたことがあります。哺乳量低下は心不全の初期症状であることがありますので、循環器の診察を重点的に行います。四肢の冷感は循環器の不調のこともあれば、敗血症が原因のこともあります。皮膚が蒼白であるとか、網状皮斑があるときにはショックを考えましょう。

　いずれの症状も重大な疾患の初期症状であることがあります。進行すると、臓器特異的な症状によりシステム障害を示唆します。ただし、嘔吐は非特異的な症状であり、消化器臓器の特異的症状でないことに注意しましょう。臓器特異的な症状が何も出てこないようなら、内分泌

「発熱でぐったりしている」と「発熱以外でぐったりしている」の見分け方は難しい

　発熱を主訴に受診した場合、家族はよく「ぐったりしています」と訴えます。それが発熱でしんどいためにぐったりしているだけなのか、精査が必要なぐったりなのかを見分けるのはとても難しいし、初心者が一番困ることかもしれません。

　一番単純な方法は、解熱薬を投与してみて、熱が下がったときの元気さで評価することです。この方法は、熱が下がった時点でバイタルサインを再評価し、真のバイタルサインの異常か、発熱による見かけのバイタルサインの異常かを見分けるために救急外来で使われることもあります。ただ、解熱するまで時間がかかるので、一般外来ではあまり使えません。

　見分け方はやはり、「発熱以外のバイタルサインの異常があるか」です。発熱に応じた頻脈や頻呼吸は問題ありませんが、それ以上の異常値は精査対象です。発熱と泣きが加わるとさらに頻脈頻呼吸になり、評価の難度が上がります。その場合は、いったん待合や自家用車で落ち着いてもらって1時間後に再度診察する、いったん帰宅させて、落ち着かないようなら数時間後に受診してもらうというふうに「時間というフィルターをかける」ことが有効です。

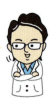

疾患を考えましょう。特に「SpO_2の低下を伴わない多呼吸」はアシドーシスなどの反映かもしれません。**内分泌疾患を見逃さない**という意識を持ちましょう。

「嘔吐」については
こちらを参照

not doing wellに対するスクリーニング検査

血液検査（血ガス、電解質、血糖値、血算、CRP、アンモニア）、尿検査、胸部エックス線検査、腹部超音波検査が候補として考えられます。

どの検査を選択すべきかのガイドラインはありません。理由は「症状と診察所見から疑っていない病気に対する検査はうそをつく」からです。言い換えれば「事前確率が低い疾患の検査を行うと偽陽性が多くなる」のです。

表3-2に症状と所見から考える鑑別疾患を示します。まずは病歴と身体診察です。発熱があれば、尿検査や血液検査がfirst lineの検査として適応になり得ます。採血しても全く泣かないような子どもは異常で、さらなる検査（例えば髄液検査）が必要かもしれません。

泣くというのは初期症状であり、本当に悪くなると泣かなくなります。**泣いているより、泣いていい状況なのに泣かない方が要注意です！**

not doing wellな子どもの親との付き合い方

何だか分からないけれど元気がないというのは、親にとっても不安が大きいです。全身をくまなく診察することによって、家族との信頼関係が生まれます。「中耳炎はありません」「心雑音もないですね」「呼吸もきれいです」など声に出して、きちんと見ていることを伝えると効果的です。

経過観察の重要性を家族に伝えます。特に診察や検査で原因が分からないときには、今後の様子の見かたについて具体的に指示を出しておきます。

- **まず親のあやし方を観察しましょう**：不自然なところはないか。不慣れであればあやし方についてアドバイスをしてあげましょう。
- **げっぷのさせ方をみる**：実演してもらって、これもアドバイスしてあげましょう。
- **哺乳量を確認しましょう**：哺乳量は多すぎても少なすぎても機嫌が悪くなります。臨床的にはあげすぎのことの方が不機嫌になりやすいようです。
- **感情や解釈を聴きましょう**：何がこのような状態を作っていると思っているのかを確認しましょう。家族は罪悪感を抱えていることが多いものです。親の解釈が医療者からすると全く外れていたとしても「そうかもしれませんね」といったん引き受けて、そうでないことを証

表3-2 症状と所見から考える鑑別疾患

	病歴と身体診察※および適応となる検査	疑う疾患
頭頸部	発熱、活気不良、大泉門膨隆、項部硬直、髄液検査	細菌性髄膜炎
	意識障害、頭部MRI	脳炎脳症
	突然発症の麻痺、頭部MRI	脳梗塞（小児では凝固異常あるいはモヤモヤ病などの血管異常）、脳膿瘍、頭蓋内出血
	頭痛、高血圧、浮腫、尿検査異常	急性糸球体腎炎
	爪でひっかいた、眼の充血、眼瞼裏の異物	角膜潰瘍
	眼の充血（結膜充血）、眼脂あり	結膜炎
	眼の充血（毛様充血）、瞳孔散大	緑内障
	瞳孔異常（縮瞳、散瞳）、発汗異常、意識障害	薬物中毒
	発熱、鼓膜の発赤と中耳液貯留	急性中耳炎
	発熱、歯肉の発赤、腫脹	ヘルペス歯肉口内炎
	発熱、口腔内の水疱、口内炎、流涎	ヘルパンギーナ
	発熱、頸部リンパ節腫脹、	川崎病、頸部リンパ節炎
	発熱、頸部リンパ節腫脹、よだれ、開口制限	咽後膿瘍、扁桃周囲膿瘍
	発熱、頸をかしげる（炎症性斜頸）	頸部リンパ節炎、咽後膿瘍
	頸部／耳の痛み、耳下腺の腫脹	流行性耳下腺炎
	突然の胸痛、頸部の握雪感	縦隔気腫
	持続した発熱からの解熱期。発疹は出ないときもある。	突発性発疹（ヒトヘルペスウイルス6型感染症）
	哺乳後に反り返ったり首をひねったりして（Sandifer's syndrome）不機嫌になる。哺乳不良、体重増加不良	胃食道逆流症（GERD）
	鼻汁、呼吸窮迫、喘鳴	急性細気管支炎
	鼻汁、nasal stridor	鼻閉
胸部	著明な頻脈	発作性上室性頻拍
	鎖骨の腫脹圧痛（全身の骨の診察）	鎖骨骨折
	心音低下、心雑音、肝腫大、呼吸不全	心筋炎、心筋症、弁膜症などによる心不全
	発熱、呼吸数増加、咳嗽、努力呼吸、聴診異常	肺炎、細気管支炎
	発汗、頻脈、意識変容（興奮）、甲状腺腫大、頸部超音波で甲状腺血流亢進	甲状腺機能亢進症（クリーゼ）
腹部	排便回数の減少、腹部膨満	便秘症
	嘔吐、下痢	急性胃腸炎
	嘔吐、間欠的な泣き、腹部腫瘤、血便	腸重積症
	体動減少、顔色不良、腹膜刺激症状	腹膜炎
	顔色不良、体動減少、腹壁が軟らかい。	低血糖、脱水症
	哺乳開始後に不機嫌、嘔吐、血便などが出る。	新生児─乳児消化管アレルギー（ミルクアレルギー）
	強い上腹部痛、腹部超音波で十二指腸肥厚	ヘノッホ・シェーンライン紫斑病（HSP）
	抗がん剤治療中、強い上腹部痛、腹部超音波で膵臓腫大、腹水	急性膵炎
	最近の抗菌薬（特にセフトリアキソン）の使用の既往、上腹部痛	胆石発作
	鼠径部の発赤、腫瘤	鼠径ヘルニア陥頓
	精巣の圧痛、精巣挙筋反射消失	精巣捻転
	強い下腹部痛、腹部超音波で卵巣腫大、腹水	卵巣捻転
	臀部、陰部の発赤	おむつ皮膚炎
	発熱があるが、感冒症状に乏しい（感冒症状があるからといって除外はできない）。	尿路感染症
四肢	指先の発赤腫脹、近位部に髪の毛が巻き付いている。	ターニケット症候群
	手足を動かさない。	骨折、肘内障、関節炎
	夜になると足が痛かったり違和感で眠れない。	むずむず脚症候群（鉄欠乏）
	夜になると足が痛くなる。昼は走り回っている。圧痛はない。	成長痛
皮膚	病歴が頻繁に変わる。新旧の皮下出血の存在。耳など不自然な部位の外傷	子ども虐待
その他	泣き止まないだけ	コリック
	予防接種後で、他に原因が見当たらない	予防接種後の不機嫌

※頭→つま先までの診察で発見する。

明するために診察と検査で材料をそろえましょう。親の訴えを無下にしてはいけません。

帰宅時には、家での観察ポイントを指示します。

- **視線をみてもらう**：視線が合わない、ぼーっとしているときは再診してもらいましょう。
- **泣き止まない、ぐったりしている**：再度受診してもらいましょう。
- **嘔吐を繰り返す**：嘔吐は危険なサインのことが多いです。

ベーシックレクチャー

診断のコツ

前述したように、頭からつま先までの診察をします。それぞれの第2章を参照してください〔大泉門（第2章⑤）、口腔内（第2章②）、肺（第2章①）、心臓（第2章⑥）、腹部（第2章④）〕。

ターニケット症候群

ターニケット症候群は、主に手指に髪の毛や糸くずが巻き付いて循環障害を起こす疾患です。稀ですが、クリトリスや陰茎に巻き付くこともあります。母親の抜け毛が増す時期に多く発症すると言われています。先端が赤く腫れるので、蜂窩織炎と誤診することがあります。治療では、巻き付いている髪の毛の下に鈍的に攝子を挿入し、メスで毛を切ります。局所麻酔薬をして、皮膚ごと薄く切開することもあります。切開部位は、指の側面（3時か9時）がよいそうです。

成長痛

成長痛は、幼児から小学校低学年くらいまでに起こります。原因はよく分かっていません。夕方から就寝前くらいの時間帯（風呂に入る前から寝る前くらいまで）に、突然の足の痛みを訴えます。膝の周囲が多いですが、ふくらはぎや足関節のこともあります。泣くほど痛がる子どももいます。痛みの持続時間は数時間以内で、寝てしまえば痛みで起きることはありません。朝になるとすっきりしていて、走り回ります。昼も痛がるときや他の症状所見（発熱、体重減少、荷重できない）があるときは基礎疾患を疑った精査が必要です。成長痛と思ったら、骨腫瘍、白血病、骨折ではない証拠をそろえていきます。成長痛はあくまでも除外診断ということを忘れずに丁寧に診断しましょう。

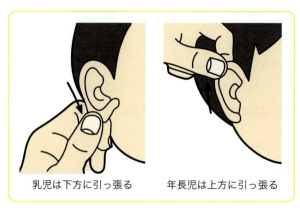

乳児は下方に引っ張る　　年長児は上方に引っ張る

図3-1　耳の持ち方

中耳炎の診断

　小児では耳管が水平であること、風邪をひきやすいこと、アデノイドがあることなどのために中耳炎が多いです。診察手技に慣れておきましょう。耳をみないで小児の発熱や不機嫌をみることはできません。

● 耳の持ち方

　耳介を少し引っ張って、外耳道と鼓膜とを真っ直ぐにします。そのときに耳介軟骨の辺縁部や耳朶（耳たぶ）を引っ張ると痛みが増えるので、なるべく耳介軟骨の内側を引っ張るようにしています（図3-1 に示したより内側を持った方がよいと私は思います）。

● 耳鏡の持ち方（図3-2）

　抱っこしている介助者に当たることもありますので気を付けましょう。耳鏡の持ち方はいろいろありますが、慣れた方法で構いません。ただし、送気球を使うときはフォアハンドの方がよいと思っています。

● 送気球を使おう！

　米国小児科学会のガイドラインでは、中耳の液貯留（middle ear effusion；MEE）がない子どもを急性中耳炎と診断してはいけないとしています[3]。中耳の液貯留はどうやって診断すればいいのでしょうか。ガイドラインでは気密耳鏡（pneumatic otoscope）の使用を推奨しています。

　中耳に液貯留があると明らかに分かる鼓膜の状態は、膨隆しているときです。それ以外では、中耳に液貯留があるのかないのかはっきりしないときがあります。そんな場合は送気球を使って鼓膜の可動性をみましょう。送気球をしゅぽしゅぽやってみて、鼓膜の可動性が低下していれば液貯留の可能性が高いと判断します。

ⓐ フォアハンド：人差し指で固定する。　　　　ⓑ バックハンド：手の小指側で固定する。

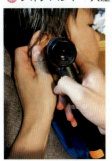 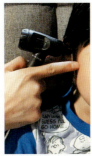　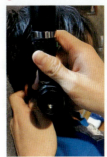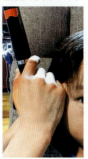

ⓒ ペングリッド：小指で固定する。

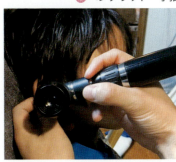 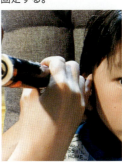

図3-2　耳鏡の持ち方いろいろ

● 鼓膜所見の記載方法COMPT

鼓膜をみるときは、COMPT（color、other、mobility、position、translucency）をみてカルテに記載しましょう[4]。

- color：鼓膜の色を見る。重度の発赤があれば中耳炎の可能性が高い。
- other：鼓膜の水疱や液面形成などをみる。
- mobility：送気によって鼓膜の可動をみる。
- position：鼓膜の陥凹、膨隆をみる。
- translucency：鼓膜の透過性をみる。

● 中耳炎の治療

日本のガイドラインと米国小児科学会のガイドラインでは、年齢による違いや耳漏がある場合の対処など、いくつかの違いがあります。日本のガイドラインについては発熱の項（p.128）で述べますので、ここでは米国のものを示します（**表3-3**）[3]。抗菌薬はアモキシシリンを原則とし、アモキシシリン／クラブラン酸を選択することもあります。

表3-3 中耳炎の治療（米国小児科学会「急性中耳炎ガイドライン」）

年齢	耳漏がある急性中耳炎	片側中耳炎あるいは強い症状[※1]のない両側中耳炎	耳漏のない両側急性中耳炎	耳漏のない片側急性中耳炎
6カ月～2歳未満	抗菌薬投与	抗菌薬投与	抗菌薬投与	抗菌薬投与あるいは経過観察[※2]
2歳以上	抗菌薬投与	抗菌薬投与	抗菌薬投与あるいは経過観察	抗菌薬投与あるいは経過観察

※1：強い症状：ぐったりしている（toxic-appearing）、48時間以上続く耳痛、体温39℃以上（過去48時間以内）、フォローアップの受診が確実ではない場合
※2：フォローアップのアクセスを保証して、発症から48～72時間以内によくならなければ、抗菌薬を投与する。

（文献3より引用）

看護の視点

最初に要点！

① 「ファーストコンタクト」でみる：声なき声に耳を傾ける！
② 3つの質問：1「他の症状はありますか？」
　　　　　　　2「ぐったりしていますか？」
　　　　　　　3「お母さんは休憩できていますか？」
③ 経過観察の一言：「家でみていても、やっぱり具合が悪いと思うときは受診してください。食べる、遊ぶ、寝るができていれば大丈夫です」

★「泣き止まない！」と受診したら、まずバイタルサイン！

　子どもが泣き止まないと受診したときには、正常範囲の泣きから髄膜炎での泣きまで、幅広い状態を考えないといけません。そのときに重要なのはバイタルサインです。泣いていて測定しにくいですが、母親に向かい合わせに抱っこしてもらって、後ろからそ～っと測ると呼吸も循環も評価しやすいと思います。

 p.20 「バイタルサイン」についてはこちらを参照

★どのように泣いているか？ ぐったりしていれば早期に介入を！

　ぐったりしていれば、敗血症などの重症疾患を考えましょう。弱々しい泣きは要注意です。間欠的な泣きは、受診時に元気であっても腸重積を考えないといけません。

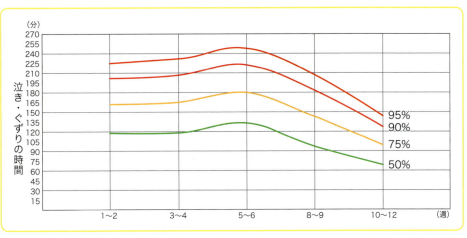

図3-3 新生児の週数別の泣きの程度　　　　　　　　　　（文献5より引用）

★ 随伴症状の確認！「泣き止まない以外の症状はありますか？」

　泣き止まないといって救急外来に受診する子どもの5人に1人は急性中耳炎です。発熱や耳漏、「耳を気にして触る」などがないか確認しましょう。次いで便秘症が多いです。排便が順調にあるか確認しましょう。

p.150　「便秘」については こちらを参照

★ 泣き止まない乳児の正常と異常

　いろいろ調べても原因が全く分からないけれど、泣き続ける乳児がいます。正常でも生後6週の乳児は1日に平均117～133分泣き、生後10～12週では平均68分に減少していきます（図3-3）[5]。私が子育てを始めた頃、子どもがよく泣いて困っていたら「2カ月を過ぎたら泣かなくなりますよ」と助産師さんに教えてもらいましたが、こういう根拠があったのですね。

　図から考えると、生後5～6週まででは4時間以上、生後10～12週で3時間以上泣くのは明らかに「長すぎる泣き」と言えると思います。

　生後2～3週に始まり、生後3～6か月には改善する、手がつけられない激しい泣きをコリック（infantile colic）、乳児疝痛、夕暮れ泣きと言います。コリックは、哺乳良好で体重減少がない健康な乳児に起こり、コリックの3の法則を満たすことが多いです（表3-4）。

　コリックの原因はよく分かっていませんが、腸内細菌の変化、牛乳たんぱくや乳糖への不耐症、消化管の未熟性や炎症、セロトニン分泌亢進、哺乳技術の不良や母親の喫煙やニコチン補充療法との関連が言われています[6]。妊娠中に母親が喫煙しているとコリックのリスクは1.3倍（対照群7.3％に対して喫煙群9.4％）に増加します[7]。妊娠中、妊娠可能年齢の女性に禁

表3-4　コリックの3の法則（wessel criteria）

持続時間	1日に3時間を超える。
頻度	1週間に3回より多い。
継続期間	3週間より長く続く。

※継続期間については1週間とするものもある
（modified wessel criteria）。

煙を勧める理由はここにもありそうです。

　コリックに似たものに「夜泣き」があります。夜泣きはコリックより年長児に起こり、生後3カ月頃から悪化して、2歳までに改善します。コリックは、文献的には生後6週で17～25％にみられ、日本では外国に比べて頻度が少ないと言われています[8]。それに対して夜泣きの頻度は日本で多く、生後2～4カ月までの間、一定期間、激しい泣きぐずりした経験があるものは65.3％もあると報告されています[9]。夜泣きが日本に多い理由としては、両親と子どもの寝室が同じであることや、子どもが泣いたときの対応の違い、泣き声が気になりやすい近隣と近く狭い住環境などのためと考えられます。

★ 泣き止まない子どもをみたら、両親のストレス、育児不安、家族環境の変化を聴き取る

　泣き止まない子どもを泣き止ませるために、子どもの口をふさいだり、叩いたり、ゆさぶったりしたことがある親は生後6カ月で5.6％にものぼります[10]。コリックや夜泣きなど泣き止まない子どもをみたら、両親をケアする姿勢を忘れてはいけません。

　「いつもこのように泣いたら、お母さんも眠れなくて大変ですよね」などの共感の態度で会話を始めましょう。そして、どのくらい泣くのか、泣いたらどう対処しているのか、哺乳はどうしているのか（母乳？ ミルク？ 哺乳間隔？）、誰か代わってくれる人はいるのか、自分の時間は取れているのかなどの状況を確認しましょう。その上で対処方法を伝えます。子育ては子どものための時間であるのですが、「お母さんが自分の好きなことをする時間を取って自分の人生に満足していることが一番重要なのですよ。お母さんの笑顔や楽しさが赤ちゃんの一番の栄養なのです」と話して、父親や周囲に助けを求められるかどうか相談します。場合によっては父親にも直接説明が必要なことがあります。ひとり親の家庭など、周囲の助けが十分でない場合は、保育園や保健センターの相談窓口を紹介します。保健師に気になる家庭として電話連絡することもあります。

> **泣き止まない子どもをみたら、子育て支援の大チャンス！**
> 泣き止まなくて困るかどうかは、価値観や背景によって変わります。30分でもパニックになる親がいるかと思えば、4時間放置しても平気という家族もあります。
> 家族の総合力が試されるのが、夜泣きなのです。夜泣きの子どもがきたら「やりがいのある仕事！」と思えるようになるように、知識も技術もトレーニングしたいものです。

引用・参考文献

1) 竹内徹. 初めにものいわぬ症状ありき. Neonatal Care. 20 (11), 2007, 1061.
2) 児玉和彦. "不機嫌・not doing well（何となく元気がない）". HAPPY！こどものみかた. 2版. 笠井正志ほか編. 東京, 日本医事新報社, 2016, 41.
3) Lieberthal AS, et al. The diagnosis and management of acute otitis media. Pediatrics. 131 (3), 2013, e964-99.
4) Ploof D, Kaleida PH. Enhancing proficiency in otitis media. http://pedsed.pitt.edu/flash/module2/flashOtitis1.asp
5) Wolke D, et al. Systematic Review and Meta-Analysis: Fussing and Crying Durations and Prevalence of Colic in Infants. J Pediatr. 185, 2017, 55-61.e4.
6) Johnson JD, et al. Infantile Colic: Recognition and Treatment. Am Fam Physician. 92 (7), 2015, 577-82.
7) Milidou I et al. Nicotine replacement therapy during pregnancy and infantile colic in the offspring. Pediatrics. 129 (3), 2012, e652-8.
8) Poole SR. The infant with acute, unexplained, excessive crying. Pediatrics. 88 (3), 1991, 450-5.
9) 杉浦絹子. 母親のもつ乳児の泣きぐずりに関する知識と対処の実態：コリックの視点から. 母性衛生. 47 (4), 2007, 633-42.
10) Reijneveld SA, et al. Infant crying and abuse. Lancet. 364 (9442), 2004, 1340-2.

ご家族へ

泣き止まないときの対処法をご説明します。

★ 赤ちゃんはよく泣く

赤ちゃんが泣き止まないで困ったこと、私もあります。研究では、激しい泣きぐずりで困ったことがある家族は10人に6人以上いると言われていて、とてもよくあることです。「いつかはおさまるから大丈夫」と看護師さんや助産師さんに言われても、当事者にとっては「今がつらい」んです。分かります。赤ちゃんが泣き止まないと、イライラしてきますよね。赤ちゃんの泣きとその対処方法を一緒に考えてみましょう。

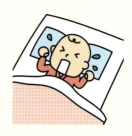

★ 赤ちゃんの泣きには2種類ある

●痛みや不調を訴える泣き

この場合は、原因となる感染症やケガがあります。いつも泣かない赤ちゃんが強く泣くときは、体調不良の可能性が高いです。中耳炎は赤ちゃんの不機嫌の理由で最も多いものです。何かおかしいなと思えば、必ず受診しましょう。

●理由がない泣きにも2つある

原因はよく分かりませんが、赤ちゃんが強く繰り返し、毎日のように泣くことがあります。1つめは、夕暮れ時になると突然、火が付いたように泣き出して、なかなか泣き止まない状態で、「コリック」「乳児疝痛」あるいは「夕暮れ泣き」といいます。あやしてもおっぱいをあげても泣き止まず、場合によっては3時間以上泣くことがあります。原因はいろいろ言われていますが、よく分かっていません。一部には牛乳アレルギーのことがありますので、一度小児科医に相談しましょう。家族の喫煙とコリックは関連があると言われていますで、できるだけ禁煙しましょう（禁煙してイライラしすぎてしまうのは逆効果ですが……）。だいたい生後2〜3週間目から始まり、生後6週間（1カ月半）をピークとして、遅くとも生後6カ月くらいには

改善する一時的なものです。

2つめは、夜になると泣いて起きてくる「夜泣き」です。これも理由はよく分かっていません。寝たと思ったら泣くので、両親の睡眠が確保されず、とても困ります。欧米ではあまりないと言われていて、赤ちゃんと両親が別の部屋で寝ることと関係があるのかもしれません。生後3カ月頃から悪化して、2歳頃まで続くことがあります。

いずれにせよ、理由がない泣きは「成長すれば、いつかは終わる」のです。終わってしまえば「あんなこともあったなあ」と懐かしく思い出せるのですが……。

★ 泣き続ける不機嫌な赤ちゃんへの対処法

●一番重要なことは、あなたが幸せでいること

「それが一番難しいんだ！」という声が聞こえてきそうですが、自分自身、夜泣きの子どもを育てて、そう思います。不機嫌な赤ちゃんを育てていると「煮詰まって」きます。自分の人生が子どもにすべて吸い取られるような、そんな感覚すら覚えます。あなたの人生はあなたのものです。あなたが幸せであることが最も重要です。泣いている赤ちゃんを抱っこし続けるのを止めてもよいのです。誰かに少しの間でも代わってもらいましょう。ちょっと赤ちゃんには泣いていてもらって、好きな音楽と好きな飲み物でリラックスしましょう。休むことに対して罪悪感が強すぎる人は、無理して休まなくてもよいです。赤ちゃんをとことん抱っこするのが幸せなときもありますよね。

●赤ちゃんを泣き止ませる対処法

赤ちゃんの泣きぐずりをおさめるのに効果的な方法を調べた研究があります（杉浦絹子「母親のもつ乳児の泣きぐずりに関する知識と対処の実態：コリックの視点から」母性衛生．47(4)，2007，633-42）。「最も有効だった対処法」ベスト3+αを紹介します

【最も有効だった方法】

・第1位！　お外を散歩

半数以上が有効だったと答えています。ベビーカーに乗せて、近所を散歩しましょう。今ま

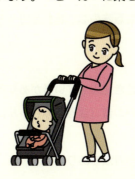

で気付かなかったお花や、お店や、小道があります。目的を決めても決めなくても、ぶらぶらお散歩するのがよいですね。赤ちゃんにとっても親にとっても気分転換はとても大事です。

・**第2位　室内で抱っこ**

王道ですが、室内で抱っこが一番落ち着く赤ちゃんは多いものです。抱っこひもを使うのもよいでしょう。乳児期早期にはうつぶせ抱きが上手くいくこともあります（うつぶせ寝ではありませんので注意！）。ゆったりした音楽をかけたり、アロマオイルをつけたり、リラックスできる工夫をしましょう。

・**第3位　ドライブ**

車に乗せて運転していると、赤ちゃんが泣き止むことが多いようです。お母さんが疲れているときに、お父さんが代わりに車に乗せて、ドライブもいいですね。この方法のよいところは、ドライブに出ていない方の親が家でゆっくり休めるということです。ベビーシートに乗せるのを忘れないように！

【その他の方法】

①おくるみ

赤ちゃんをタオルでぎゅっとくるんであげます。大きめのタオルを使いましょう。背中にタオルの両端を入れて、手足もくるんでしまいます。小さな物音でも、びくっと反射的に起きてしまう子どもさんに有効です。

②ホワイトノイズ

「ざ〜」とか「じゃ〜」のような、「ラジオのチューニングが合っていないときの音」です。ラジオを聞いたことがないかもしれませんね。ホワイトノイズで検索すると、いろいろなアプリや音源が出てきます。そのような意味のない音が赤ちゃんを泣き止ませるのに有効なときがあります

③身近な音

身近にあるものでも赤ちゃんが泣き止みやすい音があります。ビニール袋をこすり合わせてカシャカシャいう音や、ドライヤーの音（温風を赤ちゃんに当て続けてはいけません）で泣き止む赤ちゃんもいます。

赤ちゃんの耳元で「し〜」という方法もあります。

●助けを求めましょう！

　一人で頑張らないように。それが私が伝えたい一番のメッセージです。保健センターや保健師さんに相談すると、子育てサークルを紹介してくれます。同じような環境で頑張っている友達をつくるのもよいでしょう。ボランティアや低額の子育て支援サービスを紹介してもらえるかもしれません。家事や子守を手伝ってもらっている間に少し休みましょう。

　家族に理解してもらいましょう。自分から言いにくいのであれば、一緒に受診してもらって医師や看護師からも説明してもらいましょう。

●周囲の人へ

　子育ては一人でするものではありません。家族で、地域で支えるものです。主に子育てしている人が元気でいられるように気を配ってあげてください。確かに子育ては子どもの成長に主眼が置かれるのですが、放っておいても子は育つ、と言います。子育てを一生懸命頑張っている人をサポートしてあげてください。そうすれば、子どもはもっとよく育つでしょう。仕事が忙しい時期かもしれません。しかし、仕事はこれから何年も、何十年も続きます。お子さんがこんなに小さい時期は今しかないのです。育児休暇のシステムもあります。子育てから学ぶこと、仕事に活かされることはたくさんありますよ。お父さんのダイナミックな遊びを喜ぶ赤ちゃんは多いのです。抱っこもお父さんの方が上手なことがあります。

　みんなが幸せでいられるように協力し合いましょう。周囲の人の笑顔が、子どもにとっての一番の栄養なのですから。

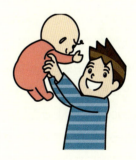

4 予防接種の基本のキ

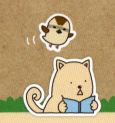
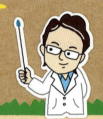

ワクチン接種総論

なぜワクチン接種が必要？「コクーン戦略」

　理由は2つ、1つめは患者自身の免疫を高めて疾病にかからないようにするため、2つめは接種率を上げることによって集団として疾病に対する防御力（集団免疫：herd immunity）をつけるためです。

　接種率が上がると、誰かが感染症に罹患しても、ほかの人にうつることが少なくなり、感染の拡大が防げます。さらに、予防接種を打てないくらい弱い子ども（例えば、免疫不全状態や抗がん剤治療中など）に伝染する確率を下げることができます。このように、周りの人がワクチンを接種することによって、免疫力が弱い子どもを「繭のように」守ることを「コクーン戦略（cocooning）」と言います。例えば、成人が百日咳に罹患したとき、咳の症状が強いにもかかわらず重症化することは少ないですが、ワクチンをまだ打てない新生児が百日咳に罹患すると致死的になり得るので、周囲の人たちが罹患しないことが重要です。水痘も免疫不全者には致死的です。だから「できるだけ高い接種率」が必要なのです。ワクチンの基本事項を**表4-1**にまとめます[1]。

スケジュールの基本のキ

　小児の予防接種にはたくさんの種類があります。よって、小児診療に携わる医師は、スケジュールをスムーズに立てなければなりません。予防接種のスケジュールを詳しく解説した書籍やwebサイトがあるので、ここでは詳細を記すのは避けます。書籍では、『予防接種ガイドラ

表4-1　予防接種についての基本事項

定期接種	ヒブワクチン（Hib）、肺炎球菌ワクチン（PCV）、四種混合ワクチン（DPT-IPV）、BCG、MRワクチン、水痘ワクチン（2014年10月から）、日本脳炎ワクチン、ヒトパピローマウイルスワクチン（HPV）
任意接種	ロタウイルスワクチン、流行性耳下腺炎ウイルスワクチン、インフルエンザウイルスワクチン、B型肝炎ワクチン、A型肝炎ワクチン　など
接種禁忌 （全ワクチン共通）	• 明らかな発熱（37.5℃以上）を呈しているもの • 重篤な急性疾患に罹患しているもの • 当該ワクチンの成分によってアナフィラキシーを起こしたことがあるもの
接種禁忌 （各ワクチン）	• BCG：結核の既往があるもの、予防接種や外傷によるケロイドの既往があるもの、免疫不全患者、免疫抑制薬使用者 • ロタウイルスワクチン：腸重積の既往のあるもの、腸重積症の発症を高める可能性のある未治療の先天性消化管障害（メッケル憩室等）を有するもの、重症複合型免疫不全を有するもの
接種部位	上腕外側、大腿外側が推奨される。同側の近い部位に接種する場合は、最低でも2.5cmあければ接種することが可能である（図4-1）。
接種間隔	不活化ワクチン（ヒブワクチン、PCV、DPT-IPV、B型肝炎ウイルスワクチン、HPVなど）から、同一でないほかのワクチンへの接種間隔は6日以上（次の週の同じ曜日から接種可能）、生ワクチン（BCG、MRワクチン、ロタウイルスワクチンなど）から同一でないほかのワクチンへの接種間隔は27日以上（4週後の同じ曜日から接種可能）である。同一ワクチンの接種間隔は個々に確認すること。
公費による 接種可能年齢	• PCV：2カ月から5歳未満（添付文書では6歳未満） • ヒブワクチン：2カ月から5歳未満（添付文書でも5歳未満） • DPT-IPV：3カ月から7歳6カ月（90カ月）未満 • BCG：1歳未満（標準的には生後5カ月から8カ月未満） • MRワクチン：1期生後12カ月から24カ月未満 　　　　　　　2期5歳以上7歳未満で小学校就学前1年間（4月1日から3月31日まで） • DTトキソイド：11歳から13歳未満 • 日本脳炎ワクチン：1期6カ月から7歳6カ月（90カ月）未満（標準的には3歳から4歳） 　　　　　　　　　　2期9歳から13歳 ※日本脳炎ワクチン特例措置：1995年4月2日から2007年4月1日までの間に生まれた者で4歳以上20歳未満の者も定期接種の対象となる。 • ヒトパピローマウイルスワクチン：接種日時点で、小学6年生から高校1年生に相当する年齢の女性（標準的には中学1年生に相当する年齢の女性） ※ヒトパピローマウイルスワクチン積極的推奨差し控え：2013年6月14日から厚生労働省の勧告に基づき積極的な勧奨が差し控えになっている。

（文献1より引用改変）

イン』[2]、『予防接種に関するQ＆A集（2017年版）』[3]が分かりやすいでしょう。webサイトでは、「KNOW☆VPD！」[4]が素晴らしく、スマホアプリをダウンロードし子どもの誕生日を入れれば、今月接種すべきワクチンが一目瞭然という優れものです。日本小児科学会も推奨する予防接種スケジュールを公開しています[5]。

接種推奨年齢

生後２カ月になったら①Ｂ型肝炎ワクチン、②ヒブワクチン、③肺炎球菌ワクチン※の定期接種と、④ロタウイルスワクチンの任意接種（生後６週から接種可能だが、同時接種を考えて２カ月での接種を推奨する）の４種類同時接種から始めます。この時期のＢ型肝炎ワクチン接種投与量は0.25mLで、成人の半量です。

- ロタウイルスには添付文書上、接種可能年齢の期限があることに注意！
- 四種混合（DPT-IPV）の接種開始は生後３カ月なので、生後２カ月で一緒に接種してしまわないように注意！

BCGはかつて、生後６カ月までに接種することとなっていましたが、ほかのワクチンの接種機会を確保するため、また骨炎発症が懸念されるため、2013年度以降は５〜８カ月が標準的な接種期間に変更されました。日本脳炎ワクチンの接種開始時期は通常３歳ですが、日本小児科学会は罹患リスクの高い小児には生後６カ月からの接種開始を推奨しています[6]。日本脳炎ワクチンを６カ月未満で接種するときの投与量は0.25mLです。

１歳を超えると生ワクチン（定期接種の麻疹風疹ワクチン、水痘、任意接種のおたふくかぜ）の接種が可能となります。

同時接種

現在の予防接種は種類が多く、１本１本打っていくと毎週通うことになってしまいます。同時接種は、通院回数を減らし、親と子どもの負担を減らし、受診時の感染リスクを下げることができます。個別に接種するのと比較して副反応のリスクは増加せず、それぞれのワクチンの効果に違いはない（例外はコレラ＋黄熱）とされています[7]。同時接種での接種部位を図4-1に示します。

ワクチンが接種できなかったら？：キャッチアップスケジュール

日本小児科学会のキャッチアップスケジュールが参考になります[8]。最後の接種の最高年齢は、ヒブワクチンが５歳未満、肺炎球菌ワクチンが６歳未満、BCGは「特別の事情があることにより予防接種を受けることができなかったと認められた場合は４歳に至るまでであり、その

※13価：高齢者の23価肺炎球菌ワクチン（ニューモバックス®）とは異なる。

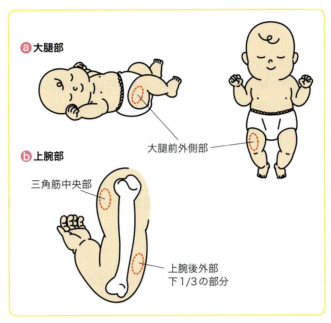

図 4-1 ワクチン同時接種

特別の事情がなくなった日から2年を経過するまでであれば定期接種の対象」です[9]。ほかのワクチンは特に最高年齢の設定がないので、これを超えない範囲で、接種間隔を守りながら、規定回数を接種すればよいでしょう。ヒブワクチンと肺炎球菌は接種開始年齢が7カ月未満かどうかで接種回数が異なります[8]。自己負担が発生するときは接種前に説明しましょう。

ベーシックレクチャー

気を付けたい接種間違いのパターン

予防接種の間違いは避けなければなりませんが、ゼロにするのは困難です。どんなミスが起こりやすいのかパターンを把握し、特に気を付けることが間違いの回避に有用です。

●接種間隔の間違い

厚生科学審議会の報告によると[10]、半分以上（52.6％）が接種間隔の間違いでした。接種間隔が長くなることについては、接種可能時期の範囲内であれば問題はありません。

接種間隔の間違いには主に2つのパターンがあります。

①生ワクチン接種後に注意！

例えば、1歳でMRワクチンあるいは水痘ワクチンを接種したのち、4週間（27日以上）を

あけずに肺炎球菌やヒブワクチンを接種してしまうことです。

②同時接種時に注意！

　ヒブワクチン、肺炎球菌ワクチンの追加接種はヒブワクチン「3回目からおおむね**1年後**の1歳早期に4回目」、肺炎球菌ワクチン「3回目から**60日以上**の間隔をあけて生後12カ月～15カ月に4回目」と異なっています。そのため、肺炎球菌ワクチンの追加接種時にヒブワクチンを同時接種するとヒブワクチンの接種間隔が短くなってしまうことがあります。

● 不必要な接種

　先述の報告によると、不必要な接種も12.0％にみられました。これは、すでに接種済みのワクチンを再接種してしまうことです。**転居後最初のワクチン接種のとき、母子手帳を忘れてしまって確認ができないときは要注意！**

● 対象年齢外の接種

　18.3％がその他（対象年齢外の接種、溶解液のみの接種など）に分類されました。このパターンで特に注意したいのは、DPT-IPVの接種開始年齢です。初めてワクチンを打つ生後2カ月にヒブワクチンと肺炎球菌ワクチンを接種します。その時にDPT-IPVを同時接種するとで間違いが起こります。DPT-IPVの接種可能年齢は生後3カ月からです。ロタワクチンにも注意が必要です。

● 接種量の間違い

　このパターンで多いのは、日本脳炎ワクチン、B型肝炎ワクチンです。ほとんどのワクチンは1回0.5mLの投与（DTワクチンは0.1mL）ですが、3歳未満に投与する日本脳炎ワクチンは0.25mLで、10歳未満に投与するB型肝炎ワクチンは1回0.25mLです。

● ワクチンの種類の間違い

　問診表と注射液のキャップの色は統一されていることが多く（地域によって違いがあります）、注射液の作成時に問診表とキャップの色を合わせながら行うのがよいでしょう（**図4-2**）。

● 対象者の誤認

　これは、きょうだいで受診したときに起こりやすいです。患者本人に名前を言ってもらうことが基本であり、大事です。

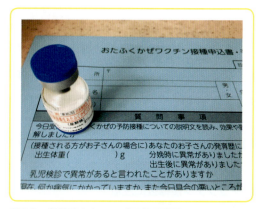

図4-2　問診表とキャップの色の確認

ワクチンの副反応にはどう対応する？

それぞれ定められている時間までに発症した症状に副反応の可能性がある場合は、因果関係の有無を問わず国に報告しなければなりません。例えば、接種後４時間以内のアナフィラキシーは、原因がよく分からなくても報告義務があります。厚生労働省のホームページに「予防接種後副反応疑い報告書」があります[11]。

よくある副反応は、接種部位の発赤腫脹と発熱です。特に頻度が多いのは肺炎球菌ワクチンです。報告では、１回目接種で47.2％に腫脹が起こり、32.9％に発熱がみられたとされます[11]。腫脹や発熱の頻度は接種回数が増えるにしたがって増加します（DPT-IPVと肺炎球菌ワクチンとの同時接種で、腫脹１回目41.1→４回目49.0％、発熱１回目36.3％→４回目49.0％）。家族にはあらかじめ対処法を説明しておくとよいでしょう。

予防接種後に起こる発熱の原因が、感染症なのか、予防接種の副反応なのか迷うことがあります。不活化ワクチンの副反応としての発熱は、通常接種後２日以内に出現し、３日以上続くことはありません。それ以上続くときは予防接種の副反応ではないと考えて精査します。したがって接種後２日以内の発熱では、高熱であっても元気で全身状態がよければ夜間に救急受診する必要はないことを家族に説明しておきます。生ワクチンに対する副反応としての発熱は発症までの時間が長く、MRワクチンでは接種後７～12日目を中心として10％以下に38.5℃以上の発熱がみられます。

その他比較的よく遭遇するものに、BCG後のリンパ節腫脹があります。接種後１～３カ月してから腋窩リンパ節腫大がみられますが、通常は放置しても接種６カ月後までに自然消退します。BCGの稀な合併症として骨髄炎があることも知っておいた方がよいでしょう。

迷うことが多いロタウイルスワクチン

任意接種であるロタウイルスワクチンには、いくつかの注意点があります。

● 種　類

１価（ロタリックス®）と５価（ロタテック®）の２種類あり、接種回数が異なります。１価は合計２回、５価は合計３回です。２つの効果に差はないと考えられています。

● 接種可能時期

生後６週から初回接種が可能ですが、「初回接種は生後14週６日までに行うことが推奨されている」と添付文書にあり、15週以降は原則接種できません。２回投与のロタリックス®は24週まで、３回投与のロタテック®は32週までしか接種できません。それより大きな子どもでの臨床試験がないので、安全性・有効性が証明されていないからです。

●経口投与

両ワクチンとも経口投与するシロップ剤です。注射してはいけません。薬の飲ませ方の項で説明するように、頬と歯茎の間に流し込むと一番成功率が高そうです。赤ちゃんをまっすぐ座らせるのではなく、「いつも哺乳しているときのように」抱いてもらうとやりやすいです。私の経験では、首の向きや子どもがもともとどういう体勢で哺乳されているかによって左に注ぎ込むのがよいのか、右なのかが違うと感じています。すぐに「べ〜っと」吐き出してくるときは体勢を立て直し、入れる方向や場所を変えてトライしましょう。

「薬の飲ませかた」についてはこちらを参照！

●嘔吐

経口投与後に嘔吐することがあります。そのときに再投与、飲み直しをしなければならないかはインタビューフォームに記載されています。実は、2つのワクチンで違いがあるのです。**ロタリックス®は嘔吐後に追加接種可能**（接種直後にワクチンの大半を吐き出した場合は、改めて本剤1.5mLを接種させることができる）であり[12]、**ロタテック®は追加接種不可**（接種直後に本剤を吐き出した場合は、その回の追加接種は行わない〔臨床試験において検討が行われていない〕）です[13]。

> ### 家庭医の視点
>
> ①予防接種以外の主訴、例えば風邪での受診でも「予防接種を打っているか」を確認して、打っていないようなら、接種を勧めましょう。できれば、母子手帳で確認します。
> ②子どもたちを育む家族を守りましょう。出生後最初の受診で母子手帳を確認するときに、母親の風疹抗体価を必ずチェックします。16倍以下のときはMRワクチンの接種を推奨します[15]。祖父母が連れてきたときには、23価肺炎球菌ワクチンの接種を推奨します。妊娠全期間を通じてインフルエンザワクチンが接種可能であることを説明しましょう[16]。インフルエンザワクチンは、妊婦だけでなく、子どもにもよい影響をもたらします。妊娠第3三半期に接種した妊婦と接種していない妊婦のそれぞれの子どもを比べると、生後6カ月までのインフルエンザ罹患率は63％減少するといわれています[17]。
> ③きょうだいを守りましょう。麻疹と水痘はきょうだい間の感染では重症化しやすいことが知られており、接触後72時間以内に接種すれば発症を抑制できるとされています。その他のワクチンについても、きょうだいが罹患したときに接種を推奨するのもよいでしょう。

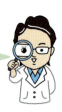

●腸重積発症リスク

オーストラリアからの報告では、両ワクチンとも腸重積症リスクが増加することが示唆されています[14]。その発症リスクは低く、10万接種中4例です。2回目より初回接種のリスクが高く、接種後7日以内の腸重積発症が多くみられます。ぐったりする、血便が出るなどの腸重積を疑わせる症状に注意して観察するよう家族に伝えておきましょう。

看護の視点

★痛くない!?予防接種を目指して

「予防接種で子どもが泣き叫ぶのは仕方ない」と思っていませんか？幼少期の痛みがトラウマ形成される可能性は否定できないと思いませんか？また、「大人に力づくで押さえつけられて痛い思いをする」のを自分の子どもに経験させたいですか？

泣かせない予防接種の達人と私が思っている横井こどもクリニックの横井茂夫先生は、100人連続泣かせずに予防接種をやりとげています[18]。私はそこまでの達人ではありませんので、せいぜい10人連続程度ですが、皆さんと工夫について考えてみたいと思います。

カナダには「How To Reduce Vaccine Injection Pain in Children」というパンフレットがあります[19]。これと横井先生のご報告を参考に、私が理想的だと思う方法を提案します。

●予防接種の前に家庭で親に説明してもらう

「予防接種と分かれば嫌がって、連れてくるのが大変」というのはよくある相談です。しかし、子どもの人格を尊重するのであれば、だましたり黙ってつれてきたりして、突然痛い思いをさせない方がよいのではないでしょうか。「How To Reduce Vaccine Injection Pain in Children」では以下のように推奨されています。

- 何が起こるのか子どもに説明する。

  「ワクチンというお薬を打ってもらうよ」

  「お薬は針を使って体の中に入っていくよ（聞かれたら正直に）」

- 理由を子どもに説明する。

  「健康で（元気で）いるために薬を打ってもらうよ。そうしたら終わりだよ」

- どんな感じか子どもに説明する。

  「つままれたり押されたりする感じが数秒続くよ」

親が説明するのが難しければ、医師や看護師が説明する方がよいでしょう。だまし討ちは子どもに不信感を抱かせますので、可能な限り避けます。伝えるタイミングは、3歳以下は接種直前に、4歳以上は接種1日前です。怖がるときには、持っていくおもちゃを選ばせるなど、

痛みを減らす工夫について説明します。

● 医師や看護師は落ち着いて対応する

大人が興奮すると子どもにも影響します。できるだけ低い声でゆっくりと話しかけましょう。「痛い」「痛み」「注射」などの不安をあおる言葉や「大丈夫だよ」などの気休めの言葉、「やらないといけないからごめんね」などの謝罪の言葉は逆効果になるので避けた方たよいという意見もあります（私は「すぐ終わるからね」と言っていますが、いいのか悪いのか……）。「痛くないよ」という嘘は痛みを減らしませんし、のちのち精神によい影響を与えません。

● 接種時の姿勢はしっかり抱っこ

家族の膝の上でしっかり縦抱きにしてもらいます。

● 接種時の工夫

注射箇所の近くをこすります（接種前、接種中）。当院では、いのまたこどもクリニックの猪股弘明先生が外来小児科学会で発表された「冷却法」をまねさせていただいています[20]。保冷剤を注射部位に30秒以上押し当ててから接種するだけですが、効果的です。

● 気をそらす（distraction）

- 乳児：おもちゃ、シャボン玉、歌、室内の他の物に気を引く。
- 幼児：おもちゃ、シャボン玉、本、歌、吹き戻し、室内の他のものに気を引く。
- 小学生：おもちゃ、お話、ビデオ、本、ジョーク、音楽、数を数える、好きな映画などほかのことを話す。
- 十代：ゲーム、ビデオ、本、ジョーク、音楽、好きなゲームなどほかのことを話す。

子どもに集中し、やり取りしましょう。効果がなければ違うもので気をそらしましょう。ポジティブな姿勢を保ちましょう。気をそらす遊びに乗ってきてくれたらほめましょう。

● 深呼吸

3歳以上の子どもには、深呼吸をするように言いましょう。シャボン玉や風車を使うとよいでしょう。

● 母乳をあげる

接種の数分前から母乳をあげはじめます。接種中も接種後数分間も授乳し続けると痛みが少なくなります。あるいは、接種直前（1〜2分前）に砂糖水を飲ませるのもよいでしょう。

● 局所麻酔薬の塗布

海外では接種予定の1時間前に家で局所麻酔薬のパッチを貼ってきてもらうように推奨されています（日本でも局所麻酔薬が塗布、貼付されますが、予定された点滴や採血の時のみの使用が多く、予防接種にはあまり一般的ではないようです〔保険適用外使用なので現時点ではお勧めできません〕）。

引用・参考文献

1) 児玉和彦．"予防接種"．総合診療専門医のカルテ．東京，中山書店，14-5．
2) 予防接種等ガイドライン検討委員会．予防接種ガイドライン 2018年度版．東京，予防接種リサーチセンター，2018．
3) 法人日本ワクチン産業協会．予防接種に関するQ&A集 2017年版．東京，日本ワクチン産業協会，2017．
4) NPO法人VPDを知って、子どもを守ろうの会．KNOW☆VPD！VPDを知って、子どもを守ろう．http://www.know-vpd.jp/vc_scheduler_sp/pre.htm
5) 日本小児科学会予防接種・感染症対策委員会．日本小児科学会が推奨する予防接種スケジュール．https://www.jpeds.or.jp/modules/general/index.php?content_id=9
6) 日本小児科学会予防接種・感染症対策委員会．日本脳炎罹患リスクの高い者に対する生後6か月からの日本脳炎ワクチンの推奨について．http://www.jpeds.or.jp/modules/activity/index.php?content_id=207
7) 日本小児科学会．日本小児科学会の予防接種の同時接種に対する考え方．http://www.jpeds.or.jp/uploads/files/saisin_1101182.pdf
8) 日本小児科学会．日本小児科学会推奨の予防接種キャッチアップスケジュール．http://www.jpeds.or.jp/uploads/files/catch_up_schedule.pdf
9) 厚生労働省．結核とBCGワクチンに関するQ&A．http://www.mhlw.go.jp/seisakunitsuite/bunya/kenkou_iryou/kenkou/kekkaku-kansenshou/bcg/
10) 厚生労働省健康局健康課．予防接種の間違いの防止について．平成29年10月24日．ttp://www.mhlw.go.jp/file/06-Seisakujouhou-10900000-Kenkoukyoku/0000191626.pdf
11) 厚生労働省．予防接種後副反応疑い報告制度．https://www.mhlw.go.jp/bunya/kenkou/kekkaku-kansenshou20/hukuhannou_houkoku/
12) ジャパンワクチン．ロタリックスインタビューフォーム．http://vaccinet.jp/news/pdf/180412_rotarix.pdf
13) MSD．ロタテックインタビューフォーム．https://www.msdconnect.jp/static/mcijapan/images/if_rotateq_or.pdf
14) Carlin JB, et al. Intussusception risk and disease prevention associated with rotavirus vaccines in Australia's National Immunization Program. Clin Infect Dis. 57 (10), 2013, 1427-34.
15) 厚生労働省．予防接種が推奨される風しん抗体価について（HI法）．平成26年2月．http://www.mhlw.go.jp/seisakunitsuite/bunya/kenkou_iryou/kenkou/kekkaku-kansenshou/rubella/dl/140425_1.pdf
16) 日本産科婦人科学会／日本産婦人科医会編．"CQ102 妊婦・褥婦へのインフルエンザワクチンおよび抗インフルエンザウイルス薬の投与について尋ねられたら"．産婦人科診療ガイドライン 産科編2017．東京，日本産科婦人科学会，2017，63-6．
17) Zaman K, et al. Effectiveness of maternal influenza immunization in mothers and infants. N Engl J Med. 359 (15), 2008 , 1555-64.
18) 小川すゞか，横井茂夫ほか．予防接種で100人続けて子どもを泣かせない工夫．外来小児科．15 (4)，2012，508-9．
19) A Guide for Parents, Caregivers and Children on How to Reduce Vaccine Injection Pain in Children.
20) 猪股弘明ほか．当院での痛くない予防接種の工夫「冷却法」に対する保護者アンケート結果．外来小児科．19 (4)，2016，493．
21) 森田弘子ほか．当院における予防接種時の抱っこ：そのプレパレーションツールの作成．外来小児科．19 (1)，2016，121-121．

ご家族へ

　お子さんの予防接種の痛みを軽減するにはいくつか方法があります。一つだけでは効果が薄いですが、組み合わせると痛みがずいぶん減ります。以下のことをやってみてください。痛くない予防接種は、あなたと私たちで創り出すものです！

★ 接種前日（4歳以上）あるいは接種直前（3歳未満）

　お子さんに予防接種をすることを「正直に」伝えてください。嫌がるかもしれませんが、だまして打っても感じる痛みは同じです。だまされた心の痛みはもっと強いかもしれません。嫌がるかもしれませんが、「お医者さんとお母さんと協力するから一緒に頑張ろう」と励ましてください。どうやればいいのか分からないときは以下のように言ってください。伝えるべきタイミングや使うべき言葉は年齢だけではなく、発達特性などによって個人個人で違うので、状況に合わせて柔軟に対応します。

- 何が起こるのか子どもに説明する。

「ワクチンというお薬をうってもらうよ。お薬は針で体に入っていくよ」

- 理由を子どもに説明する。

「健康で（元気で）いるために薬を打ってもらうよ」

- どんな感じか子どもに説明する。

「つままれたり押されたりする感じが数秒続くよ。そしたら終わりだよ」

「お母さんも一緒にいるからね」

　できるだけ「痛い」とか「注射」とかいう言葉を使わずに、「押される感じ」とか「お薬・ワクチン」という言葉を使うようにしてください。

★ 接種当日の声かけ

　落ち着いてゆったりした低めの声で対応します。親が不安に思っていると子どもにもそれが伝わります。親もゆっくり3秒以上かけて深呼吸しましょう。

- ×ダメな声かけ

「なにしてるのっ！がんばりなさい！（大きな声で）」

「すぐ終わるから大丈夫！（気休め）」

「ちょっと痛いだけだから！（高い声で）」

〇よい声かけ

「3つ数えている間に終わるよ、お母さんと一緒に数えよう」

「お薬を打ってもらうときに、押される感じがするよ」

「お母さんの手をぎゅっと握っていようね」

★ 接種前：気をそらす方法

痛みに集中すると痛みが強くなります。気をそらすことで痛みを感じにくくなります。気をそらす方法には以下のようなものがあります。お子さんが好きそうなものを選んでください。組み合わせてもよいです（ご希望のものに〇をつけるか、口頭で教えてください）。

- スマホなどの動画（ご家庭のものをご自由に使っていただいて結構です）
- 歌、音楽（好きな音楽を流してくださって結構です）
- シャボン玉
- 風車
- 吹き戻し
- おもちゃ（オイルタイマーなど院内にもあります）

このほか、何でも気がまぎれるものを使ってください。

接種前、接種中に母乳あるいは砂糖水を飲ませると痛みが軽減します。希望される方はあらかじめおっしゃってください。

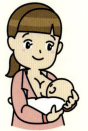

おっぱいをあげます

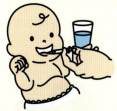

砂糖水を飲ませます

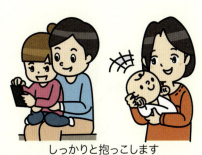

しっかりと抱っこします

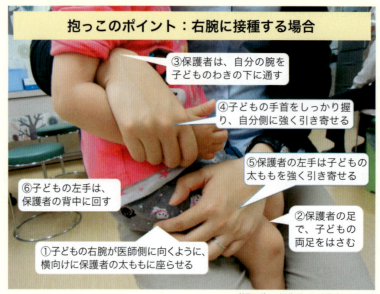

（福田弥一郎先生のご厚意による）

★ 接種直前：抱っこの仕方

診察（聴診と口の中を見る）をしてから、いよいよ本番です。しっかり抱っこします。

大きい子どもさん（2歳以上）では写真のようなやり方もおすすめです。

大事なことは、「ぎゅっと身体を密着させて抱っこすること」です。きつく抱っこしてもらうことで安心感が増えます。

★ 接種直前

接種する部位を冷やすと痛みが軽減します。保冷剤で30秒以上冷やしてあげてください。接種する部位は、図の場所です。同時接種の場合は複数箇所冷やします。

冷やすのを嫌がる子どもさんは、接種する部位の近くを指でさすってあげてください。

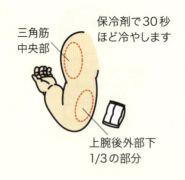
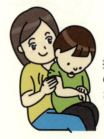

★ 接種時

前述した「気をそらす方法」を続けます。

大きなお子さんは、深呼吸をするのがよいです。大きく息を吐きましょう。

小さなお子さんはシャボン玉か、風車がお勧めです。

気がうまくそれないときは、身体のほかの部分をさするだけでも少しマシになります。

★ 接種後

たくさんほめてあげましょう。気をそらす方法を続けて、痛みに注意がいかないようにしましょう。

★ 接種を振り返りましょう

説明はうまくいきましたか？

声をかけるとき落ち着いた声かけができましたか？

気をそらす方法は違う方法の方がよさそうですか？

次に向けて改良点をスタッフにお伝えいただけると嬉しいです。

⑤ 診察テクニックのおさらい

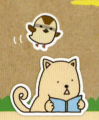
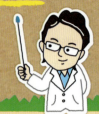

🐥 診察のキホン

not doing wellを見逃さない

　「見るとはなしに全体をみる」「遠山の目付」を意識します。何かに注目するのではなく、何となく、「どんな感じで受診したかな」というのを感じ取ることから始めます。「重症疾患らしい」「息が苦しいらしい」「どこかが痛そうに見える」「いつもより元気がない」のように、「パッと見」の印象を持つようにします。この感じは、自分の中に自然に湧き上がるもので、人間の動物としての本能的感覚と関係していそうです。

　このような、言葉にできない不調を小児科では「not doing well」と呼びます。よく感じるためのコツは、「前かがみにならない」ことです。「みよう、きこう」とすると、どうしても前かがみになって、視野が狭くなります。後頭部を後ろに引いて、肩を落として、息を吐く。子どもの頭からつま先までの全体が視野に入るように柔らかくみる。力を抜くと感覚が鋭敏になります。

　「全体をみる」ときの「全体」とは、患児全体であり、保護者を含めた家族全体でもあります。保護者がどういうふうに子どもを連れてくるのかを観察して最初の会話のきっかけにします。

p.27 「not doing well」については
こちらを参照

58

子どもの「動き全体」をみる

動き回る、泣き続けるなどの動き全体から読み取れることがあります。発達障害を疑ったときには、いつどのタイミングで伝えるかがポイントとなります。初回に「おかしいな」と思っても、2回目以降に何ともなくなる子どももいます。

診察の順番は臨機応変に

全体の印象を感じ取って、「ヤバそうだ」と感じたら、ゆっくり診察している暇はありません。バイタルサインを確認して、酸素投与して、静脈路をとって……と、救命モードで評価と介入を並行させます。

診察の順番は、一般的には、胸部→腹部→頭頸部（口腔内や耳）の順番とされています。口の中をみると泣いてしまう子どもではその後の胸部聴診が困難になるので、口腔内は最後に診察するようになっています。個人的な意見としては、診察はできるだけ身体の端から始める方がよいです。できれば、手から始めたいものです。

しかし、発熱と咽頭痛を訴える子どもでは、最初に咽頭所見をとって、溶連菌やインフルエンザだと診断できてしまえば、迅速検査を待っている間に他の診察所見をとることができます。忙しい外来では、**フォーカスを絞った診察と臨機応変の診察順が重要**です。

ある程度時間をかけて診察できるならば、私は
①顔／頭部（耳、口腔以外）→ ②四肢 → ③皮膚 → ④胸部 → ⑤腹部 → ⑥頸部 → ⑦耳 → ⑧口腔内の順番でみています。

ベーシックレクチャー

顔／頭部

●顔色と表情

ぱっと目に入るのが顔色と表情です。白くて無表情であれば中等症レベルの脱水があることが多く、「点滴しないといけないなあ」という印象になります。「青白い」というより「肌色に白を混ぜたような白さ」になる印象です。青白い子どもは、チアノーゼや貧血を考えます。真っ赤な顔をしてくれば、高熱か蕁麻疹を考えます。蕁麻疹ならアナフィキシーを見逃さないように気を付けます。

家族の顔色と表情から読み取る意識を持ちます。焦っている場合は、いったん落ち着けるよ

表5-1　結膜炎の鑑別

症状・所見	診断・治療
両目の結膜炎、さらっとした眼脂のことが多いが、膿性の眼脂のこともある。風邪に伴う。	• ウイルス性結膜炎：無治療経過観察 • 流行性角結膜炎（アデノウイルス）：点状表層性角膜炎の予防のためステロイド点眼を勧める眼科医もいる。
片目あるは両目の結膜炎、膿性の眼脂	• 細菌性結膜炎：抗菌薬点眼。小児で細菌性結膜炎を疑ったら眼科紹介が妥当
かゆい、両目の結膜炎、さらっとした眼脂、鼻もかゆい。	• アレルギー性結膜炎：抗アレルギー薬点眼
瞳孔のまわりの充血（毛様充血）、眼痛、視力低下	• ブドウ膜炎：基礎疾患（若年性特発性関節炎、サルコイドーシスなど）の精査、眼科紹介
red flag：眼科に紹介する症状と病歴 • 痛みが強い　• 視力低下　• 羞明　• 眼外傷　• 毛様充血（黒目の周りの充血で、外側にいくにつれて白目の充血は軽くなる）	

うに椅子を勧めるなどの声掛けをすることでスムーズに診察に入れます。寝不足を感じたら「お子さんの咳で眠れなくてつらかったですね」と声をかけます。

　外来で最強のスクリーニングは「**笑う子に重症なし**」ではないでしょうか。子どもは活気があってニコニコしているのが正常です。子どもを笑顔にできるコミュニケーションスキルを鍛えましょう。

p.15 「入室時のトリアージ」についてはこちらを参照

目

　特に目が大事です。「目は口ほどに物を言う」のは真実で、活気、疎通性、集中力、感情など、さまざまなものを読み取れます。目で分かる疾患について考えてみましょう。

● 目が赤い

　目が赤い場合は、多くの場合は結膜炎（結膜の外側に強い充血。眼瞼結膜も充血する）です。プライマリケアでは**表5-1**のように見分けます。red flagがあれば眼科受診を勧めます。視力障害、眼痛の症状と毛様充血を確認しましょう。

　目が赤い＋痛い／視力低下→眼科紹介とします。視力低下は分かりにくいので、「テレビを近くでみるなど、見にくそうにしていますか？」とききましょう。

● 瞳孔異常

　瞳孔異常では、瞳孔サイズと白色瞳孔を確認します（**表5-2**）。

● 弱視のスクリーニング

　プライマリケアで頻繁に見逃されているのが弱視です。弱視は治療によって視力が回復する

表5-2　瞳孔異常の鑑別

瞳孔所見	想定疾患
縮瞳（1〜2mm）	角膜潰瘍、ブドウ膜炎、薬物中毒（有機リン、鎮静薬など）、橋出血
牛眼（乳児で12mm以上の散瞳）	乳児緑内障（流涙、羞明、眼瞼けいれんが古典的三徴）
白色瞳孔	網膜芽細胞腫、白内障
虹彩の色が違う	虹彩異色症（Waardenburg症候群など）

可能性が高いですが、年齢が高くなると治療効果が少なくなると言われていますので、早期に発見したい疾患です。しかし、3歳児健診でのチェックでは十分とは言えず、小学校に入ってから発見されるケースもあります。少なくとも**斜視に伴う弱視は見逃さない**ように診察するようにします。

　コンパクトではありますが高価なスクリーニング機器が発売されていて、それを利用するのもよいと思いますが、時間的にも金銭的にもそんな余裕はないものです。そんなときに、「カバーテスト（遮閉試験）による嫌悪反応」をみるのもよいのではないでしょうか。子どもが好きそうなおもちゃを両目で見せておいて、片方の目を隠します。普通は、見えている方の片目で見るのですが、弱視があれば、健側を隠すと見えにくいので嫌がります。両目を比べて明らかに左右差があるようなら、視力差があるとして眼科受診を勧めます。家庭でもできる方法なので、外来で難しければ家庭でやってもらいます。

　弱視の原因には白内障や斜視、強い遠視や乱視によるものなどがあります。

●斜視のスクリーニング

　両目で見ていても目の位置がずれているのが斜視です。ちなみに片目を遮閉したときに眼の位置がずれているのが斜位です。斜視があると、患側の視覚刺激が網膜に適切に反映されず、視力が発達しないために弱視を引き起こします（斜視弱視）。上下方向の斜視の場合は頭部傾斜（首をかしげる）がある場合があります。日常診療ではペンライト法でスクリーニングします。

・Hirschberg法

　患者の目の前33cmにペンライトなどの点光源を置いて、瞳孔中心から角膜反射までの距離を見ます。瞳孔の中心からわずかに鼻側に左右対称な角膜反射が見られるのが正常です。左右非対称であればどちらかの目に斜視があります。例として内外斜視を**図5-1**に示します。上下のときは、上斜視では角膜反射は足側にずれ、下斜視では頭側にずれます。

・カバーテスト（遮閉試験）

　両目で見ている状態で、片方の目を遮閉します。遮閉していない方の目が斜視であれば、正

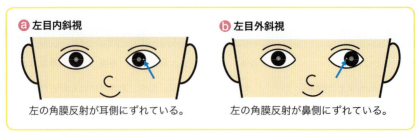

図5-1 内外斜視

中に戻ってくる動きが観察されます。例えば、左目が内斜視で右目を遮閉したときには、左目が外側に移動して正中位になります。遮閉していない方の目が動けばカバーテスト陽性です。眼科では遮閉板を使うのですが、一般診療では手で覆うことで代用します。専門的にはその後、遮閉－非遮閉試験（cover-uncover test）、交代遮閉試験などに進みますが、詳細はここでは省きます。

鼻

鼻の頭を少し上向きに押さえて、いわゆる「豚っぱな」にします。その状態で鼻腔をのぞくと鼻甲介が見えます。鼻甲介が腫脹し蒼白になっていればアレルギー性鼻炎を疑います。真っ赤なときは感染かアレルギーが強いのか判断しきれませんので、鼻汁を取って好酸球染色を行います。口腔内の出血斑があればアレルギー性鼻炎を疑います。鼻腔内の異物があることもありますので奥まで見ましょう。

p.89　「アレルギー性鼻炎」についてはこちらを参照

顔面の小奇形

顔面には小奇形が多く、よくみるとかなりの頻度で発見します。印象で何となく形成異常がありそうだというときに「odd-looking face」という用語を使うこともありましたが、現在はやや差別的なニュアンスがあるので使用せず、具体的な小奇形の名称を記載します。顔面で比較的気になりやすい小奇形を**表5-3**に示します[1]。小奇形の頻度は新生児で14.7%です[1]。小奇形はそれだけで異常というわけではありません。しかし、小奇形を複数持つ場合には20人に18人が大奇形（機能や美容に影響する形成異常）を持つと言われていますので、注意します。小奇形のアトラスは、日本小児遺伝学会のホームページにある「国際基準に基づく小奇形アトラス」がとてもよいです[2]。

※「奇形」という語については、患者・家族へ与える種々の影響を鑑み置き換えが検討されており、本書でも「先天異常」「形成異常」を用いたが、「大奇形」「小奇形」については置き換え候補が定まっていないためそのままとした。

第1章　病歴聴取&身体診察のコツとヒケツ

表5-3　顔面に見られる小奇形

顔面に見られる小奇形	定義
眼間開離	瞳孔間の距離が離れている。内眼角は鼻翼外縁線の外側で、外眼角も外に偏位している。瞼裂の長さは正常
内眼角開離	内眼角の距離が離れている。内眼角は鼻翼外縁線の外側であるが、外眼角は偏位していない。瞼裂が短い。
高口蓋	仰臥位で口を開き水平面から30度の角度でライト照射したとき、口蓋の一部が照射できない[1]。この用語は不正確に誤用されることが多い[2]。
耳介低位	耳介上縁の起点が眼瞼裂と後頭部隆起を結ぶ線より下にある[1]。あるいは耳介上縁が内眼角と外眼角を水平に結んだ線より下にある[2]。
（後頭）毛髪線低位	第3頸椎の後突起より下まで毛髪がある[1]。

（文献1、2を参考に作成）

大泉門

　小児特有の診察手技ですので、確実にできるようになっておきましょう。大泉門は1歳では半数で開いています。2歳で明らかに大泉門が触知できるものは大泉門閉鎖遅延と考えます。

　大泉門の膨隆は髄膜炎以外、例えば突発性発疹でも比較的よく見られますので、中枢疾患に特異度が高いわけではありませんが、頭蓋内圧亢進を疑わせる症状として必ず診察します。大泉門膨隆の定義は定まっていません。「触って、緊張している」[3]、「30〜45度肩より上に起こした状態で、膨隆している」[4]、「膨隆している場合には辺縁を触知できない」[5]など、さまざまな定義があります。

　私は以下のように考えています。

●臥位と座位両方でみる（図5-2）

　乳児の大泉門は臥位では平たんあるいは軽度に膨隆しています。座位では平たんあるいは軽度に陥凹しているのが正常です。臥位で陥凹していれば脱水を疑い、座位で膨隆しているならば頭蓋内圧亢進を疑います。

●触診のときは45度上体を起こしてみる（図5-3）

　ベッドから45度身体を起こした状態で、大泉門を形成している頭蓋骨の縁を触っていきます。膨隆していると骨の辺縁を触れません。

●大泉門の大きさ（図5-4）[5]

　大泉門の大きさは相対する2辺の中心点の長さの和の1/2を大泉門径とします。±2SDの範囲は、生後1カ月で1.2〜3.3cm、12カ月で0.3〜1.9cm、18カ月で0.15〜1.5cmです。18カ月では70%が閉鎖しています[1]。

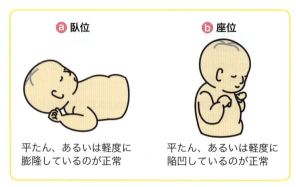

図5-2　大泉門の診察①

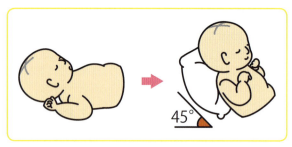

図5-3　大泉門の診察②
45度上体を起こして、骨の辺縁を触れなければ膨隆。

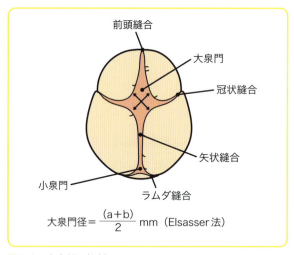

図5-4　大泉門の解剖

四 肢

ファーストタッチとしての四肢の診察

　初対面でいきなり子どもの聴診をし始めてはいけません。「はじめまして」の握手の意味を込

めて手から触ります。手掌の温かさをみます。冷たいときは、外気温のせいか、末梢循環不全かを考えます。じっとりと汗をかいているときは、熱いのか、交感神経賦活状態かを考えます。汗をかいて冷たいときは、ショックかもしれません。これらを一瞬で感じ取ります。表情はあくまでも笑顔で、ソフトに。

関節が痛い子どもへの診察

まず足が痛い子どもは歩容（歩き方）をみます。診察室に入ってくるときの様子で、患側に体重をかけられているか、肩の上下運動が不自然ではないかをみます。以下にスクリーニング的な診察方法を記載します。スクリーニングで異常が見つかったときには、それぞれの関節に対して特異的な診察方法で診断を詰めていきますが、今回は省きます。

● 手足の関節

手指や足趾の関節痛は、スクイーズテストでスクリーニングします。つまり、手は握手をするように、足は足全体を手のひらで包み込むように圧力をかけて、痛みがあるかどうかをみます。痛みがなければ指趾の関節痛はないとします。痛みがあれば、それぞれの関節の圧痛をみます。手足の小関節の圧痛をみるときは、両手の人差し指と親指とで上下左右から包むように圧痛を確認します。手指のMP関節（第1関節）をみるときに手の甲を押さえている人がいますが、解剖的に明らかに間違いです。指が曲がる関節部位から少し指先側にMP関節裂隙があります。

● 股関節

股関節が痛い子どもは歩けないことが多いので、ベッドで寝かせて診察します。自分で動かせるかどうか、医師が動かして痛みが出るかどうか、可動域（自動、他動）はどうかを診察します。単純性股関節炎（transient synovitis）は小学校くらいの男子が突然足を痛がって歩かないということで受診します。自動他動とも同程度に（痛みのため）可動域制限があります。筋肉が痛い場合は、自分で動かすと痛がりますが、他動的に動かしても痛みは軽度で、筋肉に圧痛がありますので、股関節炎と区別できます。化膿性股関節炎とは、全身状態や年齢などで区別できることが多いのですが、分からないときは血液検査を行います。

先天性股関節脱臼は、最近は発育性股関節形成不全（developmental dysplasia of the hip；DDH）とも言います。膝を立てたときの膝の高さの左右差（脱臼側が低くなる＝Allis徴候）や、しわの左右差をみます。開排制限は左右差をみます。クリック（click sign）をみるときは愛護的に行って、関節を傷つけないように気を付けます。DDHのスクリーニングでは、リスクファクタースコアリングを利用します。その中で日本小児整形外科学会のもの（表5-4）[6]と宮城方式（表5-5）[7]を記載しておきます。

表5-4　乳児股関節二次検診への紹介基準（日本整形外科学会・日本小児整形外科学会）

推奨項目	みかた	陽性基準
①股関節開排制限	股関節を90度屈曲して開く。	開排角度が70度以下、すなわち開排制限角度が20度以上のとき
②大腿皮膚溝または鼠径皮膚溝の非対称	大腿皮膚溝の位置・数鼠径皮膚溝の深さ・長さ	左右差がある（大腿皮膚溝は大腿内側から後面に達する左右差を陽性とする）。
③家族歴	—	血縁者の股関節疾患がある。
④女児	—	女児である。
⑤骨盤位分娩	帝王切開時の肢位を含む	あり

※二次検診への紹介
①股関節開排制限が陽性であれば紹介する。または②③④⑤のうち2つ以上あれば紹介する。

（文献6、7より作成）

表5-5　宮城方式リスクファクター

大項目：股関節の状況（臨床所見）4項目のうち1つでも該当すれば整形外科に紹介	
①開排制限②大腿皮溝の非対称③Allis徴候④click sign	
小項目：3つ以上該当すれば整形外科に紹介	
児の状況	①女児②秋冬生まれ（9～2月）
家族歴あり	③2親等以内（両親・きょうだい・祖父母）④3～4親等
出生状況	⑤骨盤位分娩⑥早産・低体重
身体状況	⑦股以外の変形・形成異常

（文献7より引用）

● 膝関節

　膝関節では、視診で発赤腫脹をみます。大腿部を触って膝関節の温度と比べます。膝関節は血流が少ないので、大腿部より冷たいのが正常です。大腿部と同程度、あるいはそれ以上の温かさが感じられれば膝関節に熱感ありと判断します。膝蓋跳動テスト（floating patella）では、膝関節少し上から関節液を絞ってくる感じで膝関節に集めて、浮上してきた膝蓋骨を大腿骨に向けて押して波動を確認します。関節裂隙は、膝蓋腱の脛骨付着部を見つけて、そこから

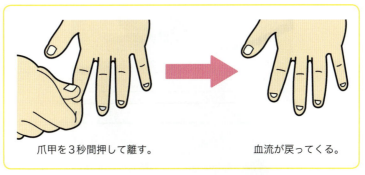

爪甲を3秒間押して離す。　　　血流が戻ってくる。

図5-5　capillary refill time（CRT）

両方の外側に指を広げていったライン上にあります。圧痛を確認します。膝蓋腱の脛骨付着部（脛骨粗面）の圧痛が10代のスポーツ少年に見られた場合は、オスグッド病を考えます。

低身長や高身長

上節長／下節長比を測定します[8]。下節長とは、恥骨上縁から踵までの長さです。身長から下節長を引いたものが上節長です。上節長／下節長比は、新生児期では1.7で、徐々に減少し、成人では1.0前後となります。軟骨無形成症など、四肢が短くなる病気で比が増加します。マルファン症候群やクラインフェルター症候群などでは比が減少します（足が相対的に長くなる）。

循環状態評価のためのCRT測定

capillary refill time（CRT）では、指の爪甲を3秒押して離します。最初は白かった爪床が2秒以内に赤くなればCRTは正常範囲です。CRTが4秒以上に延長している場合は、心拍出量低下、ショック状態、血管内ボリューム減少（脱水症）などの病的なものを考えます。ただし、外気温の影響で皮膚が冷たいときにも延長しますので考慮に入れましょう（図5-5）。

皮　膚

パッと見て「アトピー素因があるな」とか「スキンケアが不十分だな（養育環境の不十分さ？）」を全体の印象として持っておきます。皮膚は触ることで診断がやりやすくなります。湿疹はざらざらしていますし、蕁麻疹は膨らんでいますが、ざらざらしていません。

「皮疹」についてはこちらを参照

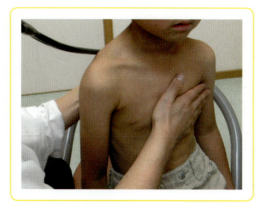

図5-6　心尖拍動の位置の確認
背部を聴診しながら、心尖拍動の位置を手掌で確認している（呼気を促進するにも有利）。

胸部

　緊急を要する呼吸状態の評価については2章①「いろいろある『ぜいぜい』と咳」の「看護の視点」参照してください。

胸郭の視診

　鳩胸や漏斗胸がよく見られる異常です。いずれもよほど高度でない限り呼吸機能に影響があることは少ないです。美容上の理由で治療を考えるときは呼吸器外科に紹介します。

胸囲測定

　胸囲を積極的に測りたいケースとしては、ターナー症候群を疑っているときです。ターナー症候群は低身長や性腺機能異常で受診しますが、見逃されていることも多い疾患です。身体的特徴の一つに、乳頭間開離があります。両腕を上げた状態で乳頭が鎖骨中線より外側にあれば開離を疑います[1]。

胸部の触診

　胸郭の動きと心尖拍動の位置をみます。胸郭の動きでは、両脇を抱えて左右の動きに差がないかをみます。心尖拍動は聴診時に合わせてみます（図5-6）。乳頭線より左に寄っていれば左室肥大を考え、乳頭線より右に寄っていれば右室肥大を考えると書いてあるものもありますが、実際臨床では、内側に触れる正常児が多い印象です。文献的にも、鎖骨中線や乳頭線による心

68

尖拍動の評価は小児ではできないようです。古い文献での要点は、①直立位での正中線から心尖拍動までの距離は（3.8＋0.2×年齢）cmが平均値として使える、②4歳未満では心尖拍動の位置は第4肋間であるが、10歳ではほぼ第5肋間になる（成長とともに移動する）ということです[9]。

胸部の聴診

聴診はそれだけで1冊の本になるので全ては書けませんが、小児でのポイントを記載しておきます。小児の聴診の特徴は、以下のとおりです。

- **胸壁が薄いので呼吸音が聴き取りやすい**[10]

正常呼吸音としての気管呼吸音、気管支呼吸音、気管支肺胞呼吸音、肺胞呼吸音が明瞭に聴こえます。成人で肺胞呼吸音が聴こえる部位でも気管支肺胞呼吸音のような明瞭な呼気が聴こえることがあります。

- **喘鳴が生じやすい**[10]

気道壁が軟弱で狭窄しやすいため喘鳴が生じやすいです。

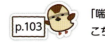

「喘息の診断」についてはこちらを参照

- **cracklesが生じやすい**[10]

気道が狭いので痰が絡みやすい状況にあります。そのためcracklesが生じやすいです。

- **呼吸数が多い**

正常呼吸数がもともと多く、呼吸困難が生じたり泣いたりするとさらに増えるので、呼気延長が分かりにくいです。呼吸窮迫で呼気延長があるときは、かなりの気道狭窄があるものと考えられます。呼吸数が多いため、たまに呼吸音を心雑音と間違えることがあります。

泣かないように、背部から聴診器を当てておいて、見えるところからおもちゃで気を引いたりしている間に呼吸数を数えます。呼吸数は原則、30秒数えて2倍します。

- **泣くと聴診が難しい**

泣くと喘鳴やcracklesが聴き取りにくいです。まず、泣かれないように工夫します。呼吸は目でみましょう。呼吸音は後でよいのです。呼吸音を聴取するとき、いつも泣いてしまう子どもでは、服の上からの聴診でスクリーニングしましょう。その後、服の上から聴こえる異常音にフォーカスして服を脱がせて評価しましょう。泣いてしまったら、吸気が大きくなるわけですので、吸気時早期のcoarse cracklesに注目するか、気流の流れが弱くなる呼気終末のwheezesに注目して聴きましょう。子どもと向かい合わせで聴診しないで、お母さんと向かい合わせで抱っこしてもらって、背部からそーっと聴きましょう。強制呼気をしてもらうとき

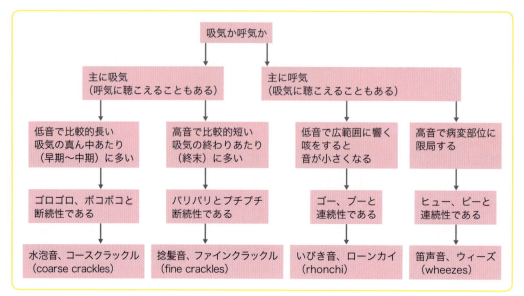

図5-7　肺で生じる副雑音の聞き分け

には、風車やティッシュを吹かせる、ライトのスイッチを吹かせる（「吹くと電気がつくよ〜っ」と誘導する）など工夫をしましょう。私は特に乳幼児では、前胸部に置いた手と背中に置いた聴診器とで、呼気に合わせて圧迫するように促進することで呼気時のwheezesを聴きやすくしています。

　聴診では、以下のように聴き分けます。肺ではなく気管や上気道から生じる音である、ストライダーについては緊急性があり、2章①で述べます。肺で生じる異常音（副雑音と言います）は4つに分類すれば十分です（図5-7）。それ以上細かく聴き分ける必要はありません。

　小児では、間質性肺炎が成人に比べてすごく少ないです。ファインクラックルは閉塞された細い気道が開く音であり、教科書的には間質病変で多いとされています。しかし、マイコプラズマ肺炎でファインクラックルが多いかと言われると、そうではない印象です。小児では、コースクラックルとファインクラックルとを聴き分けることで疾患の鑑別につながるかは、まだ不明瞭なところです。

　小児では、鼻づまりによる喘鳴（nasal stridor）と、気管支閉塞によるwheezesが同時に存在することが多いです。鼻づまりや上気道の閉塞は、鼻や口元、頬に聴診器を当てると一番大きく聴こえます（図5-8）。その音を覚えておいて、肺野の呼吸音から「頭の中で引き算」して、肺で起こっている音を聴き分けます。このテクニックをsubtraction auscultation（引き算聴診）と私は呼んでいます。

p.113　「呼吸のみかた」についてはこちらを参照

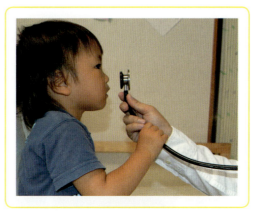

図5-8　口元で上気道閉塞の音を聴く

> **wheezesは2種類ある！**
> 　wheezesにも2種類あります。wheezesには、単音性（monophonic）と多音性（polyphonic）とがあります。ピーという音が「澄んだ感じ」「混じりけがない」ように聴こえるのが単音性、ちょっと低い音が「混じって」「いろいろな高さの音が」聴こえるのが多音性です。臨床的な意味はまだ確定的ではありませんが、細気管支炎と気管支喘息の聴き分けに使えるのではないかと思っています。気管支喘息では、気管支の攣縮によりどちらかというと澄んだ感じの単音性に聴こえることが多く、細気管支炎では、痰による気管支の多様な閉塞具合により多音性に聴こえることが多いのではないかと思っています（東京都立小児総合医療センターの松島崇浩先生に教えていただきました）。
> 　それとは別に、音源が一つか、それ以上かというのも重要です。例えば、上気道や気管支閉塞でも、高音になりwheezesのように聴こえることがあります。そのときに、肺野のいろいろな部分で違う音が聴こえる（音源が多い）のであれば肺の病気ですし、肺のどこを聴いても同じ音が聴こえる（音源が一つ）であれば、上気道閉塞であろうと想像できます。

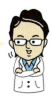

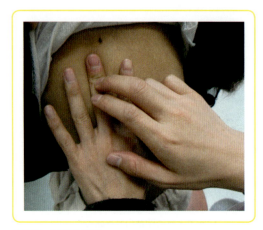
図 5-9　背部の打診

胸部の打診

　胸部をくまなく打診します。だいたい第 10 肋間まで打診で清音が分かります。肋骨上をたたかないように気を付けましょう。右手でも左手でもよいですが、**胸壁につけた指をぴったりフィットさせることが重要**です。音で聴くより、指に伝わる振動で感じた方が初心者には分かりやすいかもしれません。音と触覚の両方で判断します。前胸部第 4 ～ 5 肋間を左から打診して、心濁音界により心拡大をスクリーニングします。縦隔腫瘍のスクリーニングのため、上部や右も打診します。背部は、肺の広がりを意識しながら打診します（図 5-9）。左右差を認めた場合は肺炎を疑います。肺炎の診断には聴診所見より打診の方が早く分かることがあります。過膨張所見も打診の方が分かりやすいです。

腹　部

腹部の視診

　腹部の盛り上がりを横から（ベッドと水平な視線の高さで）みましょう。便秘の子どもは浣腸前後で盛り上がりが違います。便秘の子どもは触診で左下腹部に便塊を触れます。尿閉も下腹部膨隆の原因になります。尿閉は打診で診断します。膨隆、陥没、腸蠕動、皮疹（出血斑や血管拡張）をみましょう。

p.150 「便秘症の腹部所見」についてはこちらを参照

腹部の聴診

　血管雑音（大動脈炎や腎動脈狭窄を考える）、腸蠕動音を聴きます。腸蠕動音の聴取の仕方はいろいろで、上下左右の 4 領域を 5 分聴くとしているものから、1 カ所でよい、1 分でよいというものまでいろいろです[11]。私は数秒で血管雑音を確認したのち（子どもは心拍数が早い）、

第1章 病歴聴取＆身体診察のコツとヒケツ

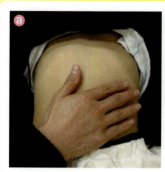
ⓐ 手を腹壁になじませる。

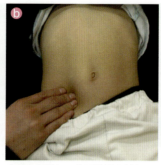
ⓑ 虫垂を意識して右下腹部を触れる。

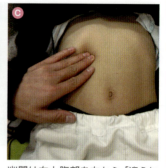
ⓒ 幽門は右上腹部を右から「迎えにいくように」触れる。

図5-10　腹壁の触診

腸蠕動音に関しては右下腹部のみを最低30秒聴くようにしています。虫垂炎のときの限局性の腸蠕動低下を意識して聴いています。

腹部の打診

小児の打診では下腹部を意識します。成人のように腹水がたまっているケースはほぼありません。下腹部の打診では膀胱の充満をみます。小児では発熱や痛みに伴って尿閉状態になっている子どもがよくみられます。打診で診断をつけてあげましょう。

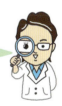

肝臓打診

健常な子どもは右季肋下1〜2cmまで肝臓が触れるのは正常であり得ます。触れるかどうかで判断するのではなく、打診でサイズを特定するようにしています。大まかには、肝臓のサイズは1歳3cm、3歳4cm、5〜6歳5cm、10歳6cmとされています[12]。scratch法といって、皮膚を引っかいて聴診で音の変化をみて肝臓の領域を決める方法もあります。慣れた方を採用すればよいと思います。

腹部の触診

最初に子どもに話しかけながらおへその上に手を置いて、腹壁が軟らかくなるのを待ちましょう。多くの子どもは緊張して腹壁が硬くなっています。腹壁が硬いと正確に診断ができませんし、こそばゆく感じる子どもが多いようです。**「子どものお腹に手をなじませる」ことが大事**です（図5-10-ⓐ）。

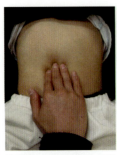 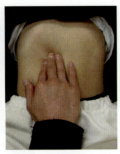 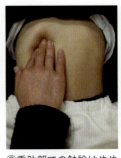 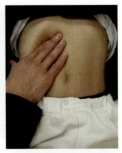

①肝臓の触診は臍から開始　②徐々に右上腹部に（腫大した肝臓の上に手を置かないように）　③季肋部での触診はやや深めに　④指先で触れずに、指の側面で触れる方法もある。

図5-11　肝臓の触診

　触診する場所は、一般的な教科書に書かれている9区分にしたがって行ってもよいですが、私はそうはしていません。胃なら胃、胆囊なら胆囊、小腸、大腸など腹壁の下にある臓器が透けて見えているかのように**意図をもって触診していく**のがよいでしょう。必然的に、触診の順番としては、腸管の流れに沿った触診方法になります。最低限、幽門の位置（肥厚性幽門狭窄でオリーブ様腫瘤を触れる）、虫垂の位置はきちんと意識しましょう（図5-10-❶❷）。

　触診ではまず、腹壁の緊張度合いを見ましょう。低血糖では、筋緊張低下を反映して「軟らかな」お腹になります。低血糖の独特の軟らかいお腹は特徴的で、触り慣れれば低血糖であればだいたいの血糖値を当てられるようになります。腸炎で細菌性かウイルス性か迷うときも、触診で見分けられるときがあります。細菌性腸炎では大腸の壁肥厚を反映して、やや硬い触診所見になります。ウイルス性腸炎では、左上腹部、空腸あたりの水っぽい軟らかい触診所見が特徴的です（実際の圧痛は臍周囲にあります）。肝脾腫では血液疾患などで特に巨大になり得ますので、「臍から頭側に徐々に触る」のが原則です（図5-11）。

　反跳痛（rebound tenderness）では、腹壁を30秒押さえてから離します。押してすぐ離すと、圧痛と反跳痛を見分けることができません。圧痛が治まってから手を離すことで、腹膜刺激症状を見分けることができます。押さえ方は決まっていませんが、私は腹壁の緊張度合いに合わせて指1本か2本を垂直に使います。

　精巣挙筋反射は、大腿内側をこすったときに精巣が上昇する所見です（図5-12）。

　鼠径ヘルニアは「鼠径部にできものがある」ということで受診しますが、仰臥位では腫瘤形成が分かりにくいことがあります。鼠径管を優しく触って、絹がすれるような独特のツルツル感（シルクサイン）を触知できればヘルニアを疑います。立位にすれば腫瘤が分かりやすくなります（図5-13）。

p.135　「低血糖の腹部所見」についてはこちらを参照

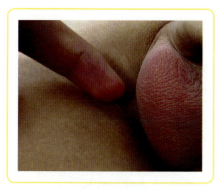

図5-12　右特発性精巣上体炎
大腿内側を指先で下から上へこすると精巣が上昇する。

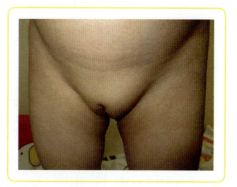

図5-13　左鼠径ヘルニア（1歳女児）

くすぐったがって触らせてくれないとき
　子どもは、くすぐったがって触診をさせてくれないときがあります。そんなときには、子ども本人の手を取って触診します。腹壁の緊張を感じることはできませんが、圧痛の場所は分かります。自分の手だとこそばゆく感じにくいようです。

泣いて分からないとき
　乳幼児で泣いてしまって分からないときは、手を腹壁において待ち構えます。息を吸った瞬間に深い触診をして、息が止まれば圧痛があるのだろうと判断します。同様に、吸気時に肝脾腫を確認します。腹膜炎や腸重積など、大きく泣くと余計痛いときは、むしろ泣きません。泣きわめく腹痛より、泣かない腹痛の方が怖いのです。

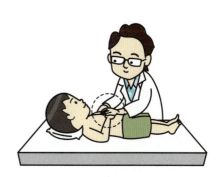

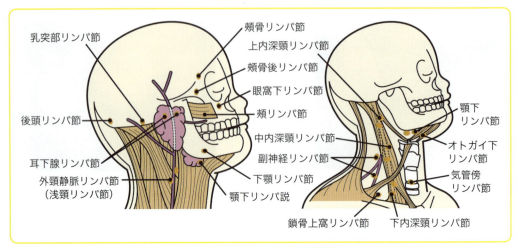

図5-14　頸部リンパ節

頸 部

　主にリンパ節と甲状腺を診察します。リンパ節については、サイズと可動性、皮膚表面の様子、場所を記載しましょう（図5-14）。

　頸部リンパ節は触知できるのが普通で、2cm以上は異常です（状況によってはもっと小さいサイズでも異常ととる場合もあります）。化膿性リンパ節炎は一つのリンパ節が大きく腫れるのに対して、川崎病は数珠状に触れます。教科書には書いてありませんが、「**川崎病はバナナ状に触れる**」と私は思っています。

咽 頭

道 具

● 舌圧子

　舌圧子は金属製のものが滑りよく、噛まれても大丈夫なので、私は金属製を使っています。木製のものはディスポーザブルで衛生的であることと、痛覚をみるときに折って「チクチクして使える」という利点があります。でも、噛まれてしまうと動かしにくいです。木製でも使用前に水につけて湿らせておくと、ひっかかりがなくなり、嫌な味がしにくくなるらしいです（東京都立小児総合医療センター・伊原崇晃先生より）。

● 光 源

　光源は、単光源のLEDライトを推奨している文献があります。LEDライトだと明るさが強すぎて、溶連菌の独特の赤みが白く「飛んで」しまうことがあるので、好まない医師もいます。

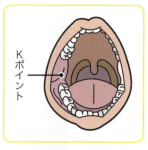

図5-15　Kポイント

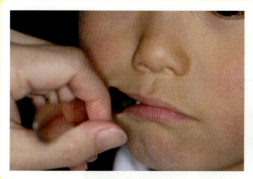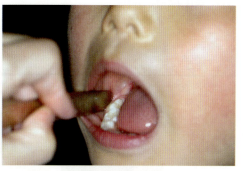

図5-16　舌圧子の使い方①
口をあけない子どもでも舌圧子を挿入しやすいポイントを刺激すると自然に開口する。

ハロゲン光源を推奨する医師もいます。懐中電灯が最高という医師もいます。さまざまな小児科医の意見を聞いてきましたが、結論は、自分が見慣れた道具であれば何でもよくて、見慣れるまで同じ条件で観察し続けることが大事だと思います。

舌圧子の使い方

真正面から舌圧子を入れずに、頰と歯肉の横を添わせて入れましょう（奥歯のかみ合わせ部分（図5-15のKポイント）を内側に刺激すると自然に開口します（松戸市立総合医療センター・小橋孝介先生より）（図5-16）。

嚥下反射が起こっている間に、咽頭全体をみましょう。見えたものを写真に撮るイメージで記憶して、後で頭の中で解析しています。舌を舌圧子で押さえるときは、右左半分ずつを押さえるようにすると不要な咽頭反射が起こりにくいです。「おえっ」とならないように、やさしく押さえます（図5-17）。

自分で口をあけられる子どもは、「あ〜」「え〜」と声を出しもらい、その流れで「べー」と

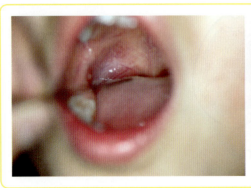
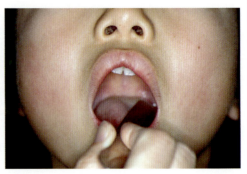

図5-17　舌圧子の使い方②
半分ずつ押さえて左右の咽頭口蓋弓と扁桃をみる。

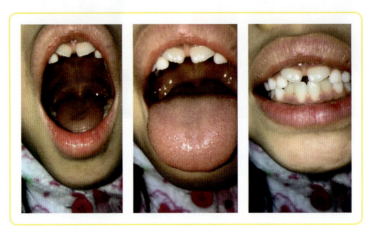

図5-18　自分で口があけられる子どもの場合

舌を出してもらうと口蓋垂が上がって咽頭後壁まで観察できます。最後に「い〜」で、歯肉口唇を確認しましょう（図5-18）。

診察手技のまとめ

　身体診察はコミュニケーションです。実際に肌を触れ合わせて、自分の感覚で体の中で起こっていることを感じ取ることができます。自分の感覚というのは、感情や体調の影響を受けます。つまり、事実と違うものを感じることがあります。体調と感情を整えておくことは最も重要です。

　よく寝て、よく食べて、よく運動して、心と体を最良の状態にして診察すると、自然に笑顔になってよい診察ができます。**医療者が健康であることは必須条件です**。

引用・参考文献

1) "視診（触診）による小奇形の判定". 梶井正ほか監修. 新 先天奇形症候群アトラス. 改訂第2版. 東京, 南江堂, 2015, 454-60.
2) 日本小児遺伝学会. 国際基準に基づく小奇形アトラス. http://plaza.umin.ac.jp/p-genet/atlas/
3) Kaiser AM, Whitelaw AG. Intracranial pressure estimation by palpation of the anterior fontanelle. Arch Dis Child. 62(5), 1987, 516-7.
4) Shacham S, et al. Bulging fontanelle in febrile infants: is lumbar puncture mandatory? Arch Dis Child. 94(9), 2009, 690-2.
5) 小橋孝介. "頭部, 顔". HAPPY！こどものみかた. 2版. 笠井正志ほか編. 東京, 日本医事新報社, 2016, 249.
6) 乳児健康診査における股関節脱臼一次健診の手引き. 平成27年度 日本医療研究開発機構研究費 成育疾患克服等総合研究事業「乳幼児の疾患疫学を踏まえたスクリーニング等の効果的実施に関する研究―推奨項目の診かたと二次検診への紹介」. http://www.mhlw.go.jp/file/06-Seisakujouhou-11900000-Koyoukintoujidoukateikyoku/kenshintebiki.pdf
7) 北純. 歩行異常と発育性股関節脱臼. 日本小児科医会会報. (55), 2018, 66-73.
8) "診断へのアプローチ". 前掲書1. 3.
9) Antia AU, et al. Position of the apex beat in childhood. Arch Dis Child. 53(7), 1978, 585-9.
10) 工藤翔二ほか. 聴いて見て考える肺の聴診. 東京, アトムス, 2014, 28.
11) 乾あやの, 藤澤知雄. 腹部聴診. 小児内科. 49(9), 2017, 1284-6.
12) 森尾友宏. 触診・打診. 小児内科. 49(9), 2017, 1287-90.

※眼科診察については市立芦屋病院の西田有紀先生にご指導いただきました。

6 小児外来の検査の適応とテクニック

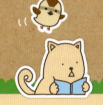
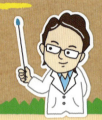

ベーシックレクチャー

迅速検査

　小児科は内科と比べて迅速検査をたくさん行います。迅速検査のキットには、インフルエンザウイルス、アデノウイルス、RSウイルス、ヒトメタニューモウイルス（hMPV）、ノロウイルス、ロタウイルス、溶連菌などがあります（ほかにもありますが、私は行ったことがありません）。

　迅速検査は、**病歴と身体診察で事前確率がある程度高いときにのみ行う**ようにしましょう。分からないから全部やる、というような検査の仕方は有害無益です。迅速検査には偽陽性と偽陰性がありますから、あくまでも診断の補助的な役割であることを忘れてはいけません。例えば、上咽頭などからの分泌物を材料とした肺炎球菌の迅速検査は、原因菌であるか定着菌であるかの区別がつきませんし、陽性か陰性かが治療方針に全く影響を及ぼしませんので、プライマリケアでは必要ないと思います。検査にかかるコスト意識を持ちましょう。

　迅速検査のメリットとして、以下の4つが考えられます。
①周囲の流行を抑える（隔離する）：ノロ、ロタ、RS（特に周囲に免疫的に弱い人がいるとき）
②治療により罹病期間が短縮する：溶連菌、インフルエンザ
③学校保健安全法による出席停止の対象疾患を検出する：インフルエンザ、アデノ（咽頭結膜熱）
④家族に今後の症状の経過を説明でき、不要な投薬を控えることができる：RS、hMPV

　私の臨床としては④が重要です。RSは数日してから悪化しますので、年少児で悪化のピークが週末にかかりそうであれば、現状がさほど悪くなくても、注意点を伝えることができます。

hMPVでは発熱が5日間続いたときに、必ずしも細菌感染の合併を意味しないので、そのように最初に説明しておきます。そして、当初の説明通りの経過にならない場合は再診し、精査の必要があることを伝えておきます。ノロやロタについても同様です。どのような臨床経過になるかは、第2章を参照してください。

> p.137 「ノロやロタの臨床経過」についてはこちらを参照

　正直に言うと、迅速検査がなくても臨床はできます。しかし、視覚的に病原体がいることが証明された場合には、家族の理解も進みますし、説明もしやすいです。何度もやっているうちに、迅速診断なしで正しい診断と説得力のある説明ができるようになります。迅速検査がないならないでよい診療ができるように、日頃からトレーニングしておきましょう。臨床診断できるときなど、方針の変わらない迅速検査は不要です。

血液検査

　発熱以外にも、乳幼児における貧血の確認や、検尿異常で腎炎を疑うときなど、一見健康な子どもに血液検査を行うことがあります。検査手技は基本的には成人と同じですが、たまに乳児で肘静脈からの穿刺が難しそうな場合には、点滴と同じ要領で手背に針を刺し、滴下してくる血液を集める「ぽたぽた採血」をすることもあります。

　いずれにせよ、まず分からないであろうと思っても、子ども本人にも検査が必要であることを説明して、家族にも理解できるようにします。そして、本章④の「予防接種の基本のキ」で説明したような、気をそらすテクニックを使ったり、希望があれば局所麻酔薬を使ったりします。家族の付き添いをどうするかは、好みや価値観の問題のような気がしていますが、子どもの表情を見ていると、保護者がいると格段に不安が小さいようですので、私は全例家族に付いてもらっています。たまに家族自身が見るのを嫌がるときがあるので、そのときは付き添わないこともありますが、原則、足か手を握ってもらって声をかけてもらいます。

 「急性期の検査適応の考え方」についてはこちらを参照

 「気をそらすテクニック」についてはこちらを参照

尿検査[1]

　小児の尿検査の適応は成人と基本的に同じですが、以下の2つをよく知っておいてください（表6-1）。

表6-1　尿検査の適応とポイント

対象	目的	注目すべき項目	選択する尿採取方法
腎臓病検診	慢性腎炎やCAKUTを見つけること	たんぱく尿と血尿	基本的にはclean-catch法であるが、おむつ採尿も可
発熱時の熱源精査	尿路感染症を診断すること	膿尿（白血球尿）、細菌尿	採尿の仕方参照。おむつ採尿は原則不可

腎臓病検診

　学校検尿（学校保健法に基づき、毎年児童生徒を対象に行われる尿検査）と３歳児検尿（母子保健法に基づき、３歳児健診とともに行われる尿検査）の２つがあります。

　ともに「腎機能障害を来す恐れがある子どもに対して早期から適切な介入を行うことで、末期腎不全への進行を可能な限り回避すること」が目標です[2]。腎代替療法を導入した小児（20歳未満）の原疾患の30.3％が低形成・異形成腎であり、先天性腎尿路形成異常（congenital abnormality of kidney and urinary tract；CAKUT)の早期診断が重要だと考えられています。

乳幼児の尿路感染診断

　小児の感染症診療において、かつて大問題であった細菌性髄膜炎はワクチンの導入により減少しており、腎瘢痕化の原因となり得る尿路感染症の診断がより重要となっています。

　救急外来での熱源不明発熱の１歳未満男児と２歳未満女児の3.3％が[3]、メタ解析では発熱乳児の7.0％が[4]、尿路感染症を原因としていると報告されています。

採尿の仕方

● おむつ採尿

　オムツにラップなどを引き、その上にガーゼを置いて、排尿があればガーゼを容器に搾って提出するように指導します（図6-1)[2]。

● バッグ尿

　乳幼児はおむつ排尿・排便ですので、バッグ尿は白血球の紛れ込みや細菌のコンタミネーション率が高く、「白血球や亜硝酸が出ていなければ尿路感染症は否定的だけれど、白血球陽性でも何とも言えない」です。尿培養のコンタミネーション率は46％という報告をはじめ[5]、ほとんどの報告において高率です。尿培養にバッグ尿を使わないようにしましょう。　採尿バッグの貼り付け方のコツは、貼り付ける前に少し膨らませることと、男児は陰茎をバッグの中にしっかり入れること、女児は腟と肛門の間の皮膚に隙間なく粘着させることです（図6-2)[2]。

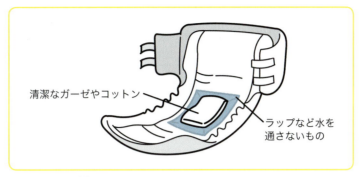

図6-1 おむつ採尿（文献2を参考に作成）

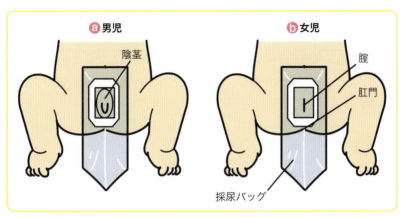

図6-2 バッグ採尿（文献2を参考に作成）

● Clean-Catch採尿

　尿道口から排尿される中間尿を直接取る方法です。成人と同じ方法です。ただし、乳児は排尿が自立していませんので、排尿を促す必要があります。恥骨上付近を100回／分で30秒間タップし、腰椎の傍脊柱部を30秒間マッサージすることを5分間（5セット）繰り返す膀胱刺激法は早期乳児（6カ月未満）では試してみてもよい方法です[6]。コンタミネーション率は20％以下（文献5では16％）で、まずまず良好です。

　排尿が自立しているおおむね2歳以降では、成人と同様の手技で採取できますが、石鹸で洗浄した方がコンタミネーション率は下がります（23.9％→7.8％）[7]。

　乳幼児のカテーテル尿を採取しようと準備をしていたら排尿があり、あわててカップでキャッチする、というのは小児科あるあるです。

● カテーテル採尿

　カテーテルを挿入する直接採尿は、コンタミネーション率は10％以下と低いです。乳児の

熱源検索では手技に多少の慣れは必要ですが、第一選択になり得ます。カテーテル採尿の合併症として二次性尿路感染症は0.5%、排尿時痛や尿閉は数%の頻度で生じます[8]。

● 膀胱上穿刺採尿

教科書にはよく載っていますが、見たことも行ったこともありません。

胸部エックス線

肺炎や心不全を疑ったときに検査適応があります。しかし、私のクリニックではエックス線撮影を行っていません。心不全や腫瘍などエックス線撮影が必要なケースは稀で、その場合は入院やさらなる精査が必要な可能性があるので、二次医療機関に紹介しています。

肺炎の診断は病歴と身体診察と肺エコーで行っています。英国のガイドラインは、市中肺炎を疑う症状や所見がある子どもにエックス線をとるべきではない（臨床診断できる）と提言しています[9]。市中肺炎は発熱や呼吸困難、低酸素血症で疑うことができます。エックス線には被曝や費用といったリスクがありますし、細菌性とウイルス性との鑑別にも役立たないため、不要との判断です。

超音波検査

私の小児外来では、超音波検査を積極的に利用しています。超音波は術者の能力によって診断特性が大きく変わります。良い師匠を見つけることが一番大事です。

病歴と身体診察での診断が基本ですが、①日々の身体診察の精度向上や、②病歴と身体診察で絞り込めないけれど「何かありそうな」とき、超音波が威力を発揮します。

①については、例えば腹部身体診察でウイルス性腸炎と細菌性腸炎と虫垂炎は区別できるわけですが、そのプロセスとして腹部診察してから超音波検査を行うということを繰り返すと、所見が全く違うことが分かりますし、自分が何を触っているのか明確になります。特に虫垂炎診断については超音波を第一選択にするべきで、腸炎の超音波検査のときに正常虫垂を描出できるように訓練します。ほかには、後述する肺炎の診断と打診の関係も明確になります。

②については、病院で精査したけれど熱源不明のまま入退院していた女児の腹部超音波で膀胱尿管逆流を発見し、レノグラムで腎障害が見られたため手術を受け、その後発熱しなくなったケースや、顔色不良で受診した乳児が腸重積であったケースなど、超音波で救われたことは何度もあります。腹部のみならず、肘内障や骨折の診断にも使えます。

前述した肺エコーについて述べておきます。市中肺炎に対する肺エコーの診断特性は、メタ解析では感度96%、特異度93%、陽性尤度比15.3、陰性尤度比0.06と報告されています[10]。このメタ解析では、肺炎の診断方法が論文によって不均一であることなどの制限はありますが、

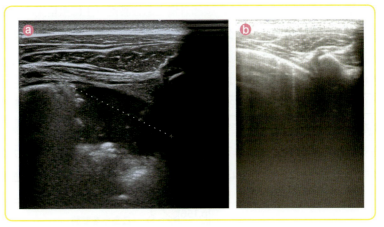

図6-3　肺炎の肺エコー所見
ⓐ 右肺の肺炎像（低エコーの中に高エコーが見られる。hepatisation）
ⓑ 同症例のBライン（3本以上ある）

肺エコーの肺炎への高い有用性が示されています。肺エコーでは、5～15MHzの高周波プローブを使って、両肺の上下左右前後を肋間から観察していきます。胸膜に接する病変があれば、低エコーの浸潤影の中に高エコーの気管支透亮像が見えます（肝臓にそっくりに見えます〔hepatisation〕）（図6-3-ⓐ）。Bラインといって、胸膜からエコービームに平行な線状エコーが3本以上見えたり融合したりする場合にも肺炎を疑います（図6-3-ⓑ）。少しトレーニングが必要ですが、1時間のトレーニングを受けた小児救急医の肺エコーで感度86％（信頼区間71～94％）、特異度89％（83～93％）で、検査時間は7分であったとの報告もあり[11]、病院勤務の先生にもぜひチャレンジしていただきたい技術です。偽陰性（超音波陰性、エックス線陽性）は、胸膜に到達しない（肺門など）肺炎や、肩甲骨の裏など超音波が届きにくい場所の肺炎で起こります。偽陽性（超音波陽性、エックス線陰性）は、肝臓や脾臓を陽性と判断した場合に起こります。超音波では1cm未満の小さな肺炎や、心臓や横隔膜の裏の病変も検出可能ですから、この場合はエックス線では陰性になり得ます（エックス線の偽陰性）。このような偽陰性・偽陽性に注意しながら検査しましょう[12]。

CT検査

プライマリケア・小児外来でCT検査を行うことはありませんが、CTの適応を考えるときに、小児特有の事情を勘案する必要があります。

小児の放射線被曝の特徴は、①感受性が成人より高いこと、②一度の小さな発がんリスクでも生涯続くと大きなリスクになることです。

子どもの病気でCTが適応になるのは、頭部外傷と急性腹症（主に虫垂炎の診断）が多いと思います。子どもの放射線被曝のリスクについて、1歳児のCTにおける被曝関連がん死亡率は腹部CTで0.18%（500例に1例）、頭部CTで0.07%（1,500例に1例）と推定され、成人に比べて極めて高いとされています[13]。

　これからの医療では、CTを第一選択にするのではなく、臨床症状によって適応を十分に絞って検査適応を検討することが不可欠です。その際に臨床スコア、つまり頭部外傷ならPECARNスコア、虫垂炎ならMANTRELSスコア、PASなどを利用して事前確率を上げることを試みます。虫垂炎では超音波を第一選択として、診断がつかない例についてCTを選択するようにします。

p.156 「MANTRELSスコア」「PAS」についてはこちらを参照

引用・参考文献

1）児玉和彦. 総論：小児における採尿指導のコツ. レジデントノート. 19（6）, 2017, 1006-11.
2）日本小児腎臓病学会編. 小児の検尿マニュアル. 東京, 診断と治療社, 2015, 132p.
3）Shaw KN, et al. Prevalence of urinary tract infection in febrile young children in the emergency department. Pediatrics. 102（2）, 1998, e16.
4）Shaikh N, et al. Prevalence of urinary tract infection in childhood: a meta-analysis. Pediatr Infect Dis J. 27（4）, 2008, 302-8.
5）Tosif S, et al. Contamination rates of different urine collection methods for the diagnosis of urinary tract infections in young children: an observational cohort study. J Paediatr Child Health. 48（8）, 2012, 659-64.
6）Labrosse M, et al. Evaluation of a New Strategy for Clean-Catch Urine in Infants. Pediatrics. 138（3）, 2016, pii: e20160573.
7）Vaillancourt S, et al. To clean or not to clean: effect on contamination rates in midstream urine collections in toilet-trained children. Pediatrics. 119（6）, 2007, e1288-93.
8）Ouellet-Pelletier J, et al. Adverse Events Following Diagnostic Urethral Catheterization in the Pediatric Emergency Department. CJEM. 18（6）, 2016, 437-42.
9）Harris M, et al; British Thoracic Society Standards of Care Committee. British Thoracic Society guidelines for the management of community acquired pneumonia in children: update 2011. Thorax. 66 Suppl 2, 2011, ii1-23.
10）Pereda MA, et al. Lung ultrasound for the diagnosis of pneumonia in children: a meta-analysis. Pediatrics. 135（4）, 2015, 714-22.
11）Shah VP, et al. Prospective evaluation of point-of-care ultrasonography for the diagnosis of pneumonia in children and young adults. JAMA Pediatr. 167（2）, 2013, 119-25.
12）Stadler JAM, et al. Lung ultrasound for the diagnosis of community-acquired pneumonia in children. Pediatr Radiol. 47（11）, 2017, 1412-9.
13）日本小児救急医学会診療ガイドライン作成委員会編. エビデンスに基づいた子どもの腹部救急診療ガイドライン2017. 2017, 62.

第 2 章

症状でひらめくコモンディジーズ

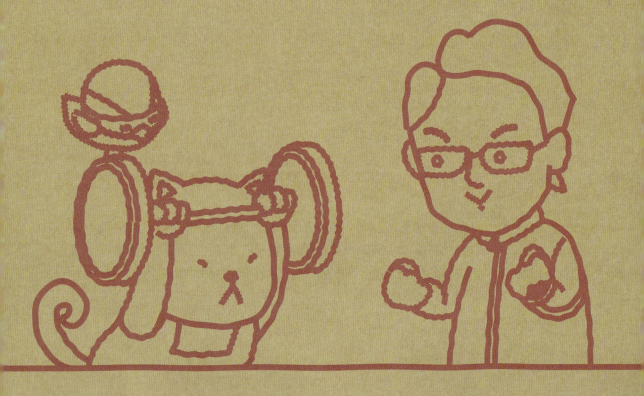

いろいろある「ぜいぜい」と咳

~咳は外来で最も多い症状！
百日咳を見逃していませんか!?~

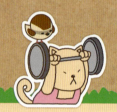
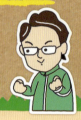

咳の鑑別

　咳は小児外来で最も多い訴えの一つです。**咳を上手にみることは小児外来での腕の見せどころ**なのですが、私はまだ十分とは言えません。子どもの咳は、急性上気道炎が多いことに加えて、気温や環境の影響で後鼻漏が長引いたり、気道異物が原因だったりします。「ぜいぜいしています」という家族の訴えは、必ずしも喘鳴を意味しません。咳止めは効果がなく、咳をみるには総合力が要求されるのです。

 成人と子どもの違い

- 集団感染するものが多い。
- 咳喘息は少ない（頻度は不明）。
- 肺がんや慢性閉塞性肺疾患（COPD）が理由になることはまずない。

イメージしよう！プライマリケアでよくみる疾患：illness script

鼻閉

　乳児はもともと鼻呼吸ですので、鼻づまりが原因で窒息状態に陥り得ます。RSウイルス感染のときには鼻汁を吸引して鼻閉を解除すると呼吸状態が良くなることをよく経験します。年長児では、アレルギー性鼻炎による鼻閉と後鼻漏により咳が生じ、睡眠不足になることがあります。アデノイドによるものにも注意が必要です。

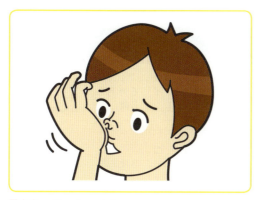
図1-1　allergic salute
鼻を下から上に強くこする様子がみられる。

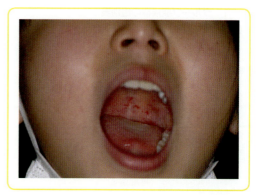
図1-2　アレルギー性鼻炎にみられる軟口蓋の出血斑

　身体診察では、鼻性喘鳴（nasal stridor）が聴こえます。これは鼻腔から生じる吸気時の狭窄音です。低音で、頰に聴診器を当てると一番大きく聴こえます。**乳幼児の咳嗽に出会ったら鼻腔をみましょう**。鼻腔をのぞいたらおもちゃのスポンジが詰まっていて、除去したら症状が改善したこともありました。

アレルギー性鼻炎

　アレルギー性鼻炎の病歴では、**持続期間と搔痒感が重要**です。急性上気道炎の鼻汁は通常7〜10日以内に治まります。それに対してアレルギー性鼻炎の鼻汁は2週間以上続きます。急性上気道炎では鼻や眼のかゆみはありませんが、アレルギー性ではかゆみが生じます。子どもはかゆみを適切に訴えないことがあります。鼻を下から上にきつくこする様子は、allergic saluteと言われ、アレルギー性鼻炎を強く疑う行動です（図1-1）。
　身体診察では、軟口蓋をみます。軟口蓋に独特の出血斑がみられます（図1-2）。鼻のかゆみを解消するために、舌打ちするのが原因のようです。

クループ症候群：仮性クループ（狭義のクループ症候群）

　クループ症候群は、臨床診断です。急性の症状で、**犬が吠えるような（bark-like）咳、あるいはオットセイ（一部ではアザラシとも）が鳴くような咳を特徴的な症状**として、嗄声や喘鳴を伴うことがあるものをクループ症候群と呼びます。病理的には声門あるいは声門下の炎症性の腫脹によって起こります。診断にエックス線撮影は必要ありません[1]。症状で診断するので、さまざまな疾患が含まれることになります。ここが落とし穴で、「クループ症候群なら、すべてウイルス感染症！」というわけではありませんので注意が必要です。わが国で「クループ」と

表1-1　クループ症候群の鑑別表

	発症様式	咳の特徴	その他の特徴	原因	好発年齢	治療
仮性クループ	1〜2日の感冒に引き続き起こる	犬吠様で特徴的	発熱あり	パラインフルエンザ、インフルエンザなど	6カ月〜3歳	ステロイド内服±エピネフリン吸入
気道異物	突然発症orいったん改善し、再度悪化	異物の場所や発生時期による	発熱なしor肺炎では発熱あり	ピーナツ、コイン、おもちゃなど	3歳未満	異物摘出（気管支鏡）
アナフィラキシー	突然発症（直前に原因食物）	犬吠様咳嗽＋喘鳴	蕁麻疹あり	卵、小麦、牛乳など	全年齢	エピネフリン筋注
急性喉頭蓋炎	急性発症、数時間で悪化	咳がない	流涎、sniffing position	ヒブ※はワクチンにより減少	2〜4歳	抗菌薬±気道確保（麻酔科医）
咽後膿瘍	数日間の扁桃炎に続発	膿瘍が圧迫する部位による	炎症性斜頸、流涎	溶連菌、ブドウ球菌	4〜5歳未満（乳児が多い）	抗菌薬±切開排膿
細菌性気管炎	急激に悪化する	犬吠様＋膿性痰	ぐったり	ブドウ球菌、ヒブ、溶連菌	3〜8歳	抗菌薬
先天性喘鳴	もともと喘鳴がある	犬吠様咳嗽＋stridor	陥没呼吸あり	血管輪、喉頭軟化症など	乳幼児期前半	原因疾患に対して手術

※ヒブはインフルエンザ桿菌type Bのこと

病名がつくものには3つあります。仮性クループ、痙性クループ、真性クループです。海外の用語でいうと、仮性クループは喉頭気管炎（laryngotracheitis）、痙性クループはspastic croup、真性クループはジフテリア（diphtheria）です。声門周囲に病変があれば同じような症状を起こすわけなので、クループ症候群の鑑別疾患として細菌性気管炎、気道異物、アナフィラキシーが重要で、稀な理由として、血管輪や喉頭軟化症などの先天疾患、咽後膿瘍や急性喉頭蓋炎などの重症感染症があります。

　症状だけで、「エピネフリン！　ステロイド！」と飛びつかず、きちんとillness scriptに合っているか確認する必要があります（**表1-1**）。

● 診　断

　まず微熱と鼻水、咳で発症しますので、この時点では通常の感冒と区別がつきません。1〜2日後に特徴的な犬吠様咳嗽を来します。炎症の場所が声門の近く（声門下）なので、「音の高い咳」になります。吸気時の喉頭喘鳴（stridor）も時にみられます。犬吠様咳嗽は夜間に増悪

しますので、昼間の外来では案外けろりとして、特徴的な咳がないこともあります。家族に「（夜間の咳は）犬が吠えるときような咳でしたか？」と聞いてみて「そのとおりです！ 変な咳でした」という答えが返ってきたら、診断はクループ症候群で間違いありません。私はクループ症候群の咳の音真似をできるようにトレーニングして、実際に「こんな音でしたか？」とやってみます。特徴的な咳は、通常一晩か二晩（48時間）で改善しますが、稀にもう少し続くことがあります。特徴的な咳が治まった後は通常の急性上気道炎の咳に戻って、全部の経過として1週間くらいで治ります。

● 検 査

　原因は、パラインフルエンザウイルスがほとんどですが、インフルエンザウイルスやRSウイルス、ヒトメタニューモウイルス（hMPV）、アデノウイルスも原因になります。忘れてはいけないのは、時に麻疹ウイルスがクループ症候群の原因となることです。

● 治 療

　治療の原則は、ステロイドの全身投与です。中等症以上の症例にのみエピネフリン吸入を行います。エピネフリン吸入の効果は一時的で、リバウンドによる悪化も起こり得ますので、ステロイド投与なしでは行いません。ステロイド内服はデキサメタゾン0.15mg/kg内服1回投与[2]です。体重が大きいと結構な量になりますので、加減します（私の経験では、外来で治療可能なクループは、1mgあればたいてい効果があります。デカドロンエリキシルは味が悪いので、リンデロン®シロップあるいはリンデロン®散で代用しています）。エピネフリン吸入は、エピネフリン（ボスミン®）0.1〜0.3mLと生理食塩水2mL程度で行いますが[2]、海外ではエピネフリンの量が0.5mL/kg（max 5mL）と大量です。エピネフリン吸入の効果は1〜2時間ですので、吸入しなければならないくらいの重症度の症例は、3時間くらい帰宅させずに経過をみるのが安全です。

急性喉頭蓋炎

● 診 断

　喉頭蓋が腫脹し、窒息する重症疾患です。見逃すと致命的ですので、見逃さないようにします。クループ症候群との鑑別が問題になりますが、喉頭蓋炎は敗血症を基本にしていますので、具合が悪く、ぐったりしています。気道を確保するために、においをかぐように顎を突き出して（sniffing position）、手をついて前かがみになっています（tripod position）。

咳がない＋よだれが多い＋高熱でぐったり→喉頭蓋炎
咳がある＋よだれは少ない＋比較的元気→仮性クループ

　これで見分けができそうです。疑ったら、泣かせないように、そ〜っと気道確保が得意な人

がいるところに搬送します。

● 検　査

　舌圧子で咽頭を圧迫したり、エックス線撮影で泣かせたりすると、突然の呼吸停止を来しますので、やってはいけません。成人と違って、小児は咽頭痛をあまり訴えませんので、**ぐったり感と呼吸状態で勝負**します。分〜時間単位で悪くなるので、疑わしければ喉頭蓋炎として対処します。

● 治　療

　呼吸循環管理と抗菌薬投与です。インフルエンザ桿菌 type B（ヒブ）によるものが多かったのですが、ヒブワクチンが普及し、溶連菌や肺炎球菌、ヒブ以外のインフルエンザ桿菌、ブドウ球菌が増加しています。いまだに油断できない病気です[1]。

急性細気管支炎

● 診　断

　乳幼児の喘鳴の原因として最も多いのが急性細気管支炎です。発熱、鼻汁、咳嗽という感冒症状に引き続いて、発症3日目頃から喘鳴が出現します。**発症から遅れて出現してくる喘鳴と呼吸困難が特徴**です。

● 検　査

　原因ウイルスはRSウイルスが最多ですが、迅速検査ができるようになって、hMPVによるものと判明することも多いです。RSVとhMPVの初感染時における鑑別点を**表1-2**に示します[3〜5]。再感染するたびに症状は軽くなり、他のウイルスとの見分けが困難になります。インフルエンザでも同様の細気管支炎になることがあります。乳児のRSウイルスを初期に検査することのメリットは、「明日の方が今より咳が悪化してくるよ」とあらかじめ伝えることができることです。

● 治　療

　β刺激薬などの気管支拡張薬は効果がありませんので使用しません。原因がウイルスなので抗菌薬も不要です。ステロイドも無効ですので使いません。とはいうものの、後述するように、ウイルス感染で喘息が悪化したものと区別するのが難しいことも多いです。私の臨床では、初診時は投薬なしで経過をみつつ、症状が悪化してきたら気管支拡張薬吸入を試してみます。喘鳴が明らかに改善するものは「喘息の可能性あり」として気管支拡張薬を投与することもあります。ロイコトリエン受容体拮抗薬の有効性を示した論文もありますが、おそらくもともと喘息のある子どもに効果があるということではないでしょうか。このあたりはとても議論の多いところで、教科書通りの歯切れのよい解説ができないのが実際臨床です。

表1-2　RSVとhMPVの違い

	RSV	hMPV
流行時期	11月から2月の冬季に多いが、年中みられる。流行時期は年度により変動する。	3月から6月が多い。
発症時期	乳児が多い。1歳までに50％が、2歳までにほぼ100％が感染する[4]。	乳児が多いが、幼児（1～2歳）での初感染が目立つ。2歳までに50％、2～5歳で77％、5～10歳までに93％が感染する[5]。
潜伏期間	4～6日（およそ5日）でほぼ同じ	
症状	鼻水、咳、発熱、喘鳴。症状だけでは区別は困難	
発熱期間（筆者の臨床的な感覚として）	1～3日（高熱になることもあるが、合併症を来さない限り発熱は長くは続かない）	3～5日（もっと短い有熱期間での報告もあるが、臨床的にはインフルエンザのように高熱が長引くことも多い）
注意点	乳児特に3カ月未満の無呼吸発作に注意（3カ月未満は入院管理が安全）	発熱が長引くときは肺炎を発症している可能性あり。
小児における迅速検査の保険適用	①入院中の患者 ②1歳未満の乳児 ③パリビズマブ製剤の適応となる患者	当該ウイルス感染症が疑われる6歳未満であって画像診断または胸部聴診所見により肺炎が強く疑われる患者

（文献3より引用）

●予 防

　RSウイルスの予防法としてパリビズマブ（シナジス®）投与があります。原稿作成中に投与時期についてのアップデートがありましたので、追記しておきます。「各年度のRSV流行時期は年度によって変動している。さらに、地域差があり各都道府県において各年度のRSV流行開始時期にばらつきがあることから、感染症発生動向調査等、入手し得るデータを参考に、パリビズマブの投与開始時期と終了時期を決定することが重要である」（日本小児科学会予防接種・感染症対策委員会「日本におけるパリビズマブの使用に関するガイドライン」の一部改訂について）[6]。

百日咳

●疫 学

　百日咳は、0歳で発症すると半数以上が入院管理となります（15歳未満における百日咳入院例の86％を占める）[7]。3カ月未満児の1％前後がけいれん、脳症を来し、死亡しています。6カ月未満児でも死亡率は0.8％と高率です[2]。小児では、重要であるが診断が難しい病気です。

　百日咳は四種混合ワクチンで予防されますが、百日咳抗体価は4～12年で減衰します（抗

表1-3　百日咳診断基準
（日本小児呼吸器学会「小児呼吸器感染症診療ガイドライン2017」より抜粋・改変）

A）1歳未満
臨床診断例：咳があり（期間は限定なし）、かつ以下のような特徴的な咳、あるいは症状を1つ以上呈した症例
- 吸気性笛声
- 発作性の連続性の咳嗽
- 咳嗽後の嘔吐
- 無呼吸発作（チアノーゼの有無は問わない）

B）1歳以上の患者（成人を含む）
臨床診断例：1週間以上の咳を有し、かつ以下の特徴的な咳、あるいは症状を1つ以上呈した症例
- 吸気性笛声
- 発作性の連続性の咳嗽
- 咳嗽後の嘔吐
- 息詰まり感、呼吸困難

A）B）とも確定例：
- 臨床診断例の定義を満たし、検査診断陽性
- 臨床診断例の定義を満たし、かつ検査確定例と接触があった例

（文献2より引用）

PT抗体≧10EU/mLの子どもは5歳頃に20％まで減少する）ので、年長児～成人での流行がみられます。感染源は家族内が多いと推定されています。

● 診　断

　7～10日の潜伏期間ののち、1～2週間の感冒症状（カタル期）を示しますが、この時期に他の疾患と鑑別するのは困難です。カタル期に引き続く痙咳期が3～6週間あり、この段階で診断されることが多いです。2017年に百日咳診断基準が改訂されました（**表1-3**）[2]。2008年の診断基準と比べて咳の持続期間が緩和され、無呼吸発作や息詰まり感が追加されました。百日咳では、paroxysmal coughあるいはstaccatoと呼ばれる、**発作的で連続した咳の後に、大きな吸気に伴って吸気性笛声（whooping）が聴取できます**。主要症状の感度・特異度に関するシステマティックレビューによると、小児ではwhooping cough：感度41％、特異度84％、咳嗽後嘔吐：感度56％、特異度66％、paroxysmal cough：感度72％、特異度47％でした[8]。whoopingはワクチン接種歴のない乳幼児において診断的であるといえます。成人では咳嗽後嘔吐の特異度が高い（80％）ですが、小児はもともと咳の後に吐きやすく、診断の参考になりにくいです。発作性で連続した咳嗽は感度が高い反面、特異度は高くないとされますが、定義が明確ではありません。連続した咳嗽は百日咳に限らず小児でよくみられますが、文献[32]と経験から「**5回以上連続した咳は百日咳を疑ってみる**（はずれのこともよくあります）」と私は考えています。

● 検　査

　臨床的に疑えば、検査をします。従来から血液検査でのPT-IgG高値（≧100EU/mL）が用いられていますが、発症後最低2週間たたないと陽性にならないことに注意します。どの時期であっても陽性になり得るLAMP法あるいは培養法が第一選択です。末梢血の白血球増多も参考になります。

● 治　療

　治療はマクロライド系抗菌薬です。しかし、生後1カ月未満児では、いずれのマクロライド系抗菌薬でも肥厚性幽門狭窄症のリスクが指摘されていますので注意が必要です。乳児の治療にはリスクはゼロではありませんが、アジスロマイシン10mg/kg/日 3日間（保険適用外）が第一選択になります（エリスロマイシンは使わないこと！）。年長児はクラリスロマイシン10mg〜15mg/kg/日 分2で治療します。非常に感染力が強い（基本再生産数〔1人が平均何人に感染させるか〕：16〜21）ので、曝露者のマクロライド予防投与が検討されます。

　2018年1月より感染症法が改正され、百日咳と診断した場合には7日以内に「全数届け出」なければならないこととなっています。

マイコプラズマ

● 診　断

　百日咳と並んでマクロライド系抗菌薬が「効く」、数少ない疾患です。むしろ、小児外来でマクロライドを使うのは百日咳とマイコプラズマだけではないでしょうか。

　症状からの診断は難しく、どの教科書を読んでもあまり参考になることは書いてありません。不顕性感染も多いようで、症状があまりに多様なので、分かりにくいのでしょう。

　私は、「**マイコプラズマの肺炎を見逃さない**」という視点で考えています。診察室のドアをあけて入ってきてから座るまでずっと乾いた咳をしている小学生をみたら、まずはマイコプラズマを考えます。一般的には、**鼻汁を伴わない乾性咳嗽が特徴的**です。乳幼児では鼻汁を伴い、他の急性上気道炎と区別不可能なことも多いようです。年齢は非常に重要で、市中肺炎に肺炎マイコプラズマが占める割合は、1歳未満1.8％、1〜2歳5.8％、2〜6歳25.2％。6歳以上62.0％と、6歳以上で圧倒的に多くなります[2]。乳幼児の肺炎の鑑別診断からマイコプラズマは基本的に外してよさそうです。発熱はほぼ全例にみられます。

　walking pneumoniaといわれるように比較的元気で、聴診ではcracklesが聴取されることが少なく、「**マイコプラズマは打診で診断せよ**」とは、私にとって外来小児科のスター、はらこどものクリニックの原　朋邦先生のお言葉です。このように診断が難しいマイコプラズマですが、私は咽頭所見に注目しています。マイコプラズマでは「頸部リンパ節腫脹を伴わない非滲

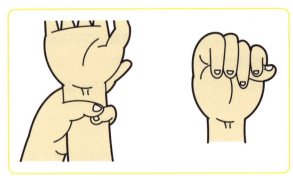

図1-3　リストサインとサムサイン

出性の扁桃炎がみられる」と書いてある教科書があります[9]。しかし、必ずしも非滲出性とは限らず、扁桃にべったり白苔がついたマイコプラズマ扁桃炎の経験があります。肺炎を疑う臨床症状で、咽頭痛や咽頭炎が目立つときにはマイコプラズマを調べてみてはいかがでしょうか。鼓膜炎からマイコプラズマを診断したこともありますが、頻度は稀です。マイコプラズマは中枢神経感染や発疹など肺外病変が問題になることも多いです。

外来でよく分からない症状を診たらマイコプラズマを疑え！

● 検　査

　検査方法は、LAMP法が第一選択です。日本では従来からPA法を用いたペア血清で4倍以上の上昇か、単血清640倍以上の高値を診断的としてきました。時々間違ったやりかたを見かけるのですが、IgM上昇のみを診断根拠としてはいけません。米国の標準的教科書である『ネルソン小児科学』でも、IgMでは偽陽性（感染後6〜12カ月持続する）も偽陰性（感染1週間以内には上昇していない）も多いことから、診断の基準として勧められていません[10]。

　治療はマクロライドです。8歳未満にはテトラサイクリン抗生物質は使用しないようにします。キノロン系抗生物質の投与は耐性化の恐れがあり、基本的には控えましょう。

気　胸

　少しやせた背の高い中学生が、**突然の胸痛と咳嗽、息切れで受診**します。特徴的な病歴から診断は簡単なことが多いです。皮下気腫の合併がないか、頸部を優しく触ります。縦隔気腫を合併していることもあります。小児での注意点は、繰り返す場合は、マルファン症候群などの先天性のものを考える必要があることです。マルファン症候群は、漏斗胸、リストサイン（自分の手首をもう一方の手で握ったときに親指が小指の第一関節を超える）、サムサイン（親指を残りの4本の指で握りこんだときに小指の側から親指の爪がすべてはみ出る）でチェックします（図1-3）。

インフルエンザ

　成人との違いは多くありませんので、皆さんご存じのとおりです。インフルエンザ診療は実はとっても難しいです。臨床で迷う要点をYES/NOでまとめてみました。

●小児インフルエンザのYES？ NO？

🐶 潜伏期間でも人にうつす（伝染する）のですか？

🐹 YES！[11]

　発症前日からウイルス排泄があることが分かっています。潜伏期間はおよそ24時間（1〜2日）です。

🐶 臨床診断は可能ですか？

🐹 YES！ だが、誤診も多いです。

　最も頻度が高いのは発熱（95％）ですが、微熱の症例もあります。基本的には（70％程度）鼻汁と咳が出ます[12]。上気道症状が（鼻水も咳も）ないインフルエンザは稀と言ってよいでしょう。しかし、発熱＋嘔吐、腹痛の消化器症状で受診するインフルエンザもありますので、絶対的なルールではありません。

　臨床診断の正診率は、入院患者であっても28％（外来17％）であったという報告もありますので[13]、「臨床診断できる！」と言い切る医者はインフルエンザの臨床像を把握しきれてないと言えるでしょう。

🐶 臨床症状のコツはありますか？

🐹 YES！ 普通の風邪より「しんどい」のがインフルエンザです。

　突然の高熱と軽い咳で発症します。頭痛や関節痛や悪寒などの全身症状を伴い、第2病日以降に鼻水、咳が目立ってきます。診断のポイントは、「風邪にしては元気がない」ということです。「インフルエンザは顔を見れば分かる」とベテランの先生はおっしゃいます。何となくぼ〜っとしていて、「しんどい？」と聞くと「しんどい」と答えるのがインフルエンザです。ただし、鼻水と咳がないときはインフルエンザではないかもしれません。毎年、臨床診断で抗ウイルス薬を投与されている子どもの中に溶連菌やアデノウイルス感染症を発見します。逆に、発熱＋嘔吐で受診して、ノロウイルス腸炎かと思っていたら、インフルエンザBというのも毎年よくあるパターンです。

🐻 乳児は重症化しますか？

🐻 YES！であり、NO！である。重症例が一定数いますが、超軽症例も多いです。

　厚生労働省の報告「今冬のインフルエンザについて」で入院患者数を見れば、0～4歳児の入院が多いことが分かります[14]。海外からは、0～6カ月で特に入院率が高かったと報告されています[13]。入院理由としては、6カ月未満では細気管支炎と敗血症の疑いが多く、6カ月以上ではそれに加えて、けいれんと肺炎の頻度が増えてきます。乳児は入院することが多いと言えます。

　ただ、臨床をみていると、重症化する乳児がいる一方、罹患しても熱もなくニコニコと元気な子どもは乳児に多い印象です。6カ月未満児はそれ以上に比べて熱と咳の頻度は少ないという報告があります[13]。

　外来小児科の先輩、鈴木英太郎先生も「0歳児は、インフルエンザに罹患しても軽症で済むことが多く、6カ月以下では特に明らかである。8～10カ月以上になると、時に高熱で症状の強い例もある」と書いていらっしゃいます[15]。

🐻 迅速検査は陽性率が低いのですか？

🐻 YES！

　海外のシステマティックレビューでは、感度60％前後、特異度98％以上が多いです[16]。海外からの過去の報告には古い検査キットによるものも含まれているとして、現在では感度80～90％と報告している日本からの論文もあります[17]。臨床的な印象として、これは高すぎると思います。しかし、検体採取が下手だと感度が下がると言われており、どうせやるなら検出率を上げるように上手に行うようにしましょう（鼻の下面に添うようにゆっくり入れて、数秒留置するのがいいという話も……）。

　発症から12時間以内だと感度は40％前後まで低下しますので、発症翌日に検査すると一番効率がよさそうです。しかし、発症48時間を経過すると検出率は低下します[18]。

🐻 迅速検査は全例にするべきですか？

🐻 NO！

　前述したように、「感度が低い＝偽陰性が多い」検査です。検査が陰性でも、インフルエンザではないと言えません。発症早期なら、なおさらです。前述した臨床症状の特徴と、後述する抗インフルエンザ薬の適応とを照らし合わせて考えます。臨床症状や流行状況から強く疑うことができる場合は、検査なしでよいでしょう。インフルエンザの診断が微妙だけれど、リスクや希望があって抗インフルエンザ薬の治療を行う場合が検査のよい適応でしょう。インフルエ

ンザの可能性が非常に少ない場合（非流行期など）には、反対に偽陽性の可能性がありますので、検査はお勧めしません。子どもは、「インフルエンザの綿棒」を見た瞬間にパニックになるほど、あの検査が怖いのです。子どもに痛い思いをさせるのは、小児科医にとって最後の手段です。

「**方針が変わるときのみ、検査するべき**」です。
検査前確率が低いのに検査をすることなかれ！　検査前確率が高いのに検査をすることなかれ！

抗インフルエンザ薬は何を選んでもよいのですか？
NO！

インフルエンザ治療薬には、タミフル®（オセルタミビル）、リレンザ®（ザナミビル）、イナビル®（ラニナビル）、ラピアクタ®（ペラミビル）があります。

うちイナビル®は吸入薬ですが、ネルソンを含めた海外の教科書には記載がありません。理由は、海外の第Ⅱ相臨床試験でプラセボと差がなく、採用されていないためだと思われます[19]。イナビルは1回吸入で済むため処方されている先生も多いと思いますが、検討が必要ではないでしょうか。

ラピアクタ®は点滴薬です。ほかの薬剤と比べて著しく効果が高いわけではないので、「他の薬剤が使えないときに用いる」という第二選択的な位置づけです（日本小児科学会新興・再興感染症対策小委員会「2017/2018シーズンのインフルエンザ治療指診」）[20]。私が外来で使うことはまずありません。

10代は異常行動の懸念があるため、タミフル®は使えません。よって、基本的には10歳未満にはタミフル®、10歳以上はリレンザ®となります。吸入が上手にできれば、10歳未満でもリレンザ®でOKです。

用法はタミフル®1回量2mg/kg 1日2回・5日間です。2017年のシーズンから新生児・乳児の投与量が前述の治療指針に明記され、1回量3mg/kg 1日2回・5日間とあります。リレンザ®は、10mgを1日2回吸入・計5日間（成人と同量）です。

抗インフルエンザ薬の効果はありますか？
YES！（ただし発症48時間以内に開始できれば）

48時間以内に投与すれば、有症状期間を短縮することについては異論がないところです。できれば、24時間以内に投与すると効果が高いと言われています。しかし、入院例についてはこの限りではなく、重症化した場合は48時間以上を経過しても使用することがあります。抗インフルエンザ薬投与によって脳症を予防できる効果はないだろうと言われています。肺炎を

予防する効果についてもなさそうです[21]。

　タミフル®は、インフルエンザBにはAほどの効果が期待できないかもしれません。インフルエンザBには、吸入ができるならリレンザ®を検討します。

🦔 抗インフルエンザ薬には副作用がありますか？
🐹 YES！

　タミフル®の副作用で一番多いのが嘔吐などの消化器症状で、5〜10％程度にみられます。リレンザ®は吸入薬で、コントロールされていない気管支喘息の子どもには発作を誘発する恐れがあって使えません。リレンザ®は乳製品に対して過敏症の既往がある子どもにおけるアナフィラキシーの報告があるので注意します。

　インフルエンザ罹患時には異常行動が報告されており、特別な事情がなければ10代の子どもにタミフル®は投与しません。インフルエンザの異常行動の頻度は13％と報告されており、臨床的な感覚とも合致します[22]。最近のデータでは、薬剤使用と異常行動には明確な関連は見出せないようです[23]。しかし関連性がないとは言えないので、引き続き異常行動については注意喚起するようになっています。今後、再び10代へ投与できるようになるかもしれません。

🦔 抗インフルエンザ薬を使えば合併症は防げますか？
🐹 たぶんNO！　はっきりしたデータはないのが実情です。

　インフルエンザの経過中の合併症としては、中耳炎、インフルエンザ肺炎、細菌性肺炎、脳症、心筋炎、喘息発作誘発などがあります。いずれも抗インフルエンザ薬によって頻度が減るという証拠は明確ではありません。

　臨床的に注意すべきは、二峰性発熱です。インフルエンザの経過中、いったん解熱した後、24時間以上の間をあけて再発熱することがあります。この場合、まずは肺炎か中耳炎を合併しているのではないかと思って診察します。しかし臨床的には、合併症はないのに、発症5〜7日目に24時間程度の再発熱があることをよく経験します。欧米の教科書にはあまり書かれていませんが、日本の小児科医には一般的なインフルエンザ二峰性発熱[15]は、抗インフルエンザ薬投与の有無にかかわらず存在すると私は思っています。

🦔 結局、抗インフルエンザ薬は使った方がよいのですか？
🐹 （プライマリケアでは）たぶんYES……かな。

　メリットは、有症状期間の短縮（約1〜2日）、デメリットはタミフル®の消化器症状（10％未満）、リレンザ®の喘息発作、わずかに上昇するかもしれない異常行動です。デメリットとし

て考えられる、抗インフルエンザ薬を多量に使うと耐性インフルエンザウイルスができるのかということについて明確な結論を述べた論文は見当たりませんでした。

　有症状期間の短縮により、登園登校が早まる、家族がケアのために仕事を休む時間が短くなる、感染力が早期に低下することが期待されます。現実的な話として、もし抗インフルエンザ薬を投与せずに経過観察して、肺炎や脳症で入院した場合には、病院で抗インフルエンザ薬を使うことになります。そのときに、初期治療を行った医師に対する患者さんの評価がどうなるかを考えると（悪くすると訴訟の可能性もあり）、プライマリケア医としては投与せざるを得ないのかなと思います。

　実際には、①インフルエンザ感染の診断の可能性を伝える、②薬のベネフィットとデメリットを伝える、③内服や吸入ができるかどうかを確認する、④家族の希望を聞いて、希望があれば処方する、⑤薬を使いたくないという場合にも、子どもの重症度が高そうなときや重症化リスクが高そうなときはこちらからお勧めする、という流れです。

　特に抗インフルエンザ薬による治療をお勧めするのは、5歳未満でしんどそうな子ども、気管支喘息・心疾患・肺疾患・神経疾患の既往がある子ども、免疫不全の患者さんです。この方法については、セッティングや考え方によって異論はあると思います。あくまでも議論の題材として表現させてください。10歳を基準にしたフローチャートを提案した論文がありますので参考にしてください[24]。

　漢方を用いる場合もあります。ちなみに私は、「インフルエンザに麻黄湯！」という直線的な使い方は好みません。漢方処方は望聞問切によって行うものだと思います（望聞問切の意味が分からない人は、漢方処方をしてはいけません）。

🐶 家族にうつりますか？
🐻 YESとNOの間！

　家族内発生率（家族内に1人でも感染者が出る確率）は20％前後で、家族の構成員のうち10％前後が発症すると報告されています[25]。インフルエンザの基本再生産数は2〜3人です[26]。手洗いうがいと隔離によって感染を減らす努力をしましょう。

🐶 熱性けいれんとインフルエンザ脳症を見分ける方法はありますか？
🐻 YESだが難しい。

　インフルエンザ脳症は意識障害、けいれん、異常行動などを主訴にして受診します。前述の脳症以外での異常行動は、夜間に多く持続時間が短く、朝起きたら意識は清明であるので、脳症ではなくせん妄であったことが分かります。問題は、けいれんで受診したとき、それが脳症

かどうかです。インフルエンザはもともと熱性けいれんを起こしやすいウイルスです。短時間左右対称のけいれんで受診したときは、受診時の意識が清明でありバイタルサインが安定していれば、単純型熱性けいれんと仮診断して帰宅させ、再度けいれんがあるようなら診断を見直します。

　再発性のけいれんや持続時間が長い場合は、「疑わしければ脳症と考える」が原則になります。といっても、すぐに治療するケースだけではなく、入院させて慎重に経過観察することで、結果的に複雑型熱性けいれんと分かることがあります。

　けいれんが重積しているときや、けいれんは止まっているのに軽度であっても意識障害が持続する場合は、脳症として考えることになります。「インフルエンザ脳症ガイドライン 改訂版」をご覧ください[27]。

p.166 「けいれん」については
こちらを参照！

出席停止と学級閉鎖の決まりはありますか？
YES！

　「発症した後5日を経過し、かつ、解熱した後2日（幼児にあっては3日）を経過するまで」です。小学生以上は解熱後2日、保育園幼稚園児は3日ということですね。

　学級閉鎖には、感染が確認された時点で流行拡大防止のために行う積極的学級閉鎖と、感染者が増えることに伴う学校運営上の事情で行う消極的学級閉鎖とがあります。学級閉鎖の基準は明確ではありません。消極的閉鎖の人数の基準としては、生徒の10％（学年閉鎖、学校閉鎖）あるいは20％（学級閉鎖）で、閉鎖期間は3〜5日間としている文献があります[28]。学級の欠席率が20％を超えた時点で3日間の学級閉鎖をするとよいという意見もあり、結論は得られません[29]。学級閉鎖は感染者を少なくするための措置ですが、それにより、保護者が仕事を休むなど、社会経済的損失がもたらされることが悩ましい問題で、欧米のほとんどの国では学級閉鎖というシステムがないそうです。

ワクチンは打った方がいいですか？
YES！ 1歳以上6歳未満の幼児で発症を阻止する効果は20〜30％と言われています[30]。

　高齢者における有効性よりは劣りますが、効果はありそうです。「脳症に対する直接の予防効果や重症化阻止効果は証明されていないが、感染源を縮小することによりインフルエンザ患者を減らし、ひいては脳症患者を減少させると考えられ、現時点では最も効率の良い予防手段である」とガイドラインに記載されています[27]。

ベーシックレクチャー

気管支喘息（喘息）の診断と治療

　日本小児アレルギー学会の「小児気管支喘息治療管理ガイドライン」が2017年に改訂されました（JPGL2017）[31]。世界的にはGINA（Global Initiative for Asthma）Global Strategy for Asthma Management and Preventionのガイドラインがあり、2018年もupdateされました[32]。この2つを読んでおけば、だいたいOKだと思います。

　どちらのガイドラインがよいわけではなく、小児喘息というさまざまな病態が入り混じった、診断が難しい病気を自分なりに臨床に役立つようにつまみ食いしていけばいいのではないかなと思っています。ガイドラインを遵守するより、子どもに最適なケアを提供する方が重要です。

定　義

　発作性に起こる気道狭窄によって、喘鳴や咳嗽、呼気延長、呼吸困難などを繰り返す疾患です。基本病態は、慢性の気道炎症と気道過敏性の亢進です[31]。

喘息の診療と年齢

　6歳以上は成人と同様です（GINAでは「成人／思春期そして6歳以上」とひとくくりになっています）。5歳以下では「乳幼児喘息」と呼びます。以前のJPGLでは2歳が区切りでしたので、GINAに歩み寄った形です。**5歳以下の喘息をうまく診断できるようになる**ことが子どもをみるときには重要です。

有病率

　統計の取り方によって大きな違いがあります。ATS-DLD質問票を使ったデータでは、日本における6〜12歳の喘息有病率は4.7％とされています。保護者から小学校への喘息の申告が6.8％です。最近1年間の喘鳴の有無に重点を置いて調査するISAAC調査票による有病率は3〜5歳19.9％、6〜7歳10.2％、13〜14歳8.1％、16〜17歳8.3％となっています。**喘鳴＝喘息ではありません**。喘鳴を来す子どもには喘息ではない子どもがたくさんいて、成長とともにぜいぜいしなくなっていきます。そして、幼少児が喘鳴を起こす頻度はとても多い（5人に1人！）ことが乳幼児喘息の診断を難しくしています。

診断総論

　極論すれば「①気道過敏性と②慢性炎症による③気流制限」、これを証明すればよいわけです。検査としては、気道過敏性は運動あるいはメタコリン負荷試験、慢性炎症は呼気一酸化窒素、喀痰好酸球、血清IgEなどの血液検査、気流制限はスパイロメトリー、ピークフローが候補になります[31]。ここでは、機械を使わずに臨床で診断するための問診のコツを共有します。

● 喘息診断に3つの質問！

① 「走ったり、笑ったり、泣いたりした後に咳が出ますか？」「花火やタバコ、線香の煙でむせこみますか？」

　気道過敏性を意識した質問です。家族は意外と子どもが運動後にしんどいことを知らないものです。本人に直接聞くことと、保育園や小学校での様子を尋ねることが重要です。「風邪を引いていないのに咳が出ますか？」という問診も有用です。

② 「過去に食物アレルギーやアレルギー性鼻炎と言われたことはありますか？」「ご家族に喘息やアトピー性皮膚炎で治療された方はいますか？」

　アトピー体質のチェックをします。本人のアトピー性皮膚炎も重要で、問診と同時に皮膚を見て、触ってチェックします。「アレルギー性鼻炎」という表現より「花粉症」と言った方が分かってもらえるときがあります。しかし、喘息の子どもによくあるのはダニアレルギーですので、通年性の鼻炎が多いです。

③ 「夜寝る前と明け方に咳が出ますか？」もっと突き詰めて問うのならば、「夜22時～24時と明け方4時～6時の咳が一番きついですか？」

　小児の百日咳と喘息発作の咳モニターによる研究では、百日咳の咳嗽発作には好発時刻はみられず、夜中咳をしていましたが、喘息発作は上記の2つの時間帯に咳が多かったと報告されています（図1-4）[33]。喘息の気流制限には日内変動があります。今までは「夜に咳をして起きます」という家族から訴えがあっても、気道感染なのか喘息なのか、病歴からは詰め切れませんでしたが、これからは時刻を聞くようにしようと思っています。

● 乳幼児喘息診断はJPGL2017がおすすめ！

　乳幼児はもともと気道が細いため、気道感染のためにぜいぜいする子どもが5人に1人くらいの割合でいます。そのような子どもたちの大部分は3歳を過ぎると次第に喘鳴頻度が減っていきますので、喘息ではなく、transient early wheezers（一過性初期喘鳴群）と呼ばれます。アトピー型の喘息は6歳前後から喘鳴や咳の頻度が増えてきます。その中間、非アトピー型喘鳴群もありますので、明確に分けることはできません（図1-5）[31]。3歳までの喘鳴のほとんどは喘息ではなく、診断は難しいと理解してください。

　5歳以下の乳幼児喘息の診断は、GINAよりJPGL2017が臨床で使いやすくてよいです（図

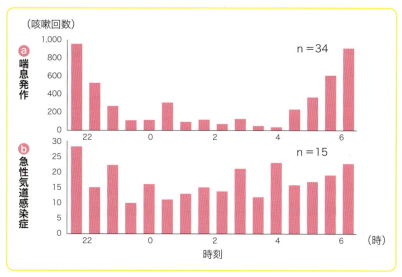

図1-4 喘息発作、急性気道感染症における終夜の咳嗽パターン（文献33より引用）

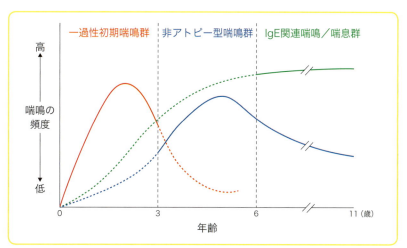

図1-5 乳幼児の喘鳴性疾患の分類（Tucson Children's Respiratory Study）
（日本アレルギー学会「小児気管支喘息治療・管理ガイドライン2017」）
（文献31より引用）

1-6)³¹⁾。「5歳以下の反復性喘鳴のうち、24時間以上続く明らかな**呼気性喘鳴を3エピソード以上繰り返し、β_2刺激薬吸入後に呼気性喘鳴や努力呼吸、SpO_2の改善が認められる場合を『乳幼児喘息』と診断**する。β_2刺激薬に反応が乏しいものの呼気性喘鳴を認める症例に対しては『診断的治療』を用いて『乳幼児喘息』と診断できる」とあります。

　喘息は慢性炎症ですから、「繰り返す」ことがポイントです。また、臨床でみていると、細気管支炎の重症例を除き、**気道感染でぜいぜいするだけの子どもは「元気」**です。それに対して、

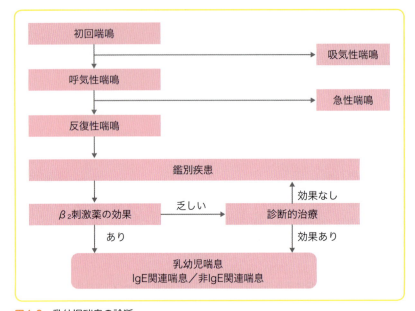

図1-6 乳幼児喘息の診断
（日本アレルギー学会「小児気管支喘息治療・管理ガイドライン2017」）
（文献31より引用）

喘息発作の子どもは、食欲がない、遊ばないなど、「しんどい」です。喘鳴と努力呼吸は共通ですが、同じ程度の呼吸状態でも「しんどさ」に差があるというのがポイントではないかと思います。これは受け売りですが、喘鳴の音の質で細気管支炎と喘息とを鑑別できるかもしれません。**喘息の方が「混じりけのないクリアな喘鳴」**になるそうです。

　乳幼児喘息の診断はとても難しいので、GINAもJPGLも診断的治療を明記しています[31、32]。GINAは2〜3カ月の低用量吸入ステロイド（ICS）＋短時間作用型吸入β_2刺激薬（吸入SABA）での治療、JPGLは重症度に応じて長期管理薬（吸入ステロイドかロイコトリエン受容体拮抗薬）を1カ月トライしてよいとしています。治療を実施している間は症状がなく、中止している間に症状が再燃する場合を「乳幼児喘息」と呼んでよいことになっています[31]。

将来の喘息発症予想にmAPIを使う！

　上記のように乳幼児喘息は診断が難しいというのは、世界共通の悩みですので、予測スコアが開発されています。asthma predictive index（API）が最も有名で、検証されています[34]。厳密なAPIと修正API（modified asthma predictive index；mAPI）があります[35]。厳密なAPIは家族に尋ねた質問表で喘鳴の程度が5段階で3以上の子どもが対象であるのに対して、mAPIでは、1年間の喘鳴の頻度で4回以上の子どもを対象にしています。その上で、大基準

1つ以上、小基準2つ以上を満たすものをindex陽性としてします。図1-7にあるように、1歳時点でのmAPIが陽性であるとき、6歳時点での喘息の有病率を10％と仮定して、小学生になって喘息を発症するのは半分にも満たない頻度です。陰性であっても事後確率はそんなに変わりません。それくらい予測が難しいということです。3歳時点で陽性であれば、APIなら6歳時点での喘息診断の可能性は陰性に比べて9.8倍になり、mAPIでは6歳時点で72％の子どもが喘息となります。

「**APIは3歳時点で陽性であれば意味があるが、陰性でも意味を持たない**」と理解し、参考にとどめて総合評価しましょう。

3歳未満を検討した単独の指標では、①アトピー性皮膚炎、②複数の吸入抗原への感作、③複数の食物抗原への感作、④食物を含めた複数抗原の感作（血清IgE ≧ 0.35kU/L）、⑤好酸球増多（≧470個/mm^3）、⑥高IgE（＞45IU/mL）、⑦入院するぐらいの重度喘鳴の7項目が13歳時喘息診断と関係があったと報告されています[36]。乳幼児の喘鳴診断で、「喘息ですか？」と家族に質問された場合は、このような指標をチェックします。入院するくらいの喘鳴が出る場合は早めの喘息治療を考えますが、それ以外の軽症の喘鳴では、何度か喘鳴を繰り返すまで診断を保留することがあります。

乳幼児喘息にはこの質問

「過去に行った気管支拡張薬の吸入や、貼り薬（飲み薬）は効きましたか？」
診断基準をみても分かるように、「気道の可逆性」は喘息の診断に重要です。細気管支炎には気管支拡張薬は効きませんので、気管支拡張薬の効果があったならば、現時点で喘鳴がなくても、喘息の可能性は高まると考えてよいです。しかし、治療していれば効くという家族の思い込みをどう排除するかが悩ましいところで、総合的に判断することになります。

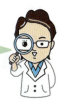

喘息の急性期治療

短時間作用型β_2刺激薬（SABA）の吸入が基本です。サルブタモール（ベネトリン®）あるいはプロカテロール（メプチン®）を使います。

SABAの投与量がJPGL2017から変更になり、乳幼児0.3mL、学童以上0.3〜0.5mL（0.3mLを超えると保険適用なし）と増量されました。海外ではもっと投与量が多いですので、それに近づいた形になります。20〜30分以上あければ反復投与できます。

会話が途切れ途切れになり（句で区切るようになり）、呼気延長や努力呼吸がはっきりしてい

■厳密なAPI（stringent asthma predictive index）[34]
early frequent wheezer（親に質問表で喘鳴の頻度を5段階〔very rarely～on most days〕で尋ねて、3以上と答えた子ども）のうち大基準のうち1つ以上、小基準のうち2つ以上を満たす者
【大基準】
• 両親のどちらかに医師の診断による喘息の既往がある。
• 本人に医師の診断によるアトピー性皮膚炎の既往がある。
【小基準】
• 風邪と関係のない喘鳴
• 血中好酸球4％以上
• 医師の診断によるアレルギー性鼻炎の既往がある

診断特性
3歳時点でAPI陽性であれば

喘息の診断	感度	特異度	odds ratio
6歳時	27.5%	96.3%	9.8
8歳時	16.3%	96.7%	5.8
11歳時	15.0%	96.1%	4.3
13歳時	14.8%	97.0%	5.7

■mAPI（modified asthma predictive index）[35]
1年に4回以上の喘鳴がある子どものうち大基準のうち1つ以上、小基準のうち2つ以上を満たす者
【大基準】
• 両親のどちらかに医師の診断による喘息の既往がある。
• 本人に医師の診断によるアトピー性皮膚炎の既往がある。
• 1つ以上の吸入抗原への感作（イヌ、ネコ、ヤケヒョウヒダニ、コナヒョウヒダニ、アルナリアに対する血液検査〔特異的IgE≧0.35kU/L〕）
【小基準】
• 風邪と関係のない喘鳴
• 血中好酸球4％以上
• 牛乳、卵、ピーナッツアレルギー（特異的IgE≧0.35kU/L）

1歳時点でのmAPIが陽性であれば

喘息の診断	感度	特異度	LR＋	LR−	PPV※	NPV※
6歳時	11%	98%	6.1	0.90	43%	10%
8歳時	8.2%	98%	5.3	0.93	40%	10%
11歳時	11%	98%	4.9	0.91	38%	10%

3歳時点のmAPIが陽性であれば

喘息の診断	感度	特異度	LR＋	LR−	PPV※	NPV※
6歳時	17%	99%	21	0.84	72%	9%
8歳時	19%	100%	55	0.83	87%	9%
11歳時	19%	99%	19	0.82	70%	9%

※PPV＝positive predictive value、NPV＝negative predictive value、事前確率を11％とする。

図1-7　APIとmAPIによる喘息発症予想（文献34、35より作成）

る場合は、中発作以上の強度です。発作強度は一目で分かるようにトレーニングできます。中発作以上でSpO$_2$を測定すると95％以下になっています。

　β$_2$刺激薬に速やかに反応しない中発作以上の増悪では、ステロイドの全身投与を行うことになります。特に最近1年の入院歴があったり、過去に挿管歴がある場合には悪化リスクが高いです。ステロイドの全身投与は内服でも静注でも効果は変わりないとされていますので、経口ならプレドニゾロン（プレドニン®）1〜2mgkg/日・分1〜3、デキサメタゾン（デカドロン®）あるいはベタメタゾン（リンデロン®）0.05〜0.1mg/kg/日・分1〜2です。投与期間は3〜5日間を目安として、漫然と投与してはいけません。

　急性期のステロイド吸入には効果がありませんので行いません。アミノフィリン（ネオフィリン®）、テオフィリン（テオドール®）は副作用が懸念されるため、急性増悪への使用は減少しています。これらの薬はけいれんや脳症を誘発する恐れがあるので既往がある場合は避けますし、2歳以下にも使用は控えることとなっています。したがって、外来での急性増悪治療は、β$_2$刺激薬吸入とステロイド投与までで、それ以上は、入院加療を考えるべきだと思います。

喘息の慢性期治療

吸入ステロイドがメインとなります。小学生以上は成人と同じように吸入が可能ですし、リレンザ®の経験があれば、同じ使い方ですのでロタディスク®が使用しやすいです。

　乳幼児では、スペーサーを上手に使うことがコツになります。吸入ステロイドを処方し、「発作がなくても毎日使用すること」を確認します。その上で、発作が出るようならサルブタモールなどの発作治療薬を吸入するように指導します。

　アクションプランシートを作成して渡しておきます。独立行政法人環境再生保全機構から使い勝手の良いパンフレット（p.44がアクションプランシート）が出ていますので、私はそれを活用しています[37]。喘息発作予防薬（コントローラー）の種類と、発作の程度による発作止め（リリーバー）の使用法について記入できるようになっています。コントローラーとリリーバーの両方の指示をしておきましょう。

　喘息の治療を始めてしばらくすると、「走っても疲れにくくなった」など、目に見えて効果が出てきます。「普通だと思っていたのですが、あの症状は喘息だったのですね」と治療が進むと理解してもらえます。長期管理の必要性を強調しましょう。

　薬剤選択の詳細についてはガイドラインに譲ります。

脇役の使い方：ツロブテロール貼付薬とロイコトリエン受容体拮抗薬

　喘息治療の主役は、吸入ステロイド（ICS）と短時間作用型$β_2$刺激薬（SABA）であることに疑いはありません。長期間作用型$β_2$刺激薬（LABA）とICSの合剤もありますが、5歳以上が保険適用で、6歳から11歳については、ICS増量がICS/LABAより優先されます（GINA2018）[32]。
　そこまでは明確なのですが、扱いが難しいのがロイコトリエン受容体拮抗薬（LTRA）とツロブテロール貼付薬（β刺激薬貼付）です。
　両薬剤は、私を含めて日本の小児医療従事者はよく使いますが、明らかに使い過ぎだと思います（私自身も）。両薬剤の長所と短所を共有して正しい使い方を模索したいと思います。私なりの適応を書きましたが、いずれも私見です。

LTRA：オノン®、プランルカスト®、キプレス®、モンテルカスト®など
- 積極適応（単独で使用してよい）：運動誘発喘息（EIA）
- 標準的適応：低用量ICSへの追加治療によるステップアップ（ICS増量をまず考慮する）、軽症持続型の長期治療導入（JPGL2017ステップ2、ICS低用量をまず考慮する）、乳幼児喘息の診断的治療（いずれもICSが吸入できない、あるいは副作用で使えないときの消極的適応）
- 不適応（使うべきではない）：咳が長引くとき、咳止めとして風邪に処方する。
- 根拠：喘息のコントロールにおいてLTRAはICSより有効性は低いとGINA2018に記載されています。JPGL2017には、学童期の軽症例ではICSと同程度で、アドヒアランスはLTRAの方が優れているとあります[31]。乳幼児喘息では、急性増悪の頻度を減らすというのは両ガイドライン共通の記載になります。小児喘息においては低用量ICSからステップアップするとき、中用量ICSにするのが原則ですが、LTRAを追加するのもオプションとして許容されます。中用量ICSへの上乗せ効果は不明です。

　乳幼児で喘息の可能性がありそうならLTRAをトライしてみてもよいですが、効果がないようであればやめます。長引く咳のときには、アレルギー性鼻炎や副鼻腔炎などの後鼻漏、風邪の繰り返しが多いですので、まずそれらを診断・治療をします。咳が続くだけでLTRAを投与するのは、医師としての仕事を果たしていないと思ってください。

ツロブテロール貼付薬
- 積極的適応：なし
- 標準的適応：喘息治療中の急性増悪治療時の短期追加投与
- 消極的適応：吸入も内服も継続できないが発作頻度が少ない軽症喘息児の「その場しのぎ」
- 不適応（使うべきではない）：咳が長引くときの咳止めとしての使用
- 根拠：ツロブテロール貼付薬は貼付後24時間血中濃度が維持される日本で開発された薬剤であり、とてもよく使われています。ただ、経皮吸収ですので血中濃度が予測できず、副作用が出たときに剥がしてもすぐに治まらないというデメリットがあります。
　海外のガイドラインには記載がありません。JPGL2017でも長期管理薬からは外れて、コントロール状態が悪化した際に症状が安定するまで短期的に使用することを目的とした「短期追加

治療」という位置付けになりました。

　ちょっと発達に偏りがある子どもで、吸入も内服もどうしてもできないけれども、喘鳴があり、軽い喘息っぽい子どもに使うことが私は年に数回あります。発作の頻度が多い子どもには何が何でも吸入か内服をしてもらうのですが、当座はこれでしのいで、コンプライアンスがよくなればきちんと喘息治療に入るということもやります。

　風邪の咳は10日くらい長引くのが普通です。風邪の咳は気管支平滑筋の収縮とは無関係ですので、気管支拡張薬は効果がありません。咳だからツロブテロール貼付薬という使い方はしてはいけません。百歩譲って使うとして、1～2日貼って効果がないようならやめましょう。ツロブテロール貼付薬は保護フィルムを剥がして貼付するのですが、その剥がしたフィルムを誤嚥して窒息する可能性もあります。できるだけ使わないようにしましょう。

喘鳴は「聴こえない」けれども「そこにある!?」

　成人の慢性咳嗽の三大原因の一つである咳喘息ですが、小児での意義はまだまだ不明です。GINAガイドラインでは、6歳以上のところには咳喘息の記載がありますが、乳幼児喘息には記載がありません。JPGL2017では、「成人より診断は困難であり、咳喘息と安易に診断して漫然と治療を継続することがないように注意が必要」と記載されています。

　乳幼児では、吸入前後の気流制限の改善の評価が難しく、感冒の繰り返しによる咳嗽の頻度が多いため、咳が持続するだけで診断的治療を行うと過剰診断になります。

　それでは、「咳喘息はないのか？」と言われると、診断は難しいですが、おそらくあると思われます。とても興味深い論文が東海大学の望月教授のグループから出されています[37]。咳喘息は、喘鳴を聴取しない喘息というイメージですが、喘鳴を聴取しないのは、その周波数の音量が小さいためだろうと推定されます。それをレコーダーで記録すると、聴診では捉えられなかった音域に連続性副雑音があることが分かるという論文です。この技術が応用されると、咳喘息のうちのいくらかは、通常の喘息と同じように診断できる日がくるかもしれません。

看護の視点（喘鳴編）

最初に要点！

① 「ファーストコンタクト」でみる：stridor（ストライダー：喉頭喘鳴）を見逃すな！
　　　　　　　　　　　　　呼吸数を数える。SpO_2を測定する。
② 3つの質問：「飲める？」「眠れる？」「しゃべれる？」
③ 経過観察の一言：「飲めなくなったり、眠れない場合は受診してください」

★ ファーストコンタクト：喘鳴にもいろいろある！ ストライダーを見逃さない！

患者さんが「ぜいぜいします」といった場合には、3つの可能性を考えます（図1-8）。

● **nasal stridor（鼻性喘鳴）**
　鼻水などによる鼻腔の狭窄によって起こります。RSウイルスなどでよくみられ、通常軽症で、鼻汁吸引で改善します。

● **stridor（喉頭喘鳴：狭義のストライダー）**
　喉頭、喉頭蓋付近の狭窄で、**窒息のリスクが高い緊急事態**です。喉頭蓋炎、気道異物、重症クループなどでみられます。横に寝かせないようにして、泣かないようにそっと酸素投与しながら、すぐに気道管理をできる人を呼ばないといけないかも！ 挿管の準備をしましょう！

● **wheeze（喘鳴）**
　喘息や細気管支炎で聞こえる、ぜーぜー、ヒューヒューいう音です。最初は呼気に聞こえま

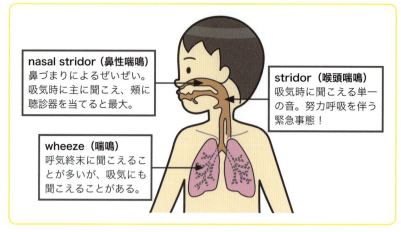

図1-8　喘鳴の種類

すが、悪化すると吸気にも聞こえるようになり、**最も悪化すると呼吸音が聞こえなくなります**（空気が流れなくなる）。wheezeが聞こえない喘息は最重症の可能性あり！

★「喘息発作でいつ受診したらいいですか!?」にバシッと答える！

表1-4のポイントを核にして、いずれかがあれば受診するように指示します。

自宅に発作止めの吸入があれば吸入を指示して、15分後に再評価します。主治医の指示があって、表1-4の強い発作のサインがなければ、もう一度吸入してもよいですが、3回以上吸入しないと治まらない発作あるいは増悪傾向のある発作では受診を勧めます。

表1-4　強い喘息発作のサイン

1. チアノーゼ（爪、唇）
2. 鼻翼呼吸
3. 陥没呼吸
4. シーソー呼吸
5. 起座呼吸
6. 眠れない
7. 話せない
8. 歩けない
9. 意識障害
10. 興奮状態

（JPGL2017を参考に著者作成）

★呼吸数を数えよう！

呼吸数は非常に重要なバイタルサインですが、測定されていることが少ないです。少なくとも**30秒数えて2倍**しましょう。**泣いているときは、お母さんに抱っこしてもらって、落ち着いているときにそ〜っと数えましょう。**

呼吸数だけではなく、呼吸努力を評価しましょう。呼吸数が多くても、呼吸努力が少ないようならば、肺が悪いのではなく、アシドーシスを代償しようと過換気になっているのかもしれません。脱水症や敗血症のほか、代謝異常症でもアシドーシスになります。私の経験でも、呼吸数が増加していて、肺が悪いのかと思ったら、糖尿病性ケトアシドーシス（DKA）だったことがありました。呼吸数と呼吸努力の評価は非常に重要です。

★呼吸努力の評価の仕方

図1-9のように、陥没呼吸の場所を確認します[39]。軽度の努力呼吸は腹式呼吸が強くなるところから始まります。重症度が上がるにつれて、徐々に肋弓下、肋間→胸骨上と陥没呼吸の位置が上がっていきます。鼻翼呼吸になると相当重症だと考えてください。

軽症の呼吸困難を見逃さないために**「小児の呼吸状態の評価は、お腹をみよ！」**

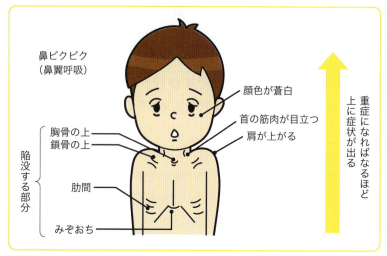

図1-9 外から見て分かる呼吸の異常

引用・参考文献

1) Roosevelt GE, et al. "Acute inflammatory upper airway obstruction (croup, epiglottitis, laryngitis and bacterial tracheitis)". Nelson Textbook of Pediatrics. 20 th ed. Philadelphia, Saunders, 2015, 2031-5.
2) 日本小児呼吸器学会・日本小児感染症学会小児呼吸器感染症診療ガイドライン作成委員会．小児呼吸器感染症診療ガイドライン2017．東京，協和企画，2016，271p．
3) 児玉和彦．小児の風邪．レジデントノート．17（13），2015，2441-8．
4) 高尾信一．RSウイルス，ヒト・メタニューモウイルス．臨床とウイルス．40（3），2012，124-33．
5) 菊田英明．新しい呼吸器ウイルス感染症：ヒト・メタニューモウイルスを中心に．日本小児科医会会報．(44)，2014，27-31．
6) 日本小児科学会予防接種・感染症対策委員会．「日本におけるパリビズマブの使用に関するガイドライン」の一部改訂について．2018年4月．https://www.jpeds.or.jp/uploads/files/20180426palivizumab_kaitei.pdf
7) 国立感染症研究所．百日せきワクチン ファクトシート．平成29（2017）年2月10日．http://www.mhlw.go.jp/file/05-Shingikai-10601000-Daijinkanboukouseikagakuka-Kouseikagakuka/0000184910.pdf
8) Ebell MH, et al. Clinical Diagnosis of Bordetella Pertussis Infection: A Systematic Review. J Am Board Fam Med. 30（3），2017，308-19.
9) Holzman RS, Simberkoff MS. "Mycoplasma pneumoniae and Atypical pneumonia". Mandell, Douglas, and Bennett's Principles and Practice of Infectious Diseases. 8 th ed. Philadelphia, Saunders, 2014, 2186.
10) Mejias A, Ramilo O. "Mycoplasma pneumoniae". 前掲書1．1487-9．
11) Carrat F, et al. Time lines of infection and disease in human influenza: a review of volunteer challenge studies. Am J Epidemiol. 167（7），2008，775-85.
12) Silvennoinen H, et al. Clinical presentation of influenza in unselected children treated as outpatients. Pediatr Infect Dis J. 28（5），2009，372-5.
13) Poehling KA, et al; New Vaccine Surveillance Network. The underrecognized burden of influenza in young children. N Engl J Med. 355（1），2006，31-40.

14) 厚生労働省．今冬のインフルエンザについて．http://www.mhlw.go.jp/bunya/kenkou/kekkaku-kansenshou01/rinshou.html

15) 鈴木英太郎．インフルエンザの臨床像．小児科診療．70（12），2007，2194-7．

16) Merckx J, et al. Diagnostic Accuracy of Novel and Traditional Rapid Tests for Influenza Infection Compared With Reverse Transcriptase Polymerase Chain Reaction: A Systematic Review and Meta-analysis. Ann Intern Med. 167（6），2017, 394-409.

17) 三田村敬子ほか．呼吸器感染症 1）インフルエンザの迅速診断．小児科臨床．65（12），2012，2497-507．

18) Chartrand C, et al. Accuracy of rapid influenza diagnostic tests: a meta-analysis. Ann Intern Med. 156（7），2012, 500-11.

19) Biota Reports Top-Line Data From Its Phase 2 "IGLOO" Trial of Laninamivir Octanoate. http://investors.aviragentherapeutics.com/static-files/888a4f08-7fd4-4f03-8d8f-06c6c23c59ce

20) 2017/2018シーズンのインフルエンザ治療指針．日本小児科学会新興・再興感染症対策小委員会予防接種・感染症対策委員会．http://www.jpeds.or.jp/uploads/files/2017_2018_influenza_all.pdf

21) Jefferson T, et al. Neuraminidase inhibitors for preventing and treating influenza in healthy adults and children. Cochrane Database Syst Rev. (4), 2014, CD008965.

22) 廣津伸夫．インフルエンザによって異常行動は起こるのでしょうか．インフルエンザ．13（3），2012，28．

23) インフルエンザ罹患に伴う異常行動研究：2016年3月31日までのデータ取りまとめ：2015/2016シーズン報告．平成27年度日本医療研究開発機構委託事業（医薬品等規制調和・評価研究事業）「インフルエンザ様疾患罹患時の異常行動の情報収集に関する研究」（研究代表者：岡部信彦）

24) 手塚宜行ほか．小児におけるノイラミニダーゼ阻害薬の選択．小児感染免疫．27（4），2016，382-92．

25) 廣津伸夫．Pandemic H1N1の家族内感染：Seasonal Influenzaと比較して．インフルエンザ．12（2），2011，31-7．

26) 庵原俊昭．わが国におけるプレパンデミックワクチンの開発の現状と臨床研究．国立感染症研究所感染症情報センター平成20年度危機管理研修会．2008．http://idsc.nih.go.jp/training/20kanri/003.html

27) 厚生労働科学研究費補助金（新興・再興感染症研究事業）「インフルエンザ脳症の発症因子の解明とそれに基づく発症前診断方法の確立に関する研究」班．インフルエンザ脳症ガイドライン 改訂版．平成21年9月．http://www.mhlw.go.jp/kinkyu/kenkou/influenza/hourei/2009/09/dl/info0925-01.pdf

28) 南里清一郎．学級閉鎖・学校閉鎖の意義と実際．小児科診療．79（11），2016，1575-81．

29) 蓮井正樹．HASUI Masakiインフルエンザ流行時期における学級閉鎖の有効性．日本小児科学会雑誌．2009，113（6），939-44．

30) 厚生労働省．インフルエンザの基礎知識．平成19年12月．http://www.mhlw.go.jp/bunya/iyakuhin/file/dl/File01.pdf.

31) 日本小児アレルギー学会．小児気管支喘息治療・管理ガイドライン2017．東京，協和企画，2017，256p.

32) Global Initiative for Asthma. Global Strategy for Asthma Management and Prevention. 2018. http://ginasthma.org/2018-gina-report-global-strategy-for-asthma-management-and-prevention

33) Hirai K, et al. Objective measurement of frequency and pattern of nocturnal cough in children with asthma exacerbation. Ann Allergy Asthma Immunol. 117（2），2016, 169-74.

34) Castro-Rodríguez JA, et al. A clinical index to define risk of asthma in young children with recurrent wheezing. Am J Respir Crit Care Med. 162（4 Pt 1），2000, 1403-6.

35) Chang TS, et al. Evaluation of the modified asthma predictive index in high-risk preschool children. J Allergy Clin Immunol Pract. 1（2），2013, 152-6.

36) Amat F, et al. Predicting the long-term course of asthma in wheezing infants is still a challenge. ISRN Allergy. 2011 Jul 27, 493624.

37) 環境再生保全機構．ぜんそく学習帳『めざせ！発作ゼロ』作戦．2013．https://www.erca.go.jp/yobou/pamphlet/form/00/archives_18475.html

38) Imai E, et al. A lung sound analysis in a child thought to have cough variant asthma: A case report. Allergol Int. 67（1），2018, 150-2.

39) 茂木恒俊．"トリアージ"．HAPPY！こどものみかた．2版．笠井正志ほか編．東京，日本医事新報社，2016，28．

発熱を楽しくみる！
～外来で一番困る症状！
咽頭所見で勝負できるようになる！～

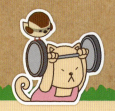
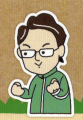

熱の鑑別

風邪をみるのは面白い！

　小児をみていると、発熱で受診する子ばかりで、「風邪ばかりみておもしろくないなあ」と思うことはありませんか？　私はよく友人の小児科医や医学生にまで心配（？）されます。確かに、発熱の訴えの原因は風邪であることが多いです。しかし、少しだけ診察技術が上がると、「めちゃくちゃ面白い！」と思えるようになります。抗菌薬の適正使用が必須課題となっている今、病歴と身体診察でバシッと診断をつけて子どもや家族を安心させてあげるのも大事ではないでしょうか。

イメージしよう！ プライマリケアでよくみる疾患：illness script

風邪
熱はあまり高くなく、鼻を垂らして、咳をして、元気な子ども
　急性上気道炎、急性鼻咽頭炎、副鼻腔炎など、いろいろな状態が混在している疾患です[1]。**「鼻水咳がなければ風邪ではない！」** と思って丁寧に診察しましょう。結局は除外診断です。患者さんが「風邪」というときには「のど風邪＝咽頭炎」「お腹の風邪＝胃腸炎」など、医療者の理解と違うときがあるので、説明に注意しましょう。

肺炎
呼吸がしんどそうな子ども。突然の高熱でぐったりパターンか、風邪の後に再発熱パターンか。

診断はGFRで！

　肺炎は外来で抗菌薬の適応が検討される数少ない疾患の一つです。病歴は2パターンあり、一つは**いきなりの高熱と"ぐったり"で受診するパターン**です。咳などの症状が乏しく、乳幼児の熱源検索時にルチーンで撮ったエックス線で判明することもあります（occult pneumonia）[2]。もう一つは、**風邪症状が2～3日続いてから、半日～1日ほどの解熱期間を挟んで、再度発熱し、咳が強くなり、肺炎と分かるパターン**です。小児の肺炎の多くがウイルス性であり、「酸素が必要なければ肺炎は診断しなくてよい（放っておいても治るから）」という過激（!?）な意見もあります。診断した方が家族も納得できるし、たとえウイルス性であっても診断すべきだと私は思っています。

　身体所見では呼吸窮迫の症状を捉えます。乳児では**呻吟**（しんぎん）（grunting：呼気時にうなるような呼吸）、**鼻翼呼吸**（nasal flaring）に注意します。小児では、努力呼吸のサインとして**陥没呼吸**（retraction）がよくみられます。これら3つを合わせて**GFR**（grunting、flaring、retraction）があれば肺炎の可能性が上がります（陽性尤度比2.1）[3]。システマティックレビューでは、聴診所見はあまりあてにならず、SpO_2の低下がなければ肺炎の可能性が減るとされていますが[3]、頻呼吸を見逃さず、聴診も丁寧に行い、打診を併用してできるだけ身体診察にこだわれば分かるのではないかと思っています。

p.113　「陥没呼吸」についてはこちらを参照

尿路感染症

喉が赤くないのに高熱の子ども。ウイルス感染との合併に注意！

　小児では、尿検査の閾値が高く、**尿路感染症は不明熱の原因としてトップ**に上げられています[4]。3カ月未満の発熱では、割礼していない男児の20.1％、女児では5％以上が尿路感染症で、成人と同様に、常に鑑別に上げるべきコモンディジーズです。

　基本的な病歴は、**鼻水も咳もないのに高熱でぐったり**している乳児です。基本的には乳児に多いので、年長児にみられたときは、膀胱直腸障害（脊髄腫瘍や形態異常がないか）、虐待（虐待で尿閉を起こすことがあるヒンマン症候群[5]）も考慮します。成人とは異なり、**女児より男児に多くみられます**。包茎により、尿道が汚染されやすいからだと言われています（**割礼**すると尿路感染症のリスクは下がります）。身体診察で咽頭発赤がなければ、さらに疑わしくなります。小児の発熱性尿路感染症のほとんどは乳幼児なので、背部叩打痛を訴えることはほぼありませんが、双手診で腎臓の圧痛が分かることも稀にあります。恥骨上の圧痛など、小児尿路感染症の診断に関する論文[6]に記載されている所見が有用だと思ったことがありません。最近の報告では、3カ月未満ではウイルス感染（例えばRSウイルスなど）の診断がついているとし

ても尿路感染症の合併の可能性は5％近くあると言われていますので[7]、**ウイルス感染の自然経過に合わないときは尿路感染症の合併を疑ってください**。疾患の自然経過を知っていることは非常に大事なのです。

　発熱性尿路感染症を起こした子どもは膀胱尿管逆流（vesicoureteral reflux；VUR）の可能性を検討しなければなりません。かつては繰り返したときのみ精査を行っていたのですが、最近では、初発時に超音波検査で膀胱尿管のスクリーニングを行うことが推奨されています[8]。超音波で異常があったり、繰り返したり、大腸菌以外の原因菌が検出されたときには**排尿時膀胱尿管造影（VCG）**の適応となります。抗菌薬が投与されていると診断が難しくなります。「分からないけれど抗菌薬を投与しておこう」というのは、尿路感染症を繰り返し腎機能悪化を招きますので、やってはいけない医療です。尿路感染症を常に意識しない医師は小児をみる資格はありません。

鼻水も咳もなく喉も赤くない子どもを「風邪」と呼んではいけない！

「検査」についてはこちらを参照
p.80

突発性発疹

元気だけれど、高熱が3～4日続く。発疹が出るまで分からないが、発疹が出る前後にすっごく機嫌が悪くなる0～3歳までの子ども

　HHV-6、HHV-7、エンテロウイルスなどが原因です。2歳までに全員感染するとされてきましたが、最近はやや高い年齢での発症も散見されます。「生まれて初めての熱は突発性発疹」と教えられましたが、そうでもありません[9]。**初めての熱で突発性発疹が原因のことは3割～4割**と心得ておきましょう。大泉門膨隆もみられることがあります（一説によると26％）[10]。熱性けいれんを契機に発症し、後日突発性発疹と判明することもあります。稀ですが、HHV-6はけいれん重積型脳症の原因ウイルスとしても重要です。

　咽頭弓に1～2mmの小丘疹がみられると永山斑と呼ばれます（手足口病と違ってアフタはありません）。永山斑がみられるのは突発性発疹だけではないので、それだけで診断しないようにしましょう。「**元気な赤ちゃん＋永山斑＋後頭部リンパ節**」があれば**突発性発疹**の可能性が非常に高いと私は考えています。解熱後に発疹が出ることが多いですが、発疹が出ない子どもも半数近くいるとされ、癒合傾向のない淡い紅斑を見逃していることもあるようです。発疹は手足にはあまりみられず、顔と体に出ます（**図2-1**）。

　発疹期に不機嫌になるのは4割前後だと報告されています[11]。実感として、1割ぐらいはものすごく機嫌が悪くなります（「手が付けられないくらい機嫌が悪くなりますよ」とあらかじめ言っておきましょう）。発疹にかゆみはなく、発疹期にけいれんを起こす症例も報告されてお

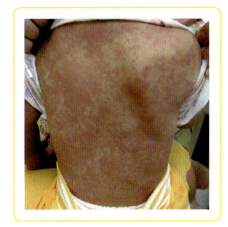

図2-1　突発性発疹

り、発疹期の不機嫌はサイトカインなど何か理由がありそうですが、よく分かっていません。よくよく聞くと、9割ぐらいの家族が不機嫌を自覚しています。

軽い下痢を伴うことが多いです。胃腸炎や気管支炎と間違えるような強い随伴症状を訴えることもありますが、基本的には元気なまま高熱が続き、解熱して発疹が出ます。発疹が出るまで診断できませんので、熱が続けば突発性発疹と思い込まずに受診するように伝えます。

川崎病

成人では非常に稀ですが、小児では年間1万人以上が発症するコモンディジーズです。川崎病診断の手引きを必ず読んでください[12]。

①5日以上続く発熱（ただし、治療により5日未満で解熱した場合も含む）
②両側眼球結膜の充血
③口唇、口腔所見：口唇の紅潮、イチゴ舌、口腔咽頭粘膜のびまん性発赤
④不定形発疹
⑤四肢末端の変化：【急性期】手足の硬性浮腫、掌蹠ないしは指趾先端の紅斑
　　　　　　　　　【回復期】指先からの膜様落屑
⑥急性期における非化膿性頸部リンパ節腫脹

これら6つの主要症状のうち5つ以上の症状を伴うものを川崎病と診断します。ただし、すべてを満たさなくても冠動脈所見などで不全型川崎病と診断されることもあります。

不全型であれば軽症かというとそうではなく、発見が遅れて冠動脈瘤ができてしまうこともあります。冠動脈瘤ができると生涯にわたって抗血小板療法あるいは抗凝固療法が必要になることもあり、突然死のリスクも懸念されます。不全型を含めて川崎病を適切に診断できること

が小児をみる医師には必要です。

　診断にはコツがあります。発熱と結膜充血から、**アデノウイルス感染症との鑑別**が必要になります。川崎病とアデノウイルス感染症の眼所見の違いは、**川崎病の結膜充血は眼脂（めやに）を伴わない**ことです。眼脂があったとしても白色で少量です。そして充血した結膜の血管の一本一本が太さにかかわらず拡張、怒張していて、お互いに区別できます（いいづかこども診療所理事長の牟田広実先生からの口伝）。口唇の紅潮は特徴的ですが、唇がカピカピになって割れてくると川崎病らしいです。扁桃は発赤していますが、白苔を伴うことはありません。白苔があれば川崎病は否定的です。四肢末端の浮腫は「てかてかぱんぱん」と言われる感じになります。頸部リンパ節腫脹の出現率は低く、発熱初期には分からないことがあります。疑わしければ、治療できる施設に紹介します。**冠動脈瘤ができて後悔しないように！** 疑わしければ川崎病として治療している施設が多いようです。川崎病は時間がたつにつれて川崎病らしい症状がそろってくることが多く、「後医は名医」の代表的疾患です。

3カ月未満児の発熱

　3カ月（生後90日）未満の発熱では重症細菌感染症（severe bacterial infection；SBI）の頻度が高く、特に新生児（生後1カ月未満）はハイリスクです。髄膜炎関連ワクチンが導入された後、どのくらいの頻度なのかについては最近のよい論文がありません。

　2004年の論文では、3カ月未満発熱児の2.4％に菌血症、0.5％に細菌性髄膜炎、5.4％に尿路感染症が見つかったと報告されています。同論文では、菌血症と細菌性髄膜炎の頻度は、生後1カ月で4.1％、生後1〜2カ月で1.9％、生後2〜3カ月で0.7％であり、月齢が上がるにつれて減少することが示されています[13]。2014年の論文では、救急外来を受診した生後28日以下の発熱新生児の11.9％が重症感染症であったと報告されています[14]。

　3カ月未満の発熱に対する検査は、かつてはRochesterクライテリア[15]に準じて血液検査（血液培養含む）、尿検査（尿培養含む）、髄液検査、胸部エックス線を全例に行っている施設が多かったと思われますが、どこまで検査するべきかについては、臨床医の力量によって検査前確率が変わるため、統一した方針がないのが現実です。2016年の論文では、生後90日以下で救急受診した発熱児の感染症リスクをアルゴリズムで判定する試みがなされました。「PAT（pediatric assessment triangle）が悪い、見た目がぐったりしている」ときには、重症感染症（血液培養か髄液検査が陽性）とその他の感染症（尿路感染症、細菌性腸炎）の頻度は、それぞれ3.9％、19.1％であったと報告され、この月齢でも「見た目が大事」ということが分かります。見た目が元気であったときには、生後21日以下、膿尿、プロカルシトニン≧0.5ng/mL、CRP＞2.0mg/dLあるいは絶対的好中球数＞10,000/μLのいずれもなければ

表2-1　発熱の原因として意識して診療したい疾患

年齢	疾患
乳幼児期前半 （3カ月〜3歳）	尿路感染症、急性中耳炎、細気管支炎、川崎病、化膿性股関節炎
乳幼児期後半 （3歳〜小学校入学前）	溶連菌性咽頭炎、扁桃周囲膿瘍／咽後膿瘍、白血病、皮膚軟部組織感染症（ブドウ球菌、ヘルペス感染症など）、水痘・麻疹・風疹（伝染しやすい）
学童期以降 （小学生以上）	急性虫垂炎、溶連菌性咽頭炎、EBウイルス感染症（伝染性単核球症）、甲状腺機能亢進症、炎症性腸疾患
全年齢	急性心筋炎、細菌性髄膜炎、急性肺炎（3歳未満はウイルス性あるいは細菌性、年少児は細菌性〔肺炎球菌あるいはヒブ〕、年長児ではマイコプラズマ感染症が主）、特発性関節リウマチ（JIA）

低リスクと評価され、重症感染症は0.7％、その他の感染症は0.4％にしか見られなかったと報告されています[16]。プライマリケア診療所でのプロカルシトニンの有用性はまだ定まっていませんので、そのまま使えません。3カ月未満児の発熱では、うつ熱を除外して再度体温を測定した上で、やはり体温が高いときや、微熱でも他のバイタルサインに異常があるときは積極的に精査するべきです。1カ月未満児は全例入院が望ましいとされていますが[14]、それ以上の3カ月未満児については、昔のように全例入院にする必要はなさそうです。ただ、「血液培養をとった方がよいかな？」と思うくらいの症例であれば急激な悪化もあり得ますし、入院管理した方がよさそうです。

熱源不明発熱

成人では、感染症（結核、心内膜炎など）、膠原病関連疾患（成人発症スチル病、大動脈炎症候群、リウマチ性多発筋痛など）、悪性腫瘍の3つのカテゴリーが不明熱の原因として一般的です[17]。報告により異なりますが、悪腫瘍の頻度は成人では10〜20％もあります。

それに対して小児における最近のシステマティックレビューでは、感染症が51％、膠原病関連疾患が9％、悪性腫瘍6％、その他11％、診断不能23％となっています[4]。感染症では尿路感染症、結核、骨髄炎、ネコひっかき病、EBウイルス感染症の頻度が高く、悪性腫瘍の半分程度は血液腫瘍（白血病、リンパ腫）です。その他、炎症性腸疾患や周期性発熱症候群に注意して診察しましょう

プライマリケアでは、高熱が2〜3日続くとき、下痢が軽度である細菌性腸炎（サルモネラなど）を意外に見逃していることを経験します。**腹部診察を丁寧に行いましょう。**

熱が長引くときは膠原病関連疾患を疑って関節炎の所見を必ず取ります。関節の診察をきちんとできるようになりましょう。気を付けるべき疾患を**表2-1**に示します。

ベーシックレクチャー

咽頭所見でここまで分かる！ 咽頭で一発診断！

　咽頭所見で一発診断できると、不要な検査を行わずに済みます。咽頭所見のとりかたとみかたをマスターしましょう（表2-2）。咽頭所見で分かる病気は多数ありますが、プライマリケアで重要なもののみ詳しく解説します。喉を上手にみられるようになれば、風邪診療は楽しい！

咽頭所見の要点

- **要点1** 咽頭炎に対する抗菌薬の適応は溶連菌のみ！
- **要点2** アデノウイルスは血液検査すると炎症反応が高いので不要な検査が増える！
- **要点3** 高熱が続く幼児では、ヘルペス性歯肉口内炎を見逃さない！
- **要点4** 川崎病は「白苔のない」扁桃炎である！

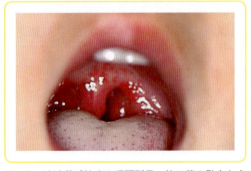

図2-2　溶連菌感染症の咽頭所見：軟口蓋の発赤と点状出血、口蓋垂の発赤

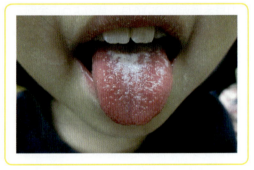

図2-3　溶連菌感染症のイチゴ舌（red strawberry tongue）

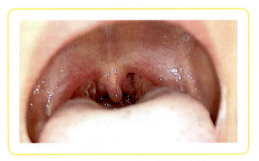

図2-4　アデノウイルス感染症：線状の白苔

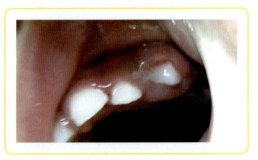

図2-5　ヘルペス性歯肉口内炎：歯肉の発赤腫脹

第2章 症状でひらめくコモンディジーズ

表2-2　咽頭炎で見分けたい疾患トップ5

咽頭で分かる病名	咽頭所見の特徴	治療法と意義	その他の特徴
溶連菌（A群β溶血性連鎖球菌）性咽頭炎（p.124のコラム参照）	軟口蓋の発赤・点状出血（図2-2）口蓋垂の発赤が強い。イチゴ舌（図2-3）鼻水が少ない。	抗菌薬（アモキシシリン10日間）意義：リウマチ熱予防、有病期間の短縮	centorスコアのみでは偽陽性や偽陰性が多すぎるので咽頭所見を重視する。
アデノウイルス感染症	扁桃に線状（図2-4）あるいは点状（ごま塩状）の白苔 所見が乏しく他のウイルス疾患と見分けがつかないこともある。	治療法はない。咽頭結膜熱は学校保健安全法に定められた出席停止疾患（理論上は結膜炎のないアデノは元気なら休ませなくてよい!?）	午前中は熱が低く、夜に高熱になることを5日繰り返す。比較的元気である（走り回る高熱児）。血液検査でCRPは5前後、白血球は15,000以上になる（細菌感染の合併は少ない）。
川崎病（本文参照）	白苔を伴わない扁桃の発赤（感染ではなく血管炎であるため）	γグロブリン静注 冠動脈病変の予防のために7日以内には治療を開始する。	口唇発赤、結膜充血、不定形紅斑など
ヘルペス性歯肉口内炎	口腔内にアフタ性口内炎が多発。歯肉の発赤が2～3日してから出現する（図2-5）。	アシクロビル内服（効果はないかもしれない）、解熱鎮痛薬で経口摂取を確保する。意義：不明熱として扱われることがあるが、歯肉をみれば一発診断	初日は高熱のみで、歯肉発赤がないことが多い。怪しいなと思ったら「数日して歯茎が腫れて出血するくらいになるようならヘルペスかもしれません」と説明する。
手足口病、ヘルパンギーナ	軟口蓋、特に口蓋咽頭弓の痛みを伴う水疱	治療法はない。よだれがたくさん出るくらいの痛みがあるときは解熱鎮痛薬	手足口病の発疹は発熱や咽頭痛から数日遅れて出ることもある。発熱は手足口病で24時間前後、ヘルパンギーナで48時間程度

p.207 「手足口病、ヘルパンギーナの皮疹」はこちらを参照

発熱を楽しくみる！～外来で一番困る症状！咽頭所見で勝負できるようになる！～

エキスパートを目指す 溶連菌診断

　小児の咽頭炎で抗菌薬の適応があるのは溶連菌性咽頭炎のみと心得ましょう。溶連菌を治療する理由は、リウマチ熱の予防と症状の早期改善、周囲への伝播の予防です。抗菌薬治療によって急性糸球体腎炎を予防できるというエビデンスはありません。溶連菌かそれ以外か、喉をみて一発診断するのが小児科医のわざと言えましょう。

　学びはじめの頃、「溶連菌なんて、喉を見たら分からないといけない」と小児科医である父に言われてから咽頭所見の研究を始めました。軟口蓋の点状出血が図2-2のように広がっていれば溶連菌と診断して、ほぼ間違いないです。図2-2では口蓋垂も真っ赤になっているので確信が持てます。扁桃の発赤も強いですが、白苔はついていません。「溶連菌を診断したければ、軟口蓋だけみればよい」のです。

　有名なcentorスコア（38.3℃〔101°F〕以上の発熱、咳の欠如、扁桃の滲出物、圧痛を伴う前頸部リンパ節腫脹の4項目）では白苔が有用な項目として挙げられていますが、白苔の有無は溶連菌性咽頭炎の診断に寄与することはほとんどありません[18]。centorスコアの出番はあくまでも咽頭痛を「主訴に」受診した患者さんです。大規模な検証研究で、centorスコアが満点でも溶連菌の陽性率は57％であったとされています（4割は陰性。年齢修正したMcIsaacスコアでも結果はほぼ同じ）[19]。

　咳や熱を主訴に受診し、咽頭痛を「訴えない」溶連菌性咽頭炎が小児プライマリケアでは多数あります。さらに、圧痛を認める前頸部リンパ節は、下顎角の下のリンパ節（頸静脈二腹筋リンパ節）です。胸鎖乳突筋の前にあるリンパ節腫脹は非特異的です。発熱＋腹痛で受診した場合の原因が溶連菌であることもよく経験します。経験的には溶連菌感染症の10％程度は腹痛を訴える印象です。腹痛を訴えるのは男児に多いと報告されています[20]。発疹を主訴に受診するケースも散見されます。触るとザラザラする、細かい点状のサンドペーパー様の発疹でかゆみを伴うこともあります。発疹が肘窩など間擦部に集簇したものはpastiaサインと呼ばれます。

　診断は迅速検査で行います。中級者の間は、「これは溶連菌だから、この説明パンフレットを読んで待っていてください」と言って迅速検査を行い、結果が出たら「溶連菌でしたので、パンフレットにありますように……」と説明するのが美しいと思います。しかし、この時期を過ぎてエキスパートになれば、確信をもって検査を省略して治療することで、子どもにやさしい医療を目指すことも可能です。間違ってもcentorスコアの高得点だけで臨床診断することがないように。

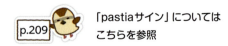

p.209　「pastiaサイン」についてはこちらを参照

成人と子どもの違い

咽頭後壁の所見とインフルエンザの診断

　成人では、咽頭後壁のリンパ濾胞によるインフルエンザの早期診断の可能性が報告されています[21]。リンパ濾胞を3つに分類し、「丸あるいは半円形で境界明瞭な孤立性の濾胞が確実な所見(definitive)であり、米粒型／涙型も特徴的」と記載されています。私の経験でも、流行期で年長児であれば、この所見は高い特異度を認めます。年齢によって後壁の所見は異なり、年少児では、non-specific follicles（濾胞同士が癒合して大きくなっている）がみられることが多い印象です。癒合して咽頭後壁が「一面真っ赤」になっているものを、私と父は「ビロード状の発赤」と呼んでインフルエンザ所見としています。

　非流行期になると、咽頭後壁のリンパ濾胞はさらにあてになりません。アデノウイルス感染症を代表とする上気道炎、アレルギー性鼻炎でも濾胞所見はみられるため、特異度も低くなります。最も重要なポイントは、濾胞の形態ではなく、文献20の「exclusion criteria for influenza follicles」にある「周囲の後壁より明らかに赤くなければインフルエンザと判断しない」であると私は思っています。

　間違いなく、インフルエンザの濾胞はアデノウイルス感染症のそれより赤いです。濾胞だけに着目するのではなく、独特の「赤み」に注目すべきだと考えます。結論として、私の力量では残念ながら、小児においてインフルエンザを咽頭後壁のリンパ濾胞所見から臨床診断するのは「できることもある」ということになります。いずれにせよ、文献20の原文は素晴らしいので読んでいただきたいです。

発熱での検査適応

検査はなぜ（why）、誰に（who）、何が（what）、どのやりかたで（how）、いつ（when）、どこで（where）必要なのか考えよう！

　検査をすれば情報が増えるのは間違いないですが、小児では血液検査や尿検査にも手間がかかるし、子ども本人が嫌がります。

　疑っている病気があるときに「のみ」検査をしましょう。病歴と身体診察を駆使して、疑わしい病気の可能性（事前確率）を上げていきます。事前確率が低いのに「念のため」検査をしてはいけません。

血液検査の適応

　私の一般外来で血液検査を発熱時に行う頻度は5％以下です。数少ない適応は以下のようになります。

- 3カ月未満児のあまり高くない発熱を外来管理するときに、血液検査を参考にすることがあります。小児を見慣れていない医師にはお勧めしません。3カ月未満児の発熱は原則入院を考えましょう。
- 病歴と身体診察では肺炎と考えられて、細菌性かウイルス性か判断をつけにくいとき。正直、CRPや白血球でこれを明確に分けられるとは思っていませんが、CRPも白血球も高くないときには、抗菌薬なしで経過観察する理由を共有します。
- 外来での熱源不明発熱。72時間以上解熱しないときは、急性上気道炎の可能性は下がりますので、咽頭炎ではなさそうなら、尿路感染症や咳のない細菌性肺炎、非典型的な菌血症（頻度は減っているがoccult bacteremiaも）を考えて、CRP、WBCでスクリーニングします。
- 「風邪にしては何かおかしい」と感じるとき。初日からあまりにぐったりしていたり親の不安が強いときなどは、検査をして「お互い安心」することも大事だと思っています。

　書いてみて気づいたのですが、上の4つの適応は「自分でできるだけマネジメントしよう」と私が考えているからで、すべて「自分は小児に自信がないので病院でみてもらおう」と考えるなら、「外来での血液検査の適応はない」とも言えるかもしれませんね。

尿検査の適応

　尿路感染症を疑ったとき！ です。尿路感染症は乳幼児に多く、検査の精度と細菌のコンタミネーション率が問題になります。成人とは異なり小児では、検査方法を適切に選ぶ必要があります。

　バッグ尿で白血球あるいは亜硝酸が陽性であったときにのみ尿カテーテル検査を行うことで、尿路感染症の診断率を下げずに尿カテーテル検査を半減できたという報告があり、私もこれにならっています[22]。ただし、乳児期の熱源検索では事前確率がそれなりに高いので、尿カテーテル検査を優先することもあります。年長児はきれいに清拭して中間尿を採取します。

「尿検査の方法」についてはこちらを参照

胸部エックス線検査の適応

　肺炎を疑うときですが、臨床診断できれば必須ではありません。乳児期には咳のない肺炎がありますので、ルチーン検査によって不明熱の診断をするときに役立つことがあります。心不全か肺炎かの鑑別には役立つことがありますが、心拡大を来していないことも多く、**エックス線だけで心不全を除外してはいけません。**

「エックス線検査」についてはこちらを参照！

発熱での治療適応

救急外来に経口抗菌薬は必要ない!? 一般外来はアモキシシリンだけで初期治療OK！

　発熱を来す疾患で外来治療ができるものは、①「溶連菌感染による」咽頭炎・扁桃炎、②急性中耳炎、③急性細菌性副鼻腔炎、④百日咳、⑤occult bacteremiaに限られます[23]。

　ほかにも前述の肺炎や尿路感染症において外来抗菌薬治療の選択肢がありますが、いざとなれば入院治療できるところで治療した方が安全であろうと私は考えています。先に挙げた5疾患のうち、急性中耳炎は基本的には48～72時間抗菌薬なしで経過観察してもよく、急性細菌性副鼻腔炎の治療適応は強い症状があるか10日以上続くときなので、ともに救急外来で絶対に治療開始しないといけないことはないでしょう。百日咳の確定診断はPCRなどの検査が必要になることが多いですが、特徴的な咳あるいは周囲の流行と「吐くくらいの咳」で疑って、可能であれば隔離します。乳児では百日咳は致命的な病気です。治療は早いに越したことはありませんが、ワクチン接種している影響で非典型例が多く、診断が難しいです。occult bacteremiaは髄膜炎関連ワクチンの普及によりその頻度は激減していますが、肺炎球菌についてはワクチンでカバーされていない血清型の菌血症もあるので注意しましょう。

　これらを踏まえると、溶連菌感染による咽頭炎・扁桃炎のみが救急外来で経口抗菌薬を処方する対象となりますが、これも翌日の一般外来で治療開始しても遅くはありません。極論すれば、「**救急外来でその日のうちに内服抗菌薬で治療開始しなければいけない小児の細菌感染症はない**」と言えます。

　経口治療薬の選択は**表2-3**に示します。初期治療に必要な抗菌薬はアモキシシリン（と、百日咳のときのマクロライド）で十分です。セフェム系の出番はありません。溶連菌にセフェム系を使うメリットには議論の余地があり、現時点で積極的な使用を推奨する意見は少数です。マイコプラズマ感染症に抗菌薬治療が必要かは専門家の間でも意見が分かれています。マイコプラズマ感染症は上気道症状にとどまり軽症で自然軽快することも多いとされています。一般的なマイコプラズマ感染症の治療対象は肺炎で高熱が続くケースということになると思います（それでも治療せずに経過を見るという専門家はいます）。いずれにしても、マクロライド系とセフェム系は現在の小児医療において「使われすぎ」「過剰使用」の薬剤であると言えます。

アモキシシリンの用量用法

　個人的にはアモキシシリンとして50～60mg/kg/日でキリのいいところを投与量とします。ただし症例によっては90mg/kg/日で投与します。20％製剤で0.25g～0.3g/kgですので、10％製剤だととんでもない量になります。最大用量は個人的には1,500mg/日まで可だと考えていますが、コンプライアンス、高用量の必要性、保険医療との兼ね合いを各自考慮

表2-3 風邪と見分けるべき抗菌薬投与が必要な疾患

	抗菌薬の適応	外来で使用する抗菌薬（第1選択）	起因菌	コメント
溶連菌（A群β溶血性連鎖球菌）性咽頭炎	溶連菌が原因菌と考えられるときのみ[1,2]	アモキシシリン分1〜3（投与量は本文参照）[1]	咽頭痛を訴える患者の10％〜30％が溶連菌	溶連菌以外にも、咽頭炎を起こす細菌感染はあるが、溶連菌のみが治療適応
急性中耳炎（菌血症や重症感染症に合併したものを除く）	48〜72時間の対症療法にもかかわらず発熱や耳痛などの症状が改善しないとき[1] 2歳未満は合併症（乳突蜂巣炎など）のリスクが高い。	アモキシシリン分2〜3（投与量は本文参照）	起因菌として、肺炎球菌40％、インフルエンザ菌25％、モラキセラ15％[1]	自然軽快するものが多い。高熱、痛みが強いなど重症所見がなければ注意して経過観察（watchful waiting）でもよい。
急性副鼻腔炎[24]	①症状所見が10〜14日以上持続（10day-mark）、②顔面の腫脹や疼痛、③上気道炎の経過中に高熱を伴って症状や所見が増悪[2]	アモキシシリン分2〜3（投与量は本文参照）[4]	10day-markを満たす患者の56％が細菌感染と推定 起因菌は肺炎球菌、インフルエンザ菌がほとんどだが、ヒブ、PCV導入後の頻度は不明	黄色鼻汁だけで抗菌薬を投与しない。
急性気管支炎（百日咳のみ）	百日咳と診断されたときのみ（病態が気管支炎にとどまる限りマイコプラズマ、クラミドフィラにも適応はない）[1]	百日咳のとき：クラリスロマイシン10〜15mg/kg/日・分2（エリスロマイシン、アジスロマイシンでも可）	ほとんがウイルス性だが明確な頻度は不明 細菌性としては百日咳、マイコプラズマ、クラミジアが原因となる。	インフルエンザ菌、モラキセラ菌の関与は議論がある
肺炎	細菌性肺炎と診断されたときのみ（全例抗菌薬投与は不要）軽症例は外来治療を選択してよい。	一般細菌：アモキシシリン30〜40mg/kg/日分3〜4[1] マイコプラズマ：クラリスロマイシン10〜15mg/kg/日（エリスロマイシン、アジスロマイシンでも可）	抗菌薬の必要な細菌や肺炎マイコプラズマの関与している症例は全体の40％[1]	入院例においてはアンピシリン（ABPC）が第一選択[1]。セフェム系が第一選択になるのは特殊なケース

してください。1日2〜3回に分割しますが、溶連菌感染症では分1でも可です。溶連菌感染症は10日間の治療を選択します。中耳炎は5日間を基本とし、副鼻腔炎は7〜10日としています。いずれにせよ、外来で時々見かける「抗菌薬3日分」という処方には根拠がないと言えます。

添付文書には、「アモキシシリン水和物として、通常1日20〜40mg（力価）/kgを3〜4回に分割経口投与する。なお、年齢、症状により適宜増減するが、1日量として最大90mg

（力価）/kgを超えないこと」と記載されていますので、怖がらず「適宜増量」してください。

看護の視点（発熱編）

> **最初に要点！**
>
> ① 「ファーストコンタクト」でみる：①意識状態、②眼位の異常、③顔色（蒼白、チアノーゼ、赤色）
> ② 3つの質問：1.「ヒブ、肺炎球菌ワクチンは打っていますか？」
> 　　　　　　　2.「鼻水、くしゃみ、咳はありますか？」
> 　　　　　　　3.「流行している病気はありますか？」
> ③ 経過観察の一言：「嘔吐が続く、ぐったり、眠れない、ずっと横になって反応がないなどがあれば、夜間でも再診ください」

★「熱っぽいんです」にバシッと対応する！

　母親が触って「熱っぽい」と思ったときに本当に発熱があるかどうかを調べた文献では、感度89.2％、特異度50.0％でした[25]。つまり、「熱っぽい」といっても半分くらいは熱がないということです。特に、おでこを触って判断すると間違えやすいです。逆に「熱っぽくない」といえば、90％程度は熱がないと言えます。触って判断するなら場所は首筋あたりがよいのではないでしょうか。子どもの体温は運動すると上がりますし、外気温の影響をとても受けやすいです。再度、適切な体温計で測定し、数字で説明してあげれば大丈夫です。

★ファーストコンタクトでは敗血症を見逃さない！
「あなたの直観が頼りです！」

　看護師さんが「何となくヤバそう」と感じたら、重症細菌感染症のリスクはかなり高いです！[26]。意識障害や眼位の異常（落陽現象、図2-6）などは細菌性髄膜炎を疑います。細菌性髄膜炎のときは髄膜刺激徴候をみます。項部硬直がないからといって細菌性髄膜炎は除外できません。乳児は項部硬直が出にくいですし、輸液をしている間に明らかになることもあります。過敏に泣いていて、母親が抱っこしても泣き止まないことが髄膜炎の唯一の症状であった経験があります。
　高熱の子どもの顔色は赤いのが普通です。青白い場合は要注意です。全身が赤いときもアナ

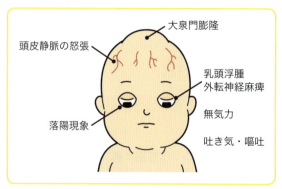
図2-6　頭蓋内圧亢進症状（文献27を参考に作成）

フィラキシーや敗血症を考えて早期の介入を行いましょう。

★必殺の質問「いつもの風邪と同じですか？」

　「お母さんから見て、いつもの風邪と何か違いがありますか？」と尋ねます。母親は今までもたくさんの風邪を経験してきています。「いつもよりぐったりしています」「いつもより息が苦しそうです」という訴えはとても重要です。大丈夫そうに見えても「そうでないと証明されるまで母親の言うことは常に正しい」と思って丁寧に対応しましょう。

★経過観察の一言

　帰宅時には「くう・ねる・あそぶ」を指導してください。「食う（摂食）」では、水分が取れないくらいぐったりする、嘔吐が続くとき、「寝る（睡眠）」では、過敏に泣いて眠れないとき、起こしても起きないくらいぐったりしているとき、「遊ぶ」では、好きなおもちゃでも遊ばないくらいに元気がなくなったときには再診をするように指導しましょう。病院に到着すると元気になる子どももいて、お母さんに「家ではぐったりだったのですが……。すみません」と謝られることもありますが、「重症な病気を見逃すよりいいですし、大丈夫かどうかを判断するのが私たちの仕事です！（＾＾）！」といえるといいですね。

引用・参考文献
1) 日本小児呼吸器学会・日本小児感染症学会小児呼吸器感染症診療ガイドライン作成委員会. 小児呼吸器感染症診療ガイドライン2017. 東京, 協和企画, 2016, 271p.
2) Ploegstra WM, et al. Occult pneumonia in a child. BMJ Case Rep. 2012, pii: bcr0120125521.
3) Shah SN, et al. Does This Child Have Pneumonia?: The Rational Clinical Examination Systematic Review. JAMA. 318 (5), 2017, 462-71.

4) Chow A, Robinson JL. Fever of unknown origin in children: a systematic review. World J Pediatr. 7 (1), 2011, 5-10.

5) 加藤正吾. "5歳男児、発熱". 100症例に学ぶ小児診療. 金子一成監修. 東京, 日経BP社, 2017, 213-4.

6) Shaikh N, et al. Does this child have a urinary tract infection? JAMA. 98 (24), 200, 2895-904.

7) Levine DA, et al; Multicenter RSV-SBI Study Group of the Pediatric Emergency Medicine Collaborative Research Committee of the American Academy of Pediatrics. Risk of serious bacterial infection in young febrile infants with respiratory syncytial virus infections. Pediatrics. 113 (6), 2004, 1728-34.

8) JAID/JSC 感染症治療ガイド・ガイドライン作成委員会尿路感染症・男性性器感染症ワーキンググループ. JAID/JSC感染症治療ガイドライン2015：尿路感染症・男性性器感染症. 日本化学療法学会雑誌. 64 (1), 2016, 1-30.

9) 日野利治. 初めての熱. 外来小児科. 8 (2), 2005, 178-80.

10) 大橋正博ほか. 突発性発疹症. 小児科臨床. 51 (12), 1998, 2532-5.

11) 木村正彦. 突発性発疹と不機嫌. 小児科臨床. 64 (10), 2011, 2245-8.

12) 川崎病（MCLS、小児急性熱性皮膚粘膜リンパ節症候群）診断の手引き（厚生労働省川崎病研究班作成改訂5版）. http://www.jskd.jp/info/pdf/tebiki.pdf

13) Pantell RH, et al. Management and outcomes of care of fever in early infancy. JAMA. 291 (10), 2004, 1203-12.

14) Jain S, et al. Management of febrile neonates in US pediatric emergency departments. Pediatrics. 133 (2), 2014, 187-95.

15) Jaskiewicz JA, et al. Febrile infants at low risk for serious bacterial infection--an appraisal of the Rochester criteria and implications for management. Febrile Infant Collaborative Study Group. Pediatrics. 94 (3), 1994, 390-6.

16) Gomez B, et al; European Group for Validation of the Step-by-Step Approach. Validation of the "Step-by-Step" Approach in the Management of Young Febrile Infants. Pediatrics. 138 (2), 2016, pii: e20154381.

17) Iikuni Y, et al. Current fever of unknown origin 1982-1992. Intern Med. 33 (2), 1994, 67-73.

18) 児玉和彦ほか. プライマリ・ケア外来における小児溶連菌咽頭炎の陽性咽頭所見. 外来小児科. 20 (1), 2017, 79-84.

19) Fine AM, et al. Large-scale validation of the Centor and McIsaac scores to predict group A streptococcal pharyngitis. Arch Intern Med. 172 (11), 2012, 847-52.

20) Igarashi H, et al. Abdominal pain and nausea in the diagnosis of streptococcal pharyngitis in boys. Int J Gen Med. 10, 2017, 311-8.

21) Miyamoto A, Watanabe S. Posterior Pharyngeal Wall Follicles as Early Diagnostic Marker for Seasonal and Novel Influenza. General medicine. 12 (2), 2011, 51-60.

22) Lavelle JM, et al. Two-Step Process for ED UTI Screening in Febrile Young Children: Reducing Catheterization Rates. Pediatrics. 138 (1), 2016, pii: e20153023.

23) 小児外来診療における抗菌薬適正使用のためのワーキンググループ. 小児上気道炎および関連疾患に対する抗菌薬使用ガイドライン―私たちの提案―. 外来小児科. 8 (2), 2005, 57-84. http://www004.upp.so-net.ne.jp/ped-GL/GL1.htm

24) 日本鼻科学会急性鼻副鼻腔炎診療ガイドライン作成委員会. 急性鼻副鼻腔炎診療ガイドライン 2010. http://minds4.jcqhc.or.jp/minds/ar/20130516_Guideline.pdf

25) Teng CL, et al. The accuracy of mother's touch to detect fever in children: a systematic review. J Trop Pediatr. 54 (1), 2008, 70-3.

26) Van den Bruel A, et al. Clinicians' gut feeling about serious infections in children: observational study. BMJ. 345, 2012, e6144.

27) Davis HW, Michaels MC. "Infectious Disease". Atlas of Pediatric Physical Diagnosis. Zitelli BJ, et al., eds. Philadelphia, Mosby, 2007, 432.

ご家族へ

Q 何度からが発熱なの？

　脇の下で測った体温（腋窩温）で37.5℃以上が発熱です。朝の方が低めで、夕方から体温が上昇してくる周期性（生物学的リズム）があります。夕方の体温は37.5℃でも平熱の子どもさんもいます。冷静に体温を記録してください。

Q どうやって熱を測るの？

　腋窩温は右と左の両方を測ってみてください。差が大きい人では右と左で1℃くらい違うこともありますが、異常ではありません。

　子どもの体温は周囲の環境の影響を強く受けます。赤ちゃんの場合は、衣類を着せすぎていないか確認してください。元気そうなのに体温が高いときは、衣類を1枚脱がせてもう一度測りなおしてみると平熱のこともあります。

　運動後や食事後は体温が高くなりやすいので、測定には不向きなタイミングです。

　耳に入れて測る鼓膜式の体温計は測定誤差が出やすく、実際の体温を正確に反映しにくいと言われていますので、おすすめではありません。脇の下に体温計を挟むのをどうしても嫌がる子どもさんには、測定時間が短いので鼓膜温でも構いません。

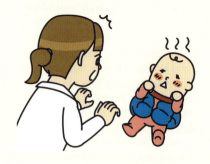

Q 熱はどういう理由で出るの？

　子どもの発熱は、感染症が原因のことが多いです。特に、いわゆる「風邪」が一番よくあるきっかけです。体温が高い方が、免疫細胞が活性化されて、細菌の増殖を抑えることができると言われています。つまり発熱は身体の重要な防御反応なのです。この場合の発熱は、あえて下げる必要はありません。

熱中症は、外気温が高すぎることによって無理やり起こってしまう体温上昇で、これは体温を下げる必要があります。

Q 熱が出たとき、どんな場合に受診したらいいの？

水分がとれない、あるいは遊ばないくらいぐったりするとき、いつもの風邪と違うなと思ったらすぐに受診を検討しましょう。お母さんが不安に思うときは受診した方がよいことが多いです。今までの経験から「大丈夫そう」という余裕があれば、解熱薬を使って元気が出るかをみてもよいです。子どもは40℃くらいの高熱が出ることがよくありますが、体温が高いだけでは脳に障害が残ったりすることはありませんので、40℃の熱があっても元気であれば解熱薬も使用しないでいいですし、救急受診する必要はありません。

Q 熱は下げた方がいいの？　冷やした方がいいの？　熱さましは？

熱が出たときに、首筋や脇の下など太い血管が表面にあるところを冷やすということは昔からよくされてきました。しかし、現在では発熱は身体を守る反応であることが分かっていますので、冷やしても体温は下がらないことが多いですし、下げる必要もありませんので、積極的に冷やすことは勧められていません。あくまでも手当ての一環として、「本人が気持ちよいように」冷やすのはよいことです。熱さましの貼り薬が薬局で売られていますが、物理学的に言えば体温を下げる効果は期待できませんので、おすすめしませんが、本人が希望すれば貼ってあげてもよいです。

解熱薬についても、積極的に熱を下げた方がよいということはありません。解熱薬を使ったからといって熱性けいれんになりにくいということもありません。逆に解熱薬を使ったからといって病気の治りが悪くなるということもありません。心臓や肺が弱い子どもさんは熱による負担を減らすために解熱薬を使うことはよいでしょう。もともと元気なお子さんは、体温のせいで眠れなかったり、水分が取りにくかったりするときに「本人が快適なように」解熱薬を使うのはありだと思います。

③ おっと！嘔吐

～重症疾患を見逃さない！ 脱水の程度を評価する！～

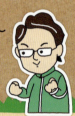

嘔吐の鑑別

　子どもは嘔吐しやすいです。胃腸炎が原因だと考えがちですが、子どもの嘔吐で多いのは、「咳き込んだ後に嘔吐する」という「咳き込み嘔吐」ではないでしょうか。また、高熱時にお腹が張って嘔吐する子どももよくみます。しかし、腹膜炎はもちろん、心疾患や代謝疾患など、嘔吐から発症する致命的な疾患もあります。

　私は、嘔吐がある患者さんをみるときは「ヤバい病気かもしれない！」と考えることにしています。胃腸炎は除外診断と心得て、**「胃腸炎ではない」と思い込むところから診察をスタート**します。同時に、胃腸炎は、病歴と身体診察と便の性状でだいたい原因微生物が分かります。

便をみない医者は小児科医に非ず！

　これを読めば、今日からあなたも便をみるのが楽しみになります！

 成人と子どもの違い

- 低血糖の定義が違う。小児では55mg/dL（文献によっては40mg/dL）未満を低血糖と呼ぶ。
- 集団生活で一気に広がる感染性の胃腸炎が多い。
- 腸閉塞の原因が大腸がんや術後癒着であることはまずない。腸閉塞をみたら絞扼性腸閉塞（内ヘルニア）を絶対に除外する。
- 脱水の進行が速い。

イメージしよう！ プライマリケアでよくみる疾患：illness script

いつ乳

　乳児が授乳後に「ケポッ」と吐くことです。乳児の胃は縦長で逆流しやすい形です。全身状態は良好で、食欲もあり、吐いてしまえば機嫌も良いです。体重増加不良があるときは、いつ乳ではない可能性を考えて精査の対象にします。

低血糖

　誘因はさまざまですが、低血糖を来す子どもは多いです。健康成人では、数日絶食しても低血糖には至らないと言われていますが、グリコーゲンや脂肪の蓄えが少ない子どもでは、より短時間でも絶食が続くと低血糖に陥ります。例えば胃腸炎のときに、夕方から朝まで食事をとらずにいると、「朝からぐったりしている」という主訴で受診します。成人のように糖尿病＋血糖降下薬が原因で意識障害を起こして受診するケースは非常に稀です。むしろ、**「子どもの低血糖は歩いてくる」**のです。子どもは低血糖に強く、血糖値40mg/dL台なら歩けるし、しゃべれる幼児を経験します。低血糖を来している子どもは、以下の3点で疑います。

①元気がない／不機嫌

②顔色が白っぽい

③お腹が軟らかい／筋緊張が低下している

　低血糖の「お腹の軟らかさ」は独特で、「パンの種をこねているような」「低反発のビーズクッションを触っているような」感覚がします。慣れればだいたいの血糖値が分かるようになります。

　では、小児の正常血糖値はどれくらいでしょう？ 実はあまりよく分かっていません。前述したように、血糖値の低さと症状が一致しないことも多く、正常値が決めにくいのです。『ネルソン小児科学』では、新生児期以降では55mg/dL未満を低血糖と定義しています[1]。45mg/dL[2]、40mg/dL[3]をカットオフにしているものもありますが、臨床の実感としては、ネルソンの定義がよさそうに思います。著明な低血糖（20mg/dL未満）を来すときは、内分泌代謝異常症（下垂体副腎機能低下、糖代謝異常、高インスリン血症）を疑うべきだと言われています。理想的には、ベッドサイドで50mg/dL未満の低血糖を確認したら、治療前に精査するための血液5〜10mL程度をcritical sampleとして保存しておく方がよいでしょう（乳酸、副腎皮質刺激ホルモン〔ACTH〕／コルチゾール、成長ホルモン〔GH〕、インスリンなどを調べる）[3]。しかし、臨床的にはケトン血性嘔吐症（後述）が多く、著明な低血糖、肝腫大などほかの徴候がなければ検査を行っていないのが実際ではないでしょうか。とはいえ、除外診断の意識を持っておきたいと思います。

胃腸炎

ウイルス性、細菌性がほぼ全部です。胃には炎症が生じないのだから（？）、腸炎と呼ぶべきだ！というご意見を伺ったことがありますが、臨床的には、嘔吐がメインになると胃腸炎、下痢がメインだと腸炎ぐらいのニュアンスで、明確に分けるメリットはないように思います。本項でもいろいろな書き方をしていますが、あまり深い意味はありません。乳児では嘔吐下痢と血便の鑑別診断としてミルクアレルギー（新生児－乳児消化管アレルギー）を一応考えますが0.21％と稀であるとする文献があります[4]。

当院を受診する子どもには必ず、「便を見せてください」とお願いします。ほかの医師にはあまり言われないようで、初めの頃は持ってこられていませんが、繰り返しているうちに持ってきてもらえるか、少なくとも写真を撮ってきてくれるようになります。

便は、消化管の情報を知るためにとても重要な診察対象です。**「便をみない医者は小児科医に非ず！」** を再度強調しておきます

ウイルス性と細菌性の臨床症状の違いは、教科書には強い腹痛や発熱と書かれていますが、それだけで見分けられるとは思えません。確かに血便が出る場合（いわゆる大腸型）は細菌性を強く疑います。便成分の少ない「真っ赤な血が肛門から出る」ケースは腸管出血性大腸菌の可能性大として特に注意します。ここでは血便がないケースでウイルス性と細菌性を見分けるためのコツを共有します。

●疫　学

一般臨床では、胃腸炎の原因はほとんどがウイルス性で、ノロウイルス、ロタウイルス、アデノウイルスが迅速診断可能です。食中毒で最も患者数が多いのは少量でも感染するノロウイルスです。一件の食中毒での感染者数が圧倒的に多いからです。全体で見ても細菌性腸炎の頻度は非常に低く、胃腸炎と診断したならば、初診時に抗菌薬投与の適応はほぼありません。

●病　歴

原因検索として、牛レバーで腸管出血性大腸菌、鶏肉や牛肉の生食（火の通っていないミンチ肉）ではカンピロバクター、生卵ではサルモネラ、作り置きチャーハンの再加熱ではウェルシュ、ハチミツではボツリヌス、井戸水ではエルシニアなど、聴くべき病歴はありますが、普通は、初診から数日後に病原体診断がついてから詳細に確認して何となく原因が分かるという感じではないでしょうか。集団感染のときは何人かみているうちに感染源（全員が食べた日、場所）が特定されます。食中毒を疑えば、24時間以内に保健所に報告します。渡航歴も確認しますが、幸い渡航歴が診断につながったケースの経験はありません。

症状が重要です。細菌性腸炎では高熱の頻度が高いです。しかしウイルス性でも、ノロは高熱を来すことがありgastric fluと表現されることもあります[5]。したがって、**高熱は細菌性と**

の鑑別には**有用でない**ことがあります。ただ、ノロの高熱は24時間以内に解熱することがほとんどで、高熱が48時間以上持続するときには細菌性の可能性が高いと私は感じています。**腹痛は細菌性の方が強い**印象ですが、ノロやロタでも強い腹痛を訴えることがあります。腹痛に局在があるときは細菌性を疑います（後述）。**嘔吐が非常に目立つときはウイルス性**の可能性が高いと思います。

● 身体診察

　腹壁の**「硬さ」**をみます。ウイルス性腸炎は小腸の液貯留を反映して腹部全体が軟らかく、左上腹部（空腸部）に液貯留の感覚があることが多いです。細菌性腸炎は右下腹部（回盲部）あるいは左下腹部（S状結腸部）がやや硬い印象を受けます。触診で診断するのは熟練が必要ですが、そのつもりで触れば、誰でも分かるようになります。右下腹部の圧痛は細菌性腸炎では虫垂炎より広い範囲にあります。

p.73 「腹壁の触診」についてはこちらを参照！

● 便所見

　緑か白か、粘液混じりか水様か、カルキ臭か酸臭かを主にみます。臨床症状と合わせて解説していきます。

・ロタウイルス

　便は白く、水っぽいです（**図3-1**）。カルキ臭あるいは精液臭と言われる独特の香りがあればロタウイルスで間違いなさそうです。臨床症状の特徴は、初日に嘔吐が3〜4回あった後、1〜2回の**嘔吐が2〜3日間**みられることと、**下痢が長引きやすい**ことです。嘔吐がおおむね1日以内で終わるノロとの区別になります。嘔吐のないロタもあります。A型とC型で若干症状が違います（C型の方が嘔吐や下痢が軽い。A型は1週間くらい下痢が続く）[6]。

・ノロウイルス

　便は茶色で、やや粘液混じりのことが多く、病初期には「ねっとりした」感じであることが多いです。臨床症状は**著明な嘔吐で発症**します。10回以上嘔吐することも稀ではありません。嘔吐は6時間から12時間ほど続きますが、その後、排便があれば治まることが多く、「半日我慢すればなんとかなる！」と励ましながら経口摂取を勧めます。高熱で発症することもあり、インフルエンザBと見分けがつかないときもあります（前述のgastric flu）。ほとんどのケースで24時間で解熱します。年齢により下痢の頻度に大きな違いがあり、年少児では数日（2〜3日）みられますが、小学生以上の年長児では下痢がなく嘔吐だけの症例も多いです[6]。うつりやすいので、大きな流行になることが特徴です。

・アデノウイルス

　便では診断がつかないこともあります。感度は高くありませんが、灰色の便をみたらアデノ

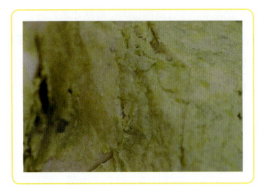
図3-1　便所見：ロタウイルス

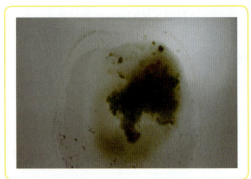
図3-2　便所見：サルモネラ

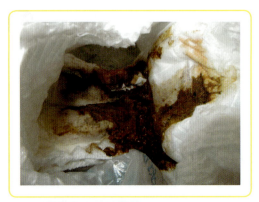
図3-3　便所見：カンピロバクター

ウイルスを疑います。ロタウイルスのような白ではなく、どちらかというと少し灰色寄りです（なぜなのかは、すみません、知りません）。幼児の長引く下痢の原因がアデノのことがあります。発熱はアデノウイルスの血清型によって頻度が異なるのですが軽度のことが多く、下痢はロタほど重度ではありませんが、ノロより長く、1週間程度は続きます[7]。

- 非チフス性サルモネラ

緑色の便が特徴的です（図3-2）。**血液混じりの緑色便と強い腹痛**を診ればサルモネラを考えます。緑色には変化せず、水様下痢が続くパターンもあります。

- カンピロバクター

図3-3のような**茶色下痢＋鮮血**がみられることがあります。発熱はサルモネラに比べると軽い印象です。腹痛を訴えます。

● 治　療

ルチーンで抗菌薬、制吐薬、止痢薬を使ってはいけません！

表3-1 原因菌ごとの抗菌薬の適応

病原体	潜伏期間	便へのウイルス排泄期間	適応があるときに使用する抗菌薬
腸管出血性大腸菌	3〜4日	―	ホスホマイシン
サルモネラ菌（非チフス）	半日〜2日（最短6時間）	―	アモキシシリン[8]
エルシニア	4〜6日	―	―
黄色ブドウ球菌（毒素による）	30分以内（遅くても6時間以内）	―	―
セレウス菌	嘔吐型6時間以内 下痢型8〜16時間以内	―	―
カンピロバクター	2〜7日	―	クラリスロマイシン[8]
ノロウイルス	半日〜2日	2〜5日にウイルス量が多い（乳児ではより長期間）。ウイルス排泄期間は4週間と長いこともある。	―
ロタウイルス	2〜3日	10日。3割は3週間ほど排泄が続く。	―

第2章 症状でひらめくコモンディジーズ

おっと！嘔吐〜重症疾患を見逃さない！脱水の程度を評価する！〜

　脱水の予防を目的とした水分摂取を励行します。水分の絶対量に気をつかうだけでなく、低血糖や低ナトリウムに陥らないように指導しましょう。抗菌薬の適応として、菌血症やショックなどで入院が必要な場合や、ステロイドや免疫抑制薬使用中の合併症リスクが高い症例、渡航者下痢症が挙げられます。すなわち、**プライマリケアの現場では全例に抗菌薬を投与すべきではありません**。腸管出血性大腸菌腸炎に抗菌薬を投与すると溶血性尿毒症症候群（hemolytic uremic syndrome；HUS）発症リスクが上がるかどうかに結論は出ていませんが、ほとんどの症例は対症療法で改善するので、慎重であるべきだろうと考えています。原因菌が判明した後に抗菌薬適応がある場合の選択を**表3-1**にまとめます。吐き気止めや止痢薬は科学的根拠に乏しく推奨されませんので、ルーチンでは投与しないようにします[9]。

p.144 「脱水への対応」についてはこちらを参照！

急性中耳炎

　小児の下痢の鑑別診断に必ず急性中耳炎と書いてあるのですが、常に鼓膜をみている私は、感度も特異度も全然高くないと思っています。

p.34 「急性中耳炎の診断」についてはこちらを参照！

腸重積

乳児期（生後3カ月以降）の嘔吐の原因として必ず鑑別に挙げます。男児の方が2倍多いです。6歳以上は稀で、年間4,000人前後が発生し、決して稀ではありません。多くの場合は特発性で、胃腸炎などの先行感染もよくみられます。発症からの経過時間と腸管壊死とには有意に関連があり、**48時間以上経過しているものは要注意**です[9]。できるだけ早く診断して治療する必要があります。器質的病変を有するのは年長児に多く、5歳以上では60％が病的先進部を持つとされます[9]。したがって、年長児の腸重積を診断したときは、メッケル憩室や重複腸管、若年性ポリープ、悪性リンパ腫などがないか検索する必要があります。IgA血管炎の腸重積も知られています。ロタウイルスワクチンによる発症は自然発症に比べると非常に低率です（ワクチンの項参照）。

 「症状診断」についてはこちらを参照！

 「ワクチンの接種禁忌」についてはこちらを参照！

絞扼性腸閉塞（絞扼性イレウス）

腸閉塞に伴って腸間膜の動静脈が圧迫され、腸管の循環不全を起こすものを絞扼性腸閉塞といいます。絞扼性イレウスという言葉は今も臨床でよく使われますが、現在は、物理的な閉塞による通過障害を腸閉塞（以前の機械性イレウス）、腸管麻痺による通過障害をイレウス（以前の機能性イレウス）と、原因により分類するようになっています[10]。

小児では突然の腹痛に引き続き嘔吐があり、全身状態が悪化します。腹痛→嘔吐の発症順序のときは要注意です。前述した腸重積症のほかに、腸間膜裂孔ヘルニアや索状物による圧迫、あるいは先天性の腸回転異常症に伴うものに注意が必要です。放置すると腸管壊死から敗血症を来し致死的になりますので、緊急手術の適応です。腹部エックス線を撮った場合は腸管ガスの特徴的な分布（ガスレス）の存在に気付くこともありますが、疑ったらなるべく早く輸液して、手術室に行く方が大事です。

手術歴のない腸閉塞は、絞扼性腸閉塞を疑う！

その他

頻度は稀ですが、鑑別診断として重要なものを列挙しておきます。原因が分からない嘔吐のときは検討します。

妊娠、尿毒症、敗血症、急性副腎不全（先天性副腎過形成など）、代謝異常：糖尿病性ケトアシドーシス（diabetic ketoacidosis；DKA）、薬物中毒、尿路感染症、toxic shock syndrome（TSS）

第2章 症状でひらめくコモンディジーズ

エキスパートを目指す 嘔吐診断：自家中毒と周期性嘔吐症候群との違い

　やせ形の幼児、あるいは小学生が突然吐き始めて止まらずに受診し、検査では器質的疾患が見つからないことがあります。そして、点滴するとすぐに改善するにもかかわらず、数週間から数カ月するとまた同症状でやってくる疾患を「自家中毒」と小児科では呼んでいます。日本で命名された症候群のようで、海外の文献ではほとんど出会いません。発病初期から尿ケトンが陽性であることが多く、「ケトン血性嘔吐症」とも言われ、日本語の教科書の大部分は同一疾患として扱っています。低血糖を伴うと「ケトン血性低血糖症」とも言われます。風邪や精神的ストレスがきっかけになることもありますが、軽症の場合は糖分の補給（例えば経口補水液）で、重症の場合は糖の入った輸液を行うことですっきり回復します。発作の間は全くの無症状です。

　とてもよく似た症候群に「周期性嘔吐症候群」があります。『ネルソン小児科学』にはcyclic vomitingとして記載され[11]、国際頭痛分類にも周期性嘔吐症候群として記載があります[12]。周期性嘔吐症候群の診断基準は以下のとおりです。
Ⓐ強い悪心と嘔吐を示す発作が5回以上あり、ⒷおよびⒸを満たす。
Ⓑ個々の患者では症状が定性化しており、予測可能な周期で繰り返す。
Ⓒ以下のすべてを満たす。
　①悪心、嘔吐が1時間に4回以上起こる。
　②発作は1時間〜10日間続く。
　③おのおのの発作は1週間以上の間隔をあけて起こる。
　④発作間欠期には完全に無症状。
　⑤その他の疾患によらない。
　周期性嘔吐症候群は、将来片頭痛へ移行する可能性が高いこと（正確な頻度は不明だが3割くらい？）、女児に多いこと、片頭痛治療薬が有効であることが多いこと[13]などから、自家中毒やケトン血性嘔吐症とは分けて考えた方がよさそうです。周期性嘔吐症候群と同じ症状ですが、腹痛が強い場合（腹痛＞＞嘔吐）は腹部片頭痛という病名になります。
　周期性ACTH-ADH分泌過剰症候群と周期性嘔吐症候群とが同じであるという意見もわが国ではありましたが、ACTHや抗利尿ホルモン（ADH）が過剰分泌されたときには、高血圧やナトリウムの異常がみられますので、これも別の症候群として考えた方がよさそうです。
　上に挙げたすべての症候群について、原因はまだ分かっていません。

　小児科でも妊娠は常に鑑別診断として残しておきます。DKAは経験したことがありますが、嘔吐はみられませんでした。発熱性尿路感染症のときに嘔吐することはありますが、感度、特異度ともいまいちです。急性副腎不全やTSSは緊急治療が必要ですが、私は幸い経験したことはありません。

ベーシックレクチャー

知っておきたい医学用語：胆汁性嘔吐

原因疾患

　胆汁性嘔吐を訴える患者さんをみたときには、そうでないと言えるまで腸閉塞があると考えます。嘔吐が頻回のときには、胃腸炎でも胆汁性嘔吐を来すことがあります。しかし、**胆汁性嘔吐を来す疾患は、致死的な外科的疾患が多いので注意が必要**です。腸重積症、腸回転異常症からの腸閉塞、索状物からの内ヘルニアなどを鑑別しましょう。

　胆汁は肝臓で作られ、胆嚢に貯蔵され、十二指腸のVater乳頭から分泌されます。したがって、閉塞部位がVater乳頭より頭側（胃の方）だと非胆汁性嘔吐、尾側（小腸の方）だと胆汁性嘔吐になります。非胆汁性嘔吐を来す代表例は肥厚性幽門狭窄症です。乳児期早期（生後3カ月未満）で頻回に嘔吐するが哺乳したがるという症状で受診し、吐物が「ミルク／母乳＝非胆汁性」であれば、肥厚性幽門狭窄症を疑います。逆に胆汁性嘔吐なら、幽門狭窄症以外の疾患がないかをまず考えてみる必要があります。Vater乳頭より遠位の閉塞は胆汁性になるということです（図3-4）。

胆汁性嘔吐はどんな嘔吐？

　前述のように非常に重要な症状である胆汁性嘔吐ですが、「胆汁性嘔吐とは何か？」という問いに明確に答えている教科書は（私の浅学ゆえかもしれませんが）非常に少ないです。胃液は

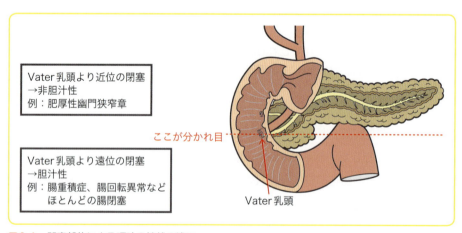

図3-4　閉塞部位による嘔吐の性状の違い
閉塞部位が胃側だと非胆汁性嘔吐、小腸側だと胆汁性嘔吐

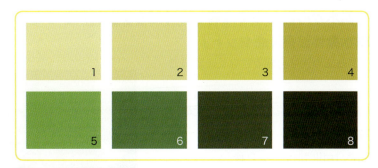

図3-5 胆汁性嘔吐の色調

透明です。胆汁は最初は黄色ですが、小腸に長時間とどまると緑色になります。つまり、黄色がかった吐物は、飲食物による着色が原因でなければ、胆汁性嘔吐の可能性があるとして扱うことが見逃しを防ぐ上では大事です。

では、どの程度の胆汁性嘔吐なら外科に紹介すればよいでしょうか？ 図3-5の3番以降の色なら小児外科にコンサルトした方がよいかもしれません。少なくとも5番より濃い色は明らかに問題がありますので、外科的疾患の除外が先決です。

ごみ箱を見よう！
吐物の性状を確認するときは、聴き取りだけでなく、拭き取ったハンカチに付いた色、入院中ならごみ箱のティッシュまで見るようにしましょう。

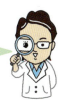

看護の視点（嘔吐編）

 最初に要点！

① 「ファーストコンタクト」でみる：循環に注意。脈拍数、CRTを確認！
② 3つの質問：1.「ぐったりしていますか」
　　　　　　　2.「半日以上吐き続けていますか？」
　　　　　　　3.「嘔吐以外の症状はありますか？」
③ 経過観察の一言：「半日以上吐き続けるとき、ぐったりするときはもう一度受診してください」

★「嘔吐して脱水が心配なので点滴してください」にバシっと答える「家庭でできる脱水身体診察4点セット」

ほとんどの子どもに点滴は必要ではなく、家庭で治療できます。

点滴が必要な中等症以上の脱水を見分けるためにはスコアが提唱されています。

- CRT（capillary refill time）＞2秒
- 粘膜の乾燥
- 涙がない
- 全身状態が悪い

上記の4項目のうち2項目以上あれば5％以上の脱水の可能性が高くなり、すべてないなら可能性は低くなります[14]。別のスコアでは、全身状態、涙、皮膚のツルゴール、呼吸の4項目をみます[15]。

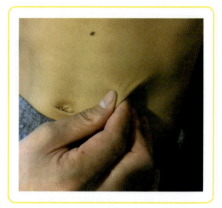

図3-6　皮膚のツルゴール

- **CRTの計測法**：体温の影響は受けにくいですが、外気温の影響は受けやすいので、測定環境に気を付けましょう。家庭でできるように指導しましょう。
- **粘膜の乾燥**：口の中の、歯肉と唇の間に唾液が溜まっているかで判断すると分かりやすいです。唾液が全くみられず乾燥していれば、脱水は中等度以上でしょう。併せて皮膚の乾燥をみるように指導します。
- **皮膚のツルゴール**：腹部の真ん中からやや側面よりの部分を縦につまんで、離したときに皮膚が戻るまでの時間を計測します。2秒以内に戻れば正常です（図3-6）。

脱水症の時は呼吸数が増えます。呼吸器疾患や循環器疾患の鑑別が必要です。全身状態で、ぐったりしているあるいは過敏に泣いているときは脱水が疑われます。「点滴しても暴れて抜かないくらいぐったりしている」ように見えるときには点滴した方がよいような気がします。

以上を踏まえて私は、**「CRT」「口の中の乾燥」「脇の下の乾燥」「点滴を抜かないくらいぐったり」**の4点セットを患者さんに説明しておいて、家庭でも家族に観察してもらっています。すべて大丈夫なら、「今のところ点滴の必要はありませんよ♪」と言ってあげられると思います。普段と比較して体重があまり減少していないことを確認するのもよいでしょう。

経口補水液について説明して、帰宅してもらいます。母乳が飲めるなら母乳をやめさせる必要はなく、欲しがるだけ与えてよいです。ミルクは薄めず、そのまま飲ませてよいです。

 p.67　「CRTのとりかた」についてはこちらを参照！

★必殺の経過観察の一言！「半日以上嘔吐していませんか？」

嘔吐がひどくて家族が心配する感染症はだいたいノロウイルスであり、10回以上嘔吐していることも少なくありません。嘔吐し始めた時刻を聴きます。私の経験では、ノロウイルスの嘔吐はだいたい6〜8時間程度で治まります。朝の7時から嘔吐し始めたとしたら、「15時のおやつの時には少し飲めるようになりますよ」と説明します。嘔吐から数時間たつと下痢が始まり、お腹がすっきりして嘔吐が減り、飲めるようになります。もともと便秘がひどい子の嘔吐は長引きやすいので、初診の段階で浣腸の適応があるか判断します。**嘔吐→下痢の順番で出現**します（嘔吐下痢症といいます。下痢嘔吐症とは言いません）。

逆に、朝から吐き始めた嘔吐が夜まで持続するときは、胃腸炎ではない、あるいは胃腸炎であったとしても点滴が必要な状態を疑いますので、救急受診を勧める方がよいです。早朝からの嘔吐が夕方まで続くことで判明した、胃腸炎に合併した腸重積を経験したことがあります。**嘔吐は持続時間に注意！**

★こんなときは専門医に！

胃腸炎に関連した合併症を起こしているときは小児科専門医に紹介してください（医師に促してください）。

脱水が中等度以上、電解質異常（ナトリウム・カリウム異常が多い）、血糖異常（低血糖が多い）、HUS（貧血、乏尿、浮腫などがみられる）、乳糖不耐症（胃腸炎後の止まらない下痢の原因として考える。「酸っぱいにおいの下痢」）

また、以下のようなときも小児科専門医に紹介ください。

診断が確かでないとき、6カ月未満、腹痛がひどいとき、尿量が減少しているとき、低血圧があるとき、貧血があるとき、基礎疾患があるとき、家族がケアできないとき、2週間以上続くとき

★赤いおしっこが出た！

胃腸炎の赤ちゃんのおむつが赤くなり、「血尿でしょうか!?」と受診されることがあります（図3-7）。これは、ピンク色おむつ症候群（pink diaper）といって、ほとんどが尿中の塩類が結晶化したもので、血尿ではありません。脱水症が背景にあることが多いので、経口摂取を励行することで解決します。

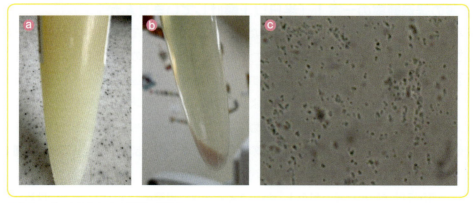

図3-7 ピンク色おむつ症候群の尿所見
ⓑ遠心分離すると、結晶が沈殿する。ⓒ検鏡すると結晶成分が見える。

引用・参考文献

1) Kliegman RM, et al., eds. "Hypoglycemia". Nelson Textbook of Pediatrics. 20th ed. Philadelphia, Saunders, 2015, 773.
2) 長谷川行洋. "症例から学ぶ初期治療のポイント3. 低血糖". はじめて学ぶ小児内分泌. 東京, 診断と治療社, 2011, 142.
3) Sunehag A, et al. Approach to hypoglycemia in infants and children. UpToDate, 2018. https://www.uptodate.com/contents/approach-to-hypoglycemia-in-infants-and-children
4) 日本小児アレルギー学会. 食物アレルギー診療ガイドライン 2016. 東京, 協和企画, 2016, 157.
5) 大西聡. ノロウイルス（乳幼児・小児）. 日本臨床. 70（8）, 2012, 1366-70.
6) 佐久間孝久ほか. 感染性胃腸炎--特にsmall round virusesの臨床. 日本医師会雑誌. 115（7）, 1996, 1103-11.
7) 佐久間孝久. 外来小児科における Enteric Adenovirus 40, 41による小児胃腸炎の臨床症状. 外来小児科. 2, 1999, 191-202.
8) 大西健児ほか. JAID/JSC感染症治療ガイドライン2015：腸管感染症. 感染症学雑誌. 90（1）, 2016, 31-65.
9) 厚生労働省健康局結核感染症課. 抗微生物薬適正使用の手引き 第一版. 2017. http://www.mhlw.go.jp/file/06-Seisakujouhou-10900000-Kenkoukyoku/0000166612.pdf
10) 日本小児救急医学会監修. エビデンスに基づいた 小児腸重積症の診療ガイドライン. 東京, へるす出版, 2012, 80p.
11) 急性腹症診療ガイドライン出版委員会編. 急性腹症診療ガイドライン2015. 東京, 医学書院, 2015, 188p.
12) "Vomiting". 前掲書1. 1760-1.
13) 日本頭痛学会・国際頭痛分類委員会訳. 国際頭痛分類. 3版beta版. 東京, 医学書院, 2014, 256p.
14) 疋田敏之. 小児周期性症候群. 脳と発達. 44（2）, 2012, 125-8.
15) Steiner MJ, et al. Is this child dehydrated? JAMA. 291（22）, 2004, 2746-54.
16) Levine AC, et al. External validation of the DHAKA score and comparison with the current IMCI algorithm for the assessment of dehydration in children with diarrhoea: a prospective cohort study. Lancet Glob Health. 4（10）, 2016, e744-51.
17) Elliott EJ. Acute gastroenteritis in children. BMJ. 334（7583）, 2007, 35-40.

ご家族へ

Q 胃腸炎って何？

嘔吐したり、下痢をしたり、胃腸の症状が主に出る病気です。熱が出ることもあります。原因のほとんどは集団生活で感染するウイルス性ですが、時に食べ物から感染する細菌性のものもあります。ウイルス性は、ノロウイルス、ロタウイルスによるものが有名ですが、アデノウイルス、アストロウイルスほか、いろいろあります。細菌性は、サルモネラ、カンピロバクターが多く、大腸菌によるものもあります。細菌性のときは血便が出ることもあります。

Q 診断はどうするの？

症状で診断します。便の結果で治療が変わらないことがほとんどなので、便の検査は必ずしも必要ではありません。

Q 胃腸炎にならないようにするにはどうしたらいいの？

保育所や幼稚園で集団感染するウイルス性のものは、手洗いを徹底するくらいしか防ぎようがありません。家庭内では、おむつを替えたときなどに手洗いをしっかり行いましょう。

細菌性の食中毒を防ぐには、生卵や生肉（鶏肉、豚肉、牛肉など）を子どもに食べさせないこと、殻にひびが入っている卵は必ず加熱すること（殻の中に菌が侵入していることがある）、生卵や生肉を調理した後のまな板や包丁、箸などの調理器具や手指は必ず除菌することです。特に夏は気温が高いので、室温に置いておくと菌が爆発的に増えます。冷蔵庫に保存していても菌は死にません。加熱が大事です。爬虫類や哺乳類からも感染することがありますので、糞の処理に気を付けます（手袋をしましょう）。

日本小児科学会では、小児に生肉・生レバーを食べさせるのをやめるように勧告を出しています。これらを食べて腸管出血性大腸菌に感染した場合、ひどい場合は死に至ることもあります（https://www.jpeds.or.jp/uploads/files/saisin_110727.pdf）。

Q 嘔吐物や便の処理はどうしたらいいの？

嘔吐物は手袋とマスクを着用し、ペーパータオルなどで飛び散らないようにふき取ります。乾燥させると空気に飛び散って空気感染の原因になりますので、はやめに取りましょう。その

後、次亜塩素酸ナトリウム（キッチンハイター®など）を薄めたもの（塩素濃度200ppm以上＝キッチンハイター®（5％）5mL（ペットボトルキャップ1杯分）＋水500mL）で水ぶきして、その後、乾いたぞうきんでふいて乾かします。みた目より広い範囲に飛び散っているので、広めに消毒しましょう。汚染したものは袋に入れて破棄しますが、再利用したいときは、塩素濃度1,000ppm以上（キッチンハイター®25mL（キッチンハイター®のキャップ1杯分）＋水500mL）の次亜塩素酸ナトリウム溶液に20分以上浸します。金属に対しては腐食作用があり気を付けます。皮膚には次亜塩素酸ナトリウムは使えませんので、手洗いは流水を使って石鹸で行います。（キッチンハイター®は放置しておくと塩素濃度が低くなるので、メーカーは濃いめに薄めることを推奨しているそうです〔花王のホームページより　https://www.kao.com/jp/soudan/topics/topics_083.html〕）。

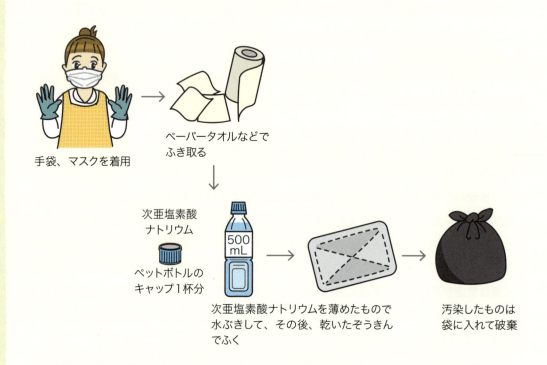

Q 脱水にならないようにするにはどうしたらいいの？

　吐いていたとしても、少しずつでもよいですから水分補給しましょう。経口補水液（ORS）を利用すると便利です。OS-1®、O.R.S.®などが薬局に売っています。

　飲ませる量は、体重にかかわらず、50～100mLを最初の目安にします。開始から3～4時間で体重1kg当たり50～100mL（10kgなら500mL～1,000mL程度）飲めればOKです。嘔吐してしまっても、10分ほど待ってから繰り返し飲ませてください。少しは吸収されていま

す。たくさん飲めないお子さんは、スプーンで1杯ずつでもよいですから、根気強くあげてください。1口であげる量を少なくして回数を増やすと吐かずに飲むことができるものです。スプーンでゆっくり飲ませてください。無理に食事をあげる必要はありません。点滴の内容は、水分と糖分と塩分ですから、口からとれれば、それでよいのです。

　経口補水液を嫌がるお子さんには、リンゴジュース（糖分が取れます。半分に薄めて飲んでもよいです）、味噌汁やスープ（塩分がとれます）もよいです。お茶や水だけでは、低血糖になったりナトリウムが足りなくてぐったりしたりします。飲ませるものも工夫しましょう。

Q　どんなときに救急受診すればよいの？

　半日以上吐き続けるとき、腹痛が強いとき、血便が強いとき、ぐったりしているとき、顔色が悪いとき、尿が赤いときなどは緊急事態のことがありますので、受診しましょう。

Q　いつから集団生活していいの？

　明確な基準はありませんが、嘔吐や下痢が止まって食事が普段通り食べられるようになったら保育園や幼稚園に行ってよいと考えます（厚生労働省「2012年改訂版 保育所における感染症対策ガイドライン」https://www.mhlw.go.jp/bunya/kodomo/pdf/hoiku02.pdf）。

　ノロウイルスでは、2〜3日間が最もウイルスが多い期間です。しかし、ノロウイルスやロタウイルスは2〜3週間便から排出されることがあるので、下痢がなくなったからといって、うつらないわけではありません。おむつを替えた後や排便後は石けんで丁寧に手洗いする必要があります。

4 たかが腹痛、されど腹痛

~多様な疾患が原因！ スコアを使った腹痛診断！~

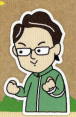

腹痛の鑑別

　腹痛を主訴に受診する子どもは意外に多いものです。言語で表現する能力がまだ育ちきっていない時期には、腹痛の訴え方もさまざまです。虫垂炎で腹痛があるはずなのに、別の場所（例えば耳）を痛いと訴えたり、中耳炎なのに腹痛を訴えたりします。

　胃腸炎をはじめとして、嘔吐を伴う疾患が多く、嘔吐と腹痛の発症順序を病歴聴取で明らかにしておくことは原因を特定する上でとても重要です。

 成人と子どもの違い

- 便秘によるものが多い。
- 大動脈解離や上腸間膜動脈（SMA）塞栓症などの血管系の疾患は小児ではとても稀。小児で血管系の腹痛といえば、ヘノッホ・シェーンライン紫斑病（Henoch-Schönlein purpura；HSP）をよく経験する。
- 精巣捻転は小児に多いので、鑑別から外さない。
- 腸閉塞の原因として癒着性はほとんどない。手術歴のない腸閉塞は内ヘルニアを疑うことが原則。

イメージしよう！ プライマリケアでよくみる疾患：illness script

便秘症

　小児の腹痛の原因として便秘症は非常に多いです。痛みがとても強いので、救急車で受診することもあります。間欠痛＝全く痛くない時間帯がある痛みで受診します。痛みは「腹部全体」

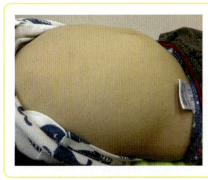 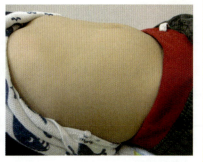

図4-1　便秘症の排便前（左）と排便後（右）

と訴えることが多く、圧痛の場所は一定しません。しいて言えば、便がたまっている左下腹部を押さえると痛がり、そこに便の塊があります。腹部は横から見ると膨隆していますが、浣腸するとすっきりよくなります（図4-1）。

　便秘診断のコツは、便塊を触れたら、家族にも触ってもらうことです。「ここにソーセージみたいにゴリゴリ触れるやつが便だからね。これが出たら楽になるよ」と説明します。「毎日便は出ています」という家族もこれで納得します。グリセリン浣腸は1～2mL/kgです。便が大きくて硬くて痛くて出なさそうなときは、オリーブオイルで浸軟しておいて、グリセリン浣腸する「ワンツー浣腸」（私の便秘治療の師匠である愛仁会高槻病院の西島栄治先生に教えてもらいました）をします[1]。年長児、特に女児は浣腸を嫌がったりトラウマになったりすることがありますので、緊急性がなく他の疾患が鑑別できるのであれば、ピコスルファートナトリウム（ラキソベロン®）や酸化マグネシウムで対応することもあります。

　重要なことは間欠痛であることと、浣腸で排便があれば完全に痛みが消失することです。浣腸後は必ず腹部診察で痛みが持続していないことを確認しなければ虫垂炎などを見逃します。

溶連菌性咽頭炎

　発熱と腹痛で「虫垂炎疑い」として紹介されてくる子どもに溶連菌性咽頭炎を見つけることが病院勤務時代によくありました。溶連菌性咽頭炎で腹痛を来すことはどの教科書にも書いてありますが、あまり知られていないようです。**腹痛の特徴は圧痛が乏しく、しいて言えば臍周囲を痛がります**。発熱は高熱のこともありますが、プライマリケアでは微熱の方が多いです。熱がなくても喉はみましょう。抗菌薬治療を行えば腹痛も一発で治ります。

　「溶連菌性咽頭炎」については
こちらを参照

インフルエンザ

　臨床的にはインフルエンザＢでは、腹痛や下痢などの消化器症状が目立つ気がします。しかし、論文によってはインフルエンザＡとＢとで大きな違いはないとするものもあり、メタ解析をしてしまうと有意差は出ないようです[2]。小児の入院例ではインフルエンザＡとＢとで腹痛の頻度には大きな差はなく、Ｂの方が下痢が多かったという結果でした[3]。これらの論文を読んでも、「やっぱりインフルエンザＢの方が消化器症状が多いけどなあ」と思ってしまいますが、気のせいかもしれません。筋痛はＢの方が多いと報告されていますが[3]、臨床的にはそうでもない（Ａも結構痛がる）かなと思います。型による違いは未解決として、**小児のインフルエンザで腹痛を訴えるときは、心筋炎や肺炎を必ず鑑別しておく**必要があると私は思っています。

p.97 「インフルエンザ」については
こちらを参照

肺炎／胸膜炎

　ネルソンの教科書にも「腹痛は下葉の肺炎によくある症状である」と記載されています[4]。胸痛は肺炎の可能性を上げるので[5]、主訴として腹痛を訴えることはあり得ます。痛みの性状は必ずしも胸膜痛のような呼吸変動のあるものとは限りません。右上腹部痛＋発熱を主訴に受診し、腎盂腎炎疑いで入院していた女児が聴診で肺炎と判明した経験があります。**腹痛のときには下葉の聴診を丁寧に行いましょう。**

溶血性尿毒症症候群

　顔面蒼白と強い腹痛を訴える子どもでは必ず溶血性尿毒症症候群（hemolytic uremic syndrome；HUS）を鑑別に上げます[6]。腹痛は腹部全体に及びますが右側結腸に炎症が強く、腹膜炎を呈することもあります。**tenesmus（裏急後重：渋り腹＝排便後すぐに便意をもよおす）がよくみられます**[7]。腹部超音波が参考になります。上行結腸の著明な壁肥厚があり、腎輝度の上昇があればHUSを強く疑います。

　原因は２つに分けられます。志賀毒素を産生する腸管出血性大腸菌（enterohemorrhagic *Escherichia coli*；EHEC）のうちShiga toxin-producing *Escherichia coli*（STEC）が90％を占めます（STEC-HUS）。残りの10％は補体異常などを原因とする非典型的HUS（aHUS）と呼びます。EHECの潜伏期間が４日（３～７日）で、下痢発症から（３～）４日程度で便成分の少ない真っ赤な血便が出現し、その４日後（下痢出現の４～10日後）に１～10％の症例でHUSを発症します（４日ずつで覚えると覚えやすい）。４分の１～３分の１で中枢神経症状を来し、死亡率は２～５％にも上ります。HUSを起こすSTECの血清型はO157

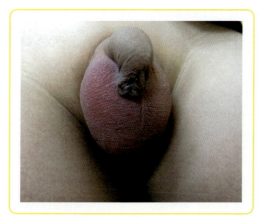

図4-2　陰嚢の発赤
発赤だけでは診断的価値はない。この症例は特発性急性精巣上体炎であった。

が圧倒的に多いですが、O26、O111、O121、O145などが検出されており、これらの血清型が便培養にみられたときは、ベロ毒素（verotoxin；VT）を検査します（海外で報告されたO104にも注意）。分離された菌からVTが検出された場合は感染症法の3類感染症として直ちに全例報告が必要です[8]。ガイドラインがありますので一読をお勧めします[9, 10]。

急性陰嚢症

　精巣捻転症（精索捻転症）と精巣上体炎、精巣炎を鑑別に上げます。**精巣捻転症の発症年齢分布は新生児期と思春期の二峰性**です。ピークは13～14歳で、**夜間睡眠中や早朝に発症**します。精巣捻転症は左に起こることが2～3倍多いです。左の精巣が右に比べて挙上しているときは精巣捻転症を疑います。診断については後述します。精巣捻転症では手術が遅れると精巣の機能が失われますので、疑った時点で可及的速やかに手術ができる専門医に紹介する必要があります。

　精巣捻転症とは異なり、精巣上体炎は嘔気・嘔吐を認める頻度が低く、**昼間の発症**が多いです。触診では精巣ではなくその後面にある精巣上体に圧痛があります。尿路感染なので尿白血球が出そうですが、検出頻度は50％前後です。思春期前には尿路感染を伴わない特発性精巣上体炎があります。原因は不明ですが、私も数例の経験があります（**図4-2**）。

　精巣炎はおたふくかぜに罹患した後のものが有名です。レアなものとしてHSPの陰嚢病変もあります。日本泌尿器科学会「急性陰嚢症診療ガイドライン」を一読しておくとよいでしょう。急性陰嚢症の鑑別を**表4-1**に挙げます[11]。

表4-1 急性陰嚢症の鑑別（日本泌尿器科学会「急性陰嚢症診療ガイドライン2014」）

	精巣捻転症	付属小体捻転症	精巣上体炎
発症	急激	時に急激	緩徐
疼痛の既往	時にあり	なし	なし
全身症状	嘔吐・腹痛	なし	発熱
視・触診	精巣の挙上・横位 全体の腫脹	blue dot sign 腫脹は軽度	精巣上体の硬結
精巣挙筋反射	なし	あり	あり
検尿	異常なし	異常なし	時に膿尿
グレースケールエコー	精巣内部不均一 捻転部の腫瘤	精巣異常なし	精巣上体の腫脹
カラードプラエコー	精巣内血流の消失、減弱	精巣血流あり	精巣上体の血流増強

（文献11より引用）

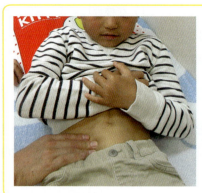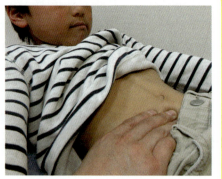

図4-3 Carnett徴候の取り方

腹壁痛

小学生くらいで、**かなり痛がるわりに消化器症状に乏しい**ときには、腹壁痛のことがあります。Carnett徴候が陽性になります。Carnett徴候をとるときは、臥位で腹筋運動をするように頭を起こして腹部の筋肉に力を入れてもらいます。それで自発痛が増強するか、圧痛が増強あるいは不変である場合は陽性です（図4-3）。腹壁の筋肉が腹部臓器の防御壁となるので、もしも腸管由来の痛みであれば圧痛は減弱するはずです。年長児の急性あるいは慢性の右下腹部痛でCarnett徴候陽性ならば前皮神経絞扼症候群（anterior cutaneous nerve entrapment syndrome；ACNES）が多いという報告があります[12]。ACNESは指1本で押さえられる腹直筋外側の限局した痛みです。ACNESに分類できない腹壁痛も多く経験します。

ヘノッホ・シェーンライン紫斑病（HSP）

HSP＝IgA血管炎です。記述によってさまざまですが、約半数（60％）に腹痛がみられます。3分の1（30％）の症例で紫斑が出る前に腹痛が生じます。血便は50～75％にみられ、1～8％は腸重積症を合併します[13]。

虫垂炎

虫垂炎は初診では見逃すものと心得ます。「虫垂炎を見逃したことがない！」という人は、よほどの名医か、まだみた患者数が少ないのでしょう。

その他の致命的になり得る腹痛の鑑別

内ヘルニア（腸間膜裂孔ヘルニア、索状物による絞扼性腸閉塞）、外ヘルニア（鼠径ヘルニアの嵌頓）、糖尿病性ケトアシドーシス（diabetic ketoacidosis；DKA）、心筋炎、細菌性髄膜炎などを鑑別しましょう。

ベーシックレクチャー

虫垂炎の診断：スコアリングを使う、診察能力を鍛える

初診時の正診率は50～70％で、手術したら正常虫垂だったということが10～20％あり、穿孔率は30～40％で、医療が進歩した現在でも昔と変化はないと言われています[14]。

特に幼少時（3歳未満）は初期に痛みを訴えることが少なく、発見されたときには腹膜炎になっていることが多いです。小学生になると成人同様の症状で受診します。**重要な問診は「歩いたり、くしゃみや咳をしたときに痛みが増えますか？」**です。heel-drop jarring sign（かかと落とし試験）で陽性であればさらに疑わしいです。虫垂炎は見逃しやすく、診断のための画像検査の閾値を設定しなければならないので、スコアリングを使うことも多いと思います。虫垂炎のスコアリングの特徴は感度が高いが特異度が低いということで、「虫垂炎ではないと証明するために」使います。外来での積極的診断は「腹部診察のうまさ」と「腹部超音波」に依存します。

虫垂炎を診断するためのスコアは成人同様にMANTRELSスコア（＝Alvaradoスコア）が

表4-2　MANTRELSスコア

Migration：痛みの移動	1点
Anorexia：食欲不振	1点
Nausea：嘔気、嘔吐	1点
Tenderness：右下腹部の圧痛	2点
Rebound pain：反跳痛	1点
Elevated temperature：発熱≧37.3℃	1点
Leukocytosis：白血球増多	2点
Shift to the left：白血球の左方移動（好中球＞75％）	1点
スコアの合計	10点

（文献15より引用）

表4-3　pediatric appendicitis score

食欲不振	1点
嘔気、嘔吐	2点
痛みの移動	3点
発熱＞38℃	4点
咳や打診や跳躍での痛み	2点
右下腹部痛	2点
白血球数＞10,000μL	1点
好中球の増加（7500μL）	1点
スコアの合計	10点

（文献16より引用）

覚えやすいです（**表4-2**）。4点以下であれば感度99％で除外できますが、特異度はあまり高くないです（7点以上で特異度76％）[15]。小児特有のスコアリングでは、pediatric appendicitis score（PAS）があります（**表4-3**）。2点以下は虫垂炎見逃しの可能性は2.4％のみ、7点以上で虫垂炎でないことは4％のみとされています[16]。

　2018年にpediatric appendicitis risk calculator（pARC）が開発されました。PASより診断特性がよいということになっていますが、今後の検証を待つ必要があります。特徴は年齢・性別が入っていることと、歩くと痛いという重要な病歴が加わっていることです[17]。

　虫垂炎を見逃さないためのコツはまず「必ず疑う」ということです。p.158に虫垂炎の見逃し症例について共有しますが、「虫垂炎は意外によくあり、よく分からない腹痛では真っ先に虫垂炎を疑う」と覚えておくとよいと思います。

　触診のコツは、指1本で押さえて痛いかどうかです。細菌性腸炎でも回盲部に炎症を起こして痛がることがあるのですが、虫垂炎より広範囲な痛みになります。**「ピンポイントの痛み」があれば虫垂炎の可能性が高い**です。

　虫垂炎独特の身体診察としては、obturator signとpsoas signがありますが、私の経験では小児では感度が高くないようです。しかし、疑えば必ずとっておく所見です。

　精巣捻転症は痛みが激しいので発症後24時間以内に受診します。blue dot signは精巣垂捻転に特異的で、精巣捻転症との鑑別になります。スコアリングは**表4-4**のとおりです。2点以下で精巣捻転症であった症例はなく（感度100％）、5点以上はすべて精巣捻転症であった（特異度100％）と報告されています[18]。

p.17　「かかと落とし試験」についてはこちらを参照

表4-4 精巣捻転症のスコア

精巣の腫脹	2点
硬くなった精巣の触知	2点
精巣挙筋反射の消失	1点
悪心／嘔吐	1点
精巣挙上	1点
スコアの合計	7点

（文献18より引用）

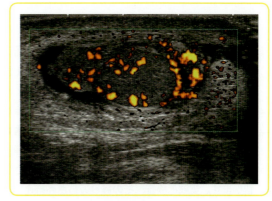

図4-4 精巣上体炎の超音波画像

4 たかが腹痛、されど腹痛〜多様な疾患が原因！スコアを使った腹痛診断！〜

超音波検査（US）

　腹部超音波検査は小児外来診療にはなくてはならないものとなっています。私はベッドサイド超音波検査を頻繁に行います。一つは見逃しを防ぐため、もう一つは自分がとった所見が超音波検査どおりかをフィードバックするためです。胃腸炎の独特の触り心地はそうやって体得しました。小腸拡張なのか大腸の壁肥厚なのか、超音波検査を行えば一目瞭然です。皆さんご存じのとおり、超音波検査は術者に診断特性を依存しています。うまくないと意味がありません。一度本を読んだら分かるというものではありませんので、触診同様に、ずっと鍛え続けていくものだと思います。

　虫垂炎画像診断の第一選択は腹部超音波検査です（日本小児救急医学会「エビデンスに基づいた子どもの腹部救急診療ガイドライン」、推奨度A）[19]。超音波検査を最初に行って診断不能時にCTをとるという段階的アプローチによって、感度99％、特異度91％と診断能力を落とさずに被曝を減らすことができたと報告されています（超音波検査陰性94例中1例のみ誤診〔＝後日、虫垂炎と判明〕）[20]。このようにCTの出番は徐々に減ってきています。私は茨城県立こども病院臨床検査部長の浅井宣美先生に継続的にご指導をいただいています。「小児の正常虫垂をほぼ全例描出できること」を超音波診断能力がついている一つの指標として日々努力しています。

　前述のガイドラインには「小児の被曝特性は成人と異なるため、時間帯を問わずに最初に超音波を有効に活用する必要があり、そのためには有技能者と協力して医師のUS診断能を高めることが重要と述べている」との記述があります[19]。超音波検査は精巣上体炎と精巣捻転症の鑑別にも重要です（図4-4）。

p.84 「超音波検査」についてはこちらを参照

診察能力を鍛える

スコアリングは初学者が何をみるかについて重要なポイントを教えてくれます。しかし、スコアリングは完全ではありません。虫垂炎疑いでコンサルトしたときに、熟練の外科医が一発で診断をつけることがあると思います。たとえば、「右下腹部の圧痛」といっても、どこをどんな角度でどのくらいの強さで押さえるか、どのくらいの痛みの範囲があるのかなど、アナログ的に考えると無数の指標が内包されています。自分の手、感覚を鍛え上げて、最強の検査機器にしましょう！ そのためには、自分で診断したときに、何％の確率があるかを意識しておいて、最終診断と比較します。実践と検証、その繰り返しさえ行えば、私たちの手も熟練外科医に匹敵すると思います。

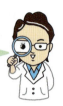

症例紹介

痛い思いをした腹痛症例～虫垂炎はやっぱり難しい～

　前述したように、虫垂炎はとても診断が難しいです。私の思い出の虫垂炎症例を共有します。うまく診断できた例も診断に手間取った例もありました。症例は分かりやすいように少し脚色しています。

①小学2年生の女の子、バレーボールの練習中に食欲がなくなって、左耳が痛くなったという主訴で受診しました。腹痛は全くなく、熱も37.2℃でした。左耳には炎症はないので、いつものようにベッドに寝かせて腹部診察をすると右下腹部痛があり、虫垂炎の診断になりました。痛がる場所に原因がないときは、他の場所を探しましょう。

②中学生の女の子、腹痛と下痢が続くということで細菌性腸炎の疑いとして入院治療していました。渋り腹がなかなかよくならず、つらそうでした。結果的には、虫垂炎の穿孔で腹腔内に貯留した膿瘍が直腸を刺激して下痢になっていたのでした。下痢があるからといって虫垂炎を除外しないことが大事です。

③小学5年の男の子、左下腹部痛と軟便が2週間以上続き、前医の治療でよくならないということで受診しました。圧痛は左右の下腹部にありますが、軽度でした。反跳痛もありません。食事も食べています。超音波検査では右下腹部に腹水があり、麻痺した腸管が認められました。虫垂炎の穿孔でした。慢性の経過であっても食欲があったとしても、回盲部に腹水があれば虫垂炎を考えましょう。

第2章　症状でひらめくコモンディジーズ

看護の視点（腹痛編）

最初に要点！

① 「ファーストコンタクト」でみる：歩行状態と循環に注意
② 3つの質問：1.「歩けますか？」
　　　　　　　2.「最終排便はいつですか？」
　　　　　　　3.「発熱はありますか？」
③ 経過観察の一言：「発熱、血便、嘔吐、強い腹痛、ぐったりなどあれば教えて（受診して）ください」

★ ファーストコンタクト！ 腹痛で歩けない子どもは要注意！

前述したように、虫垂炎では歩くと響くので右足を引きずって受診します。歩けるはずの年齢なのに歩けない子どもでは腹膜炎をまず疑います。腹痛のトリアージにおいてもバイタルサインが重要です。呼吸回数や呼吸様式に注意しましょう。呼吸が苦しくて歩けない子どもは、心疾患や肺疾患も考える必要があります。

★「便秘について教えてください」にバシっと答える！

● 便秘の定義

「便秘」とは日常的に使用される言葉、概念であり、その捉え方、考え方は人によって異なりますが、一般的には「便が滞った（＝排便回数や便量の減少）、または便が出にくい（＝排便努力や苦痛があったり、いきんでも排便できない）状態」と定義されています。また「便秘症」とは、「便秘による症状（腹部不快感や膨満、不安、痛み、出血）が現れ、診療や治療を必要とする場合である」と定義されています[21]。

器質性便秘（原因疾患があるもの）を除外したものを機能性（特発性）便秘症と呼びます。外来で問題になるのはほとんどが慢性で、機能性の便秘症です。

● 診　断

慢性機能性便秘症の国際的な診断基準は**表4-5**[21]のとおりですが、この基準を満たす必要はなく、臨床症状と所見で診断してよいことになっています。排便回数週2回以下を便秘として、かつ症状があれば便秘症としてよいでしょう。

母乳や人工乳から離乳食に変更したときに一時的に便秘になることがあります。離乳食への

4 たかが腹痛、されど腹痛～多様な疾患が原因！スコアを使った腹痛診断！～

159

表4-5　慢性機能性便秘症の診断基準（ROMEⅢ）
（日本小児栄養消化器肝臓学会/日本小児消化管機能研究会「小児慢性機能性便秘症診療ガイドライン」）

neonate/ toddler	4歳未満の小児では、以下の項目の少なくとも2つが1カ月以上あること 1．1週間に2回以下の排便 2．トイレでの排便を習得した後、少なくとも週に1回の便失禁 3．過度の便の貯留の既往 4．痛みを伴う、あるいは硬い便通の既往 5．直腸に大きな便塊の存在 6．トイレが詰まるくらい大きな便の既往 　　随伴症状として、易刺激性、食欲低下、早期満腹感などがある。大きな便の排便後、随伴症状はすぐに消失する。 　　乳児では、排便が週2回以下、あるいは硬くて痛みを伴う排便で、かつ診断基準の少なくとも1つがある場合、便秘とみなされる。
child/ adolescent	発達年齢が少なくとも4歳以上の小児では、以下の項目の少なくとも2つ以上があり、過敏性腸症候群の基準を満たさないこと 1．1週間に2回以下のトイレでの排便 2．少なくとも週に1回の便失禁 3．便を我慢する姿勢や過度の自発的便の貯留の既往 4．痛みを伴う。あるいは硬い便通の既往 5．直腸に大きな便塊の存在 6．トイレが詰まるくらい大きな便の既往 　　診断前、少なくとも2カ月にわたり、週1回以上基準を満たす。

ROMEⅣでは、4歳以上でも症状の持続期間は1カ月で満たされることとなった。また、4歳未満では、直径の大きな便の既往という項目が追加された。（文献21より引用）

変更時期には下痢になることもありますが、一過性のことが多いです。臨床的によく問題になる時期としての発症ピークは、2〜4歳のトイレットトレーニングの時期です。無理にトレーニングしないように指導します。

診断における注意点は、排便回数の平均値は栄養状態と月齢によって異なることです。個人差が大きいので、症状で判断するのがよいと思います。

便秘がひどいと、下着に茶色い液状のものが排泄されることがあります。これは硬い便塊の脇を便汁が通ってくるものであり、soiling（ソイリング）と呼びます。soilingは便秘の症状の一つなのですが、「毎日排便がある」と勘違いしている家族がいます。

ほとんどが機能性便秘症ですが、新生児期からの便秘症はヒルシュスプルング病や直腸肛門形成異常（肛門の位置異常に注意）、二分脊椎などの器質疾患の除外が先決です。胎便排泄遅延について問診します。ほかには、甲状腺機能低下症、電解質異常、消化管アレルギー（ミルクアレルギー）なども考えます。成長障害や体重減少、繰り返す嘔吐などがあれば要注意です。よくよくみていると、自閉スペクトラム症（Autism spectrum disorder：ASD）などの発達障害が疑わしい子どもにも多いような印象です。

●治　療

硬い便がつまる（fecal impaction）→排便時に痛い→排便を我慢する→便が長時間停滞す

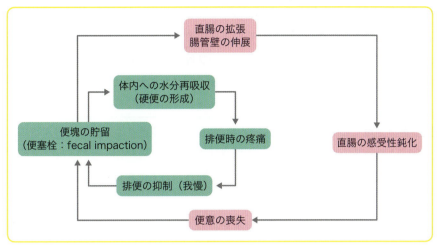

図 4-5　便秘の悪循環（日本小児栄養消化器肝臓学会／日本小児消化管機能研究会「小児慢性機能性便秘症診療ガイドライン」）（文献21より引用）

る→便が硬くなる→排便時痛という悪循環を解除することが重要です。「便秘薬が癖になるのでは？」と心配される家族が多いですが、「薬が癖になるのではなく、便秘自体が癖になるのです」と説明します。

　impactionがある場合は直腸が拡張するくらいの便塊の貯留がありますので、これをまず除去（disimpaciton）しないといけません。いろいろなやり方がありますが、グリセリン浣腸が使われることが多いです（前述の「ワンツー浣腸」も参照）。「糞詰まり」を除去しないと、いくら生活習慣改善で便を軟らかくしても悪循環は解除されません。治療の順番が重要です（**図 4-5**）[21]。

★便塊除去（disimpaction）後の維持療法は生活習慣が大事！

①トイレットトレーニングでは無理をさせてはいけません。とにかく焦らない、無理やり排便させようとしないことです。拒否が強い子どもは、オマルに座って本を読んであげたりして、オマルや便器に慣れることから始める必要があります。5～10分座れるようになったり、偶然にもうまく排便できたらたくさんほめて、シールを貼ってあげたりして意欲を高めます。

②食事内容：食物繊維は多くとった方がよいと言えます。1日推奨摂取量は（年齢＋5）gであり、ガイドラインでは1日20g以上の摂取が推奨されていますが、この量を1日で食べるのは現実的には難しいかもしれません。不溶性食物繊維（ごぼう、さつまいもなどの野菜、きのこ、納豆など）と水溶性食物繊維（みかん、桃などの果物、昆布、わかめなど）の両方をとりましょう。患者さんに「納豆を味噌汁にいれるといい」という根強い信者がいます（調

べましたが根拠は分かりませんでした)。エビデンスはありませんが、古典的にはプルーンやリンゴなどが排便を促進すると言われていますので、勧めてもよいと思います。ヨーグルトなどのプロバイオティクスについてもエビデンスはありません。こちらは効く子と効かない子にはっきり分かれる印象です。牛乳を飲みすぎる子どもは、やめると改善することもあります。

③水分摂取量は適量でOK。水分をたくさんとれば便秘が改善する証拠はありません。水分摂取は少ないよりは多い方がよいくらいで指導しましょう。

④運動：エビデンスはありませんが、運動をしっかりさせるのを推奨するのはよいことでしょう。

⑤内服治療：処方薬には以下のものがあります。

- ラクツロース（モニラック®）：1日0.5〜2mL/kgを3回に分ける。
- 酸化マグネシウム：1日0.05g/kgを2回に分ける（1.5g/日まででコントロールする）。高齢者では高マグネシウム血症が問題になりますが、合併症のない小児ではほぼ安全に使えます[21]。
- ピコスルファートナトリウム（ラキソベロン®）：6カ月以下2滴、7〜12カ月3滴、1〜3歳6滴、4〜6歳7滴、7歳〜15歳10滴で1日1回
- 漢方薬（小建中湯、大建中湯など）

● **治療目標と経過**

便は「味噌ぐらいの軟らかさ」＝ブリストルスケール5〜6くらいの硬さで維持することを目指します。治療期間は1〜2年にわたることも多く、治っても一定の頻度（半数程度）で再発することを説明しておきます。

参考：腸管通過時間の平均は生後1〜3カ月で8.5時間、生後4〜24カ月で16時間、3〜13歳で26時間、思春期以降で30〜48時間となります[21]。異物誤飲のときに参考になるかもしれません。

> **低血糖だけ！にしない**
> 小児では、低血糖やケトン血性嘔吐症が比較的よくみられます。低血糖をみたときに、すべてを低血糖のせいにしないこと。そのぐったり感は、敗血症かもしれません。敗血症でも低血糖を来すことがあります。

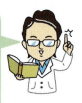

「低血糖」「ケトン血性嘔吐症」についてはこちらを参照

引用・参考文献

1) 西島栄治. 難治性便秘. こどもケア. 10 (5), 2015, 20-3.

2) Minodier L, et al. Prevalence of gastrointestinal symptoms in patients with influenza, clinical significance, and pathophysiology of human influenza viruses in faecal samples: what do we know? Virol J. 12, 2015, 215.

3) Hong KW, et al. Clinical manifestations of influenza A and B in children and adults at a tertiary hospital in Korea during the 2011-2012 season. Jpn J Infect Dis. 68 (1), 2015, 20-6.

4) Kelly MS, Sandora TJ. "Community-acquired pneumonia". Nelson Textbook of Pediatrics. 20th ed. Philadelphia, Saunders, 2015, 2091.

5) Shah SN, et al. Does This Child Have Pneumonia?: The Rational Clinical Examination Systematic Review. JAMA. 318 (5), 2017, 462-471.

6) Gershman G. "Gastrointestinal bleeding". Berkowitz's Pediatrics: A Primary Care Approach. 5th ed. Berkowitz CD. ed. Elk Grove Village, American Academy of Pediatrics, 2014, 743.

7) Noble ES. "Hematuria". 前掲書6. 628.

8) 厚生労働省. 感染症法に基づく医師及び獣医師の届出について. 3. 腸管出血性大腸菌感染症. http://www.mhlw.go.jp/bunya/kenkou/kekkaku-kansenshou11/01-03-03.html

9) 溶血性尿毒症症候群の診断・治療ガイドライン作成班編. 溶血性尿毒症症候群の診断・治療ガイドライン. 東京, 東京医学社, 2014, 93p.

10) 非典型溶血性尿毒症症候群診断基準改訂委員会. 非典型溶血性尿毒症症候群 (aHUS) 診療ガイド2015. https://cdn.jsn.or.jp/guideline/pdf/ahus_2016-2.pdf

11) 日本泌尿器科学会編. 急性陰嚢症診療ガイドライン 2014年版. 東京, 金原出版, 2014, 49p.

12) Siawash M, et al. Prevalence of Anterior Cutaneous Nerve Entrapment Syndrome in a Pediatric Population With Chronic Abdominal Pain. J Pediatr Gastroenterol Nutr. 62 (3), 2016, 399-402.

13) 柴田瑠美子. "アレルギー性紫斑病". 保護者への説明マニュアル. 小児科診療特大号. 東京, 診断と治療社, 2014, 1663.

14) Aiken JJ, Oldman KT. "Acute appendicitis". 前掲書4. 1892.

15) Ohle R, et al. The Alvarado score for predicting acute appendicitis: a systematic review. BMC Med. 9, 2011, 139.

16) Goldman RD, et al. Prospective validation of the pediatric appendicitis score. J Pediatr. 153 (2), 2008, 278-82.

17) Kharbanda AB, et al. Development and Validation of a Novel Pediatric Appendicitis Risk Calculator (pARC). Pediatrics. 141 (4), 2018, pii: e20172699.

18) Barbosa JA, et al. Development and initial validation of a scoring system to diagnose testicular torsion in children. J Urol. 189 (5), 2013, 1859-64.

19) 日本小児救急医学会診療ガイドライン作成委員会編. エビデンスに基づいた子どもの腹部救急診療ガイドライン 2017. 2017, 59.

20) Ramarajan N, et al. An interdisciplinary initiative to reduce radiation exposure: evaluation of appendicitis in a pediatric emergency department with clinical assessment supported by a staged ultrasound and computed tomography pathway. Acad Emerg Med. 16 (11), 2009, 1258-65.

21) 日本小児栄養消化器肝臓学会/日本小児消化管機能研究会編. 小児慢性機能性便秘症診療ガイドライン. 2013, 東京, 診断と治療社, 84p.

22) 日本小児栄養消化器肝臓学会小児慢性便秘症診療ガイドライン作成委員会. 酸化マグネシウム製剤服用中の高マグネシウム血症に関する提言：医療従事者の方へ. 2015年12月. http://www.jspghan.org/constipation/magnesium_medical/index.html

ご家族へ

★ 「ヤバい」腹痛の見分け方
〜こんな症状があればすぐに医療機関に相談しましょう！〜

　子どもの腹痛のほとんどは便秘症といっても過言ではありません。子どもの便秘では非常に強い痛みを訴えます。重症な病気だと思って救急車で受診したら、浣腸でたくさん便が出て、すっかり元気になって帰っていく、という子どももいます。

　しかし、腹痛を起こす疾患が最初からすべて診断できるわけではありません。時間がたって初めて分かる病気も多いのです。最初は、「便秘かな」「胃腸炎かな」という診断を受けても、以下のような症状があるときは必ず医療機関に相談してください。

お腹の右下あたりに痛みが移動してきた。歩くと痛がる。
急性虫垂炎、盲腸かもしれません。

嘔吐が12時間以上続く。ぐったりしている。
髄膜炎などの頭の病気かもしれませんし、腸閉塞かもしれません。

思春期の男の子の突然の腹痛で、陰嚢が腫れている。
精索捻転といって、精巣の痛みかもしれません。早く治療しないと精巣を摘出しないといけないこともあります。思春期の男の子は恥ずかしがって見せてくれないかもしれませんが、よく話をきいてみてください。

呼吸が荒い、呼吸が早い。
小さい子どもさんでは、心臓や肺の病気でも腹痛を訴えることがあります。

痛みがどんどん強くなってくる。
胃腸炎や便秘の痛みは、痛くなったりましになったりする「間欠的な痛み」です。痛みがどんどん悪化するのは危険な病気の徴候かもしれません。

一度浣腸してみてもよいと思います。便が出ても痛みが続くときは、受診を検討してください。

Q 便秘の治療はどうするの？

　まず、たまった便の塊を浣腸で取り除いて、そのあと、お薬を飲んだり、食物繊維を多く摂ったりして、毎日の便を軟らかく保ちます。排便時の痛みが強いので便を我慢する→便を我慢すると硬くなって排便時の痛みが強くなる→我慢するという悪循環に陥っていきますので、排便したらすっきりするというよい循環にもっていってあげる必要があります。

　トイレットトレーニングは慌てずに、無理やりしないようにしましょう。

　食物繊維は、さつまいもやゴボウなどの不溶性食物繊維だけでなく、みかんや昆布など水溶性食物繊維もとると効果的です。

　便秘の治療は1～2年の長い期間になることが多いですが、子どものできたことをほめながら根気よく続けましょう。便秘は癖になりますが、便秘薬は癖になりません。

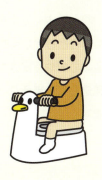

5 怖いけいれん・怖くないけいれん

~救急でよくみるベテランでも怖い症状！
脳症や髄膜炎はどう見分ける!?~

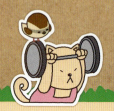
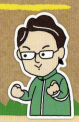

けいれんの鑑別

　小児では、けいれんはよくみる疾患です。当直していると、熱性けいれんの子どもが立て続けに搬送されてくることも珍しくありません。小児医療従事者にとってけいれんは「見慣れた」疾患ですが、家族の心配や不安は大きいです。そして、油断していると**熱性けいれんに見せかけた重大疾患を見逃してしまう**ことがあります。けいれん診療に詳しくなれば、小児救急が少し怖くなくなります。

成人と子どもの違い

- 子どもではけいれんがすごく多い。
- 予後良好である熱性けいれんが圧倒的に多い＝「熱性けいれん診療ガイドライン2015」を読まずして小児の一般診療をしてはいけない！
- 脳卒中はまずない（特殊例あり）。
- 特徴的な所見が出にくいため、細菌性髄膜炎の診断が難しい。

イメージしよう！プライマリケアでよくみる疾患：illness script

熱性けいれん

- **定　義**

「熱性けいれん診療ガイドライン2015」では以下のように定義されています[1]。
「熱性けいれんは主に生後6～60カ月までの乳幼児期に起こる、通常は38℃以上の発熱に

第2章　症状でひらめくコモンディジーズ

伴う発作性疾患（けいれん性、非けいれん性を含む）で、髄膜炎などの中枢神経感染症、代謝異常、その他の明らかな発作の原因がみられないもので、てんかんの既往のあるものは除外される」。

　私は、熱とともにけいれんしたものを、「有熱時けいれん」と呼び、上記のような原因疾患が除外されたものを「熱性けいれん」と呼ぶようにしています。

●**疫　学**

　日本では3〜5％（20〜30人に1人）以上の高頻度に生じます。諸外国より有病率が高いとされますが、正確な統計値はありません。

●**診断のコツとピットフォール**

　私は、けいれんを起こしやすい3大ウイルスとして以下の感染症に気を付けています。

①突発性発疹（HHV-6）

②インフルエンザ

③夏風邪（エンテロウイルス属）

　原則5〜6歳未満までですが、インフルエンザの場合は年長児の熱性けいれんも毎年、経験します。いずれのウイルスも脳症の原因でもありますので、脳神経系への親和性が高いのだろうと想像されます。

　発作の形によって、単純型と複雑型とに分類されます（後述）。簡単に言うと、「短期間に意識障害を残さず改善する左右対称のけいれんで、繰り返さないもの」が単純型です。それ以外が複雑型で、長時間続く発作や局所のけいれんなどのときは検査が必要になることが多いです。

　熱性けいれんと診断するには熱を出した原因疾患を考える必要があります。髄膜炎、脳症や脳炎などの中枢神経感染症、先天性代謝異常症や低血糖などの内分泌代謝異常などが原因の場合は熱性けいれんではありません。最初に鑑別診断に挙げて除外しましょう。**熱性けいれんの原因は急性上気道炎が多い**ですが、**プライマリケアでは尿路感染と肺炎を見逃さない**ようにしましょう。

　虐待による頭蓋内病変に伴うけいれんに発熱が伴うことがあります。全身の診察を忘れずに行いましょう。

●**検　査**

　基本的には**検査は不要**です。前述のように臨床的に疑う病気があれば、血液検査や画像検査、髄液検査が適応になる可能性があります。脳波に関しては、熱性けいれんの繰り返しやすさは脳波異常の有無によって予測できませんし、てんかん発症も予測できません。熱によって誘発されたてんかん発作と熱性けいれんとは区別できません（てんかんは臨床症状を優先して診断されます）ので、脳波検査が有用である例は熱性けいれんにおいては非常に少ないです。

5

怖いけいれん・怖くないけいれん　〜救急でよくみるベテランでも怖い症状！ 脳症や髄膜炎はどう見分ける!?〜

167

● 治　療

けいれんに対する一般的な対応である、**呼吸循環管理と抗けいれん薬の投与を優先**します。熱性けいれんに特異的な治療はありません。熱性けいれんを引き起こした発熱性疾患の治療（細菌感染に対する抗菌薬投与など）が可能であれば行います。

● 予　後

熱性けいれんである限りは後遺症を残さず予後良好です。30％の確率で再発します。てんかん発症リスクがわずかに高いです。

● てんかん発症との関係

熱性けいれん後てんかんの発症率は2.0〜7.5％と一般人口（0.5〜1.0％）に比し高いですが、逆に言うと90％以上がてんかんを発症しないと説明できます。

てんかん発症関連因子としては以下のようなものがあります。

①熱性けいれん発症前の神経学的異常

②両親・同胞におけるてんかん家族歴

③複雑型熱性けいれん

④短時間の発熱−発作間隔（1時間以内）

これらのいずれもなければ、てんかん発症は1.0％（一般人口と同等）、1つの因子を認める場合は2.0％、2〜3因子が陽性であれば10％です。それでもやはりほとんどはてんかんに移行しません。

熱性けいれん重積と側頭葉てんかんとの関連性についての結論はまだ出ていません[1]。

● 再　発

再発予測因子には以下の4つがあります。

①両親いずれかの熱性けいれん家族歴

②1歳未満の発症

③短時間の発熱−発作間隔（おおむね1時間以内）

④発作時体温が39℃以下

再発予測因子を持たない熱性けいれんの再発率は約15％、全体では30％とされます。いずれかの因子を有する場合、再発の確率は2倍以上で、その中でも①または②があれば再発率は50％です。全体としては、「**2回目を起こす確率は3人に1人で、2回目を起こした人のさらに3人に1人に3回目の熱性けいれんが起こります**」と説明します。つまり3回目の再発があるものが10％です。

● ダイアップ®予防投与の適応

ジアゼパム（ダイアップ®）坐剤の投与で、再発率はおおまかにいうと半減します（再発率

30％が15％程度になる）。ダイアップ®の再発抑制効果は異論のないところです。副作用として多いのは、「酔っぱらいのようなハイテンション」です。GABA受容体に作用するのはアルコールと共通なので、そう見えるのかもしれません。傾眠や不活発になる子もいます。副作用が出ず、再発を起こさない最少投与量を目指します。ダイアップ®を使ったからといっててんかんの予防にはなりません。ガイドラインでは、「ルチーンに使用する必要はない」となっています。投与し始めると、最終発作から1〜2年、もしくは4〜5歳まで、熱が出るたびに毎回投与することになるので、そのことに両親が納得できるかどうかもポイントになります。

　私は以下の適応基準①または②を満たす場合に家族と相談して使用しています[1]。
①遷延性発作（持続時間15分以上）
②次のi〜viのうち2つ以上を満たした熱性けいれんが2回以上反復した場合
　　i．焦点性発作（部分発作）または24時間以内に反復する
　　ii．熱性けいれん出現前より存在する神経学的異常、発達遅滞
　　iii．熱性けいれんまたはてんかんの家族歴
　　iv．12カ月未満
　　v．発熱後1時間未満での発作
　　vi．38℃未満での発作

●ダイアップ®使用上の注意

　ダイアップ®投与量は0.4〜0.5mg/kgが目安です。ダイアップ®には4mgと6mgの2つの剤形がありますので、どちらかを選択することが多いです。最大投与量は1回10mgです。37.5℃を目安として投与し、発熱が持続していれば8時間後に同量を追加します。

　ダイアップ®の位置付けはあくまでも**自宅でのけいれん「予防薬」**です。したがって、けいれんが起こっているときには自宅でも病院でも入れないのが原則です。ただ、自宅でけいけんが起こって、病院到着まで時間が長くかかるときには、入れても構わないと思います。

　病院から帰宅するときにダイアップ®を入れるかどうかは、医師の判断によります。私はルチーンで投与する病院と全く投与しない病院の両方を経験しました。確かに、ルチーンで入れる病院の方が再発してその夜に再受診する頻度は低いような印象でした。しかし、プライマリケアを担当するようになり、「意識状態の評価が難しいと病院の先生が困るだろうな」と思うので、初発の場合、帰宅時には基本的に入れていません。再発因子や受診のしやすさを考慮して、意識状態が清明であれば入れることがありますが、そのときには、意識状態の評価について家族に説明しておきます。

●注意すべき薬剤

・抗ヒスタミン薬

救急外来に熱性けいれんで受診した子どものうち、抗ヒスタミン薬を飲んでいた子どもは、発熱からけいれんまでの時間が短く（2.9時間 vs. 4.2時間）、けいれんの持続時間は長かった（9.0分 vs. 4.5分）という報告をはじめ[2]、抗ヒスタミン薬の脳内移行による熱性けいれんへの悪影響はよく知られているところです。「熱性けいれん診療ガイドライン2015」にも、発熱性疾患罹患中の鎮静性抗ヒスタミン薬使用は熱性けいれんの持続時間を長くする可能性があり推奨されないとあります[1]。こういう点からも、**風邪にルチーンで鼻水止めを使うべきではない**と思っています。

・テオフィリン

発熱時にはテオフィリンの血中濃度が上昇してけいれんを誘発しますが、血中濃度が中毒域でなくてもけいれんを起こす（テオフィリン関連けいれん）ことが知られています。けいれんの既往がある場合、3歳以下では推奨されません。最近は使われることが少なくなった薬ですが、受診したときには服薬を確認します。

・ピボキシル基を持つ抗菌薬

ピボキシル基を持つ抗菌薬（フロモックス®、メイアクト®、トミロン®、テラミロン®、オラペネム®）は、カルニチンの血中濃度低下から、低血糖症を来します。投与開始後（1～3日以内）に起こることが多いです。このような抗菌薬を外来で投与しないといけないケースはほぼありませんので、院内不採用を検討してください。

・アセトアミノフェン

アセトアミノフェンについては、熱性けいれんを誘発することも、熱性けいれんを予防することも証明されていません。いったん熱を下げた後、再上昇による熱性けいれんが懸念されていましたが、論文では関連性は否定的です。私は「しんどければ使ってよいです。使っても使わなくてもけいれんが再発するときはしてしまいます。再発予防にはダイアップ®を使いましょう」と説明します。そして、アセトアミノフェンの坐剤を使うときは、ダイアップ®の吸収を妨げるので、先にダイアップ®を入れて、20～30分あけてからアセトアミノフェン坐剤を入れましょう。

小児科医なら知っておきたい熱性けいれんと似て非なる**重症疾患**

　Dravet症候群は、以前は乳児重症ミオクロニーてんかん（severe myoclonic epilepsy in infancy；SMEI）と呼ばれてきた疾患で、1歳未満に発症する神経学的予後が不良な疾患です。発熱によりけいれんが誘発されます。片側性のけいれんや全般性強直間代発作が起こります。難治性で持続の長いけいれんや、入浴など軽度の体温上昇でけいれんを繰り返すことで熱性けいれんとは区別されます。発症までは正常発達ですが、次第に知的障害が明らかになります[3]。

憤怒けいれん

　憤怒けいれんとはつまり、泣き入りひきつけ（breath-holding spell；BHS）です。

● **定　義**

　明確な定義はなく除外診断的ですが、「痛み刺激などを含む、日常的な機会において、乳幼児が激しく泣いた後、呼気状態のまま停止し顔色不良となるもので、意識喪失、全身の脱力やけいれんなどを伴うこともある」非てんかん性の疾患です[4]。

● **疫　学**

　生後6カ月から3歳までに多く、4歳までに軽快することが多いです。頻度は4％と言われ、てんかん（0.5～1％）より頻度が高いです[5]。

● **診　断**

　怒りや痛み刺激に引き続き、激しく泣いたときに呼気のまま息止め（breath-holding）をして、そのことにより胸腔内圧が上がるために静脈還流が妨げられてチアノーゼを起こすのがチアノーゼ型（50％）です。蒼白型（30％）もきっかけがあることが多いのですが、両親も気づいていないくらいの軽微な外傷がきっかけであることもあります。蒼白型では、迷走神経刺激により徐脈、脳血流量減少に至り、失神、けいれんを起こします。

● **診断のピットフォール**

　典型的な病歴から臨床診断可能ですが、突然死や心電図異常の家族歴があるときはQT延長症候群を疑って心電図をとります。頻度が多いときは、脳波や頭部MRIも検討します。

● **検　査**

　鉄欠乏を改善すると症状が改善することが多いので、血液検査を行います。

● **治　療**

　貧血がなくても鉄欠乏があれば、鉄として3～6mg/kg/日（インクレミン®シロップなら0.5mL～1.0mL/kg/日・分3）で投与します。

胃腸炎関連けいれん

胃腸炎関連けいれんとは、軽症胃腸炎に伴うけいれん、軽症下痢に伴う良性けいれんです。

● 疫 学

乳幼児（6カ月から3歳まで）において、ウイルス性腸炎全体の1％、ロタウイルス感染の数％に生じます。ノロウイルス感染やアデノウイルス感染でも起こります。

● 症 状

軽度の胃腸炎症状（1〜2回の嘔吐や下痢）から1〜2日遅れて、無熱性けいれんを起こします。5分以内の短い全身性けいれんを繰り返します。最初は部分発作から始まり全般化していることがありますので、始まりをよく観察しましょう。

● 診断のピットフォール

下痢が軽度のときは、胃腸炎症状に気づかれずに短いけいれんが群発するので、体温が低めの複雑型熱性けいれんと間違えることがあります。実際、けいれんが下痢に先行することもあり得ます。熱がある場合は、ベンゾジアゼピン系薬剤で効果がないことで熱性けいれんではなさそうだと気づかれます。低血糖や電解質異常の除外が必要です。

けいれんが止まっても異常行動や不穏が続く場合は、後述する可逆性脳梁膨大部病変を有する軽症脳炎・脳症（clinically mild encephalitis/ encephalopathy with reversible splenial lesion；MERS）の合併を考えます。

● 治 療

カルバマゼピン5mg/kgの単回投与が有効です。ジアゼパムは効果がありません[6]。

稀だけれど怖いけいれんも知っておく

細菌性髄膜炎[7]

● 疫 学

髄膜炎関連ワクチン導入前は、年間1,500人の発生のうち7割が小児例でした。2008年にヒブワクチン、2009年に肺炎球菌（PCV7）ワクチンが導入され、その後、2013年にPCV13に変更されました。ワクチンの効果は絶大で、5歳未満の罹患率は、ワクチン公費助成前と比較して、2014年にはヒブ髄膜炎は100％！（10万人当たり0例）、肺炎球菌髄膜炎が71％（10万人当たり0.5例）減少しているとの報告があります[8]。

このように乳幼児の髄膜炎は減少しており、細菌性髄膜炎を診療したことのない若手小児科医も増えてきています。ただ、PCV13でカバーされていない血清型の肺炎球菌感染症は減少しておらず、ヒブも無莢膜型による発生の可能性もあり、見逃すわけにはいきません。

●診断のコツとピットフォール

診断の最大のコツは**「細菌性髄膜炎の早期診断は不可能」**だから**「常に疑う」**ということに尽きます。項部硬直、Kernig徴候などの髄膜刺激症状は初診時はみられないことが多く、乳幼児では出現頻度が低下することが診断を難しくしています。

けいれんは10〜30％の症例にみられます。けいれん全体からすると細菌性髄膜炎の頻度は非常に低いです。単純型熱性けいれんの臨床像を呈する中に細菌性髄膜炎はないが、複雑型の臨床像を呈するものの1.5％は細菌性髄膜炎であると「細菌性髄膜炎診療ガイドライン」に記載されています[7]。

熱性けいれんとの鑑別には、意識障害の遷延が重要だと考えられます。易刺激性、不活発、せん妄、傾眠傾向、昏睡などが長引くときには髄膜炎か、あるいは後述する急性脳症を考えます。発作後1時間以上意識が正常に戻らないようなら、精査を検討します。抗けいれん薬を使っているときには意識の評価に影響しますのでこの限りではなく、より長時間の経過観察が必要になることが多いです。

細菌性髄膜炎を除外するための決め手は全くないといってよいですので、最終的には「何となく熱性けいれんっぽくない」という印象が診断の分かれ目のような気がします（次ページのコラム参照）。

●検　査

血液検査では、末梢白血球数増加、CRP高値などを認めれば、細菌感染症を疑います。しかし、けいれんのみでも白血球数は増加しますし、病初期にはCRPも白血球も上昇しないことがあります。血液検査のみで細菌性髄膜炎を除外するのは不可能です。髄液検査で診断することになりますが、詳細はガイドラインに譲ります。

●鑑別診断

熱性けいれん（熱性けいれんは発作前後に意識障害や全身状態不良がない）、ウイルス性髄膜炎（ムンプスや夏風邪に罹患している）、急性脳炎・脳症（後述）、尿路感染症などによる重症細菌感染／敗血症。

●治　療

適切な抗菌薬治療を行います（年齢によって異なりますので、ガイドラインを参照してください）。抗菌薬投与前のステロイド投与は、ヒブ髄膜炎の予後を改善することが明らかなので当初は全例に推奨されていましたが、ヒブ髄膜炎がこのように減少してきたときに、起因菌が判明する前に使うべきかどうかは悩むところです。現状のガイドラインでは、「乳児期以降の小児の細菌性髄膜炎では副腎皮質ステロイド薬の併用が推奨される（ヒブ髄膜炎に対してグレードA、乳幼児〜学童に対してグレードB、新生児に対してグレードC）」とされています[7]。

● 予　後

致死率は5％以下、後遺症は15％前後です。

 症例紹介

病院への細菌性髄膜炎搬送での経験

　髄膜炎ワクチン導入前に、入院施設から1時間離れたクリニックで外来診療をしていました。そのときに細菌性髄膜炎の疑いの子どもがやって来ました。外来でルートをとって、血液培養採取、デキサメタゾン（0.15mg/kg）投与を行い、その後、抗菌薬を静注してから搬送しました。到着後に採取した髄液と、搬送前の血液培養からヒブが検出されました。搬送後の血液培養は陰性化していました。患者さんは後遺症なく退院しました。細菌性髄膜炎は、一刻も早く抗菌薬治療を始めたい病気です。普段から搬送先病院と密に連絡がとれていたので、病院小児科医からの指示でクリニックから治療を開始することができました。連携の重要性と、病院小児科医の適切な指示の素晴らしさを感じた症例でした。

　小児科医として病院勤務をしていたときです。当番でもないのに救急外来をうろうろしていたら、「ちょっとみてもらってもいいですか？」と研修医に呼び止められました。2歳の女の子が看護師さんに抱っこされて泣いています。「高熱だけで受診したのですが、血液検査をした方がよいでしょうか。泣きまくっていてやりにくいのですけれど……」とのことでした。

　発熱は2日目で、大泣きはしていますが、顔色もよく、麻痺などもなさそうでした。看護師さんに、子どもをお母さんにお返しするようにお願いしてみました。お母さんに抱っこしてもらって、待合室の隅であやしてもらいました。しかし、大声で泣くのは変わりません。「確かに何か変だねえ……。しかたないな、血液検査しましょうか」。炎症反応が異常に高く、血液検査と髄液検査から肺炎球菌による細菌性髄膜炎と診断しました。治療により後遺症を残さず退院しました。

　肺炎球菌ワクチン導入以前の症例です。「何となく気になる」というのは、not doing wellとか、something wrongとか、gut feelingとかさまざまな表現で小児科の診断学に出てくる用語ですが、この感覚は無視できないと考えています。「大声で泣けている間は大丈夫」と思うときもありますが、「泣き止まない子どもは大丈夫ではない」というのも真実だと思います。医師が「調べた方がいいかな？」とちょっと心配になるときは、調べた方がよいときです。

急性脳症

● 定　義

JCS20以上（GCS10～11以下）の意識障害が急性に発症し、24時間以上持続します。急性脳症は以下のように定義されています[9]。

①ほとんどは感染症の経過中に発症する。

②多くは頭部CT・MRIで脳浮腫が描出される。

③脳炎・髄膜炎など他の疾患が否定される。意識障害は睡眠、薬物（抗けいれん薬・麻酔薬）の副作用、心因性発作でない。

● 疫　学

日本では1年当たり400～700人が発症します。中央値は3歳で、0～3歳の乳幼児に最も多いです。

● 診断のコツとピットフォール

意識障害を主とした神経症状の評価がコツです。間隔をあけて何度でも意識状態の変化を確認することが重要です。複雑型熱性けいれんと考えられる症例や、単純型熱性けいれんでも1時間以上の意識障害の遷延がある場合には、経時的に意識状態を評価する必要があります。ところが、「意識障害がなければ脳症ではない！」とは言えないのがつらいところです。

● 見落としに気を付けろ！

・複雑型熱性けいれんと思ったら!?

小児急性脳症で最も頻度が高い（約30％）けいれん重積型（二相性）急性脳症（acute encephalopathy with biphasic seizures and late reduced diffusion；AESD）は、持続時間の長いけいれんで発症（early seizure）しますが、けいれんが止まった後、いったん意識状態が改善して、3～7病日に再度けいれん（late seizure）を起こして意識障害が増悪します。しかも、発症早期にはCT、MRIは正常です。したがって、初期には複雑型熱性けいれんと診断される可能性があります。図5-1に私が経験したAESDの1歳6カ月児例の臨床経過を示します。この症例ではけいれん重積後、座位がとれるまでに回復していたのですが、家族は「何となくぼんやりしている」とおっしゃっていました。意識状態評価のスケールに出てこないようなごく軽度な意識障害が持続していたのかもしれません。

late seizureの時期には、MRIの拡散強調画像でbright tree appearanceといわれる皮質下病変がみられます。

・けいれん後のもうろう状態と思ったら!?

けいれんが止まった後、子どもが寝てしまうことがよくあり、postictal sleep（発作後睡眠）などと呼ばれます。けいれんが止まった後、異常言動や行動が12時間以上続くときは、AESD

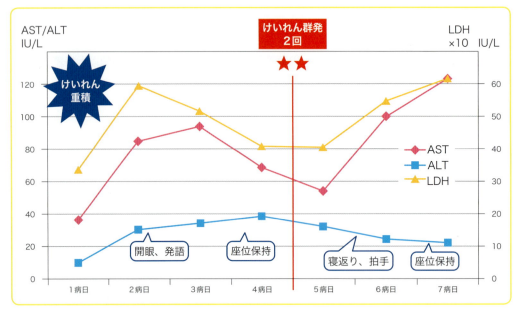

図5-1　けいれん重積型急性脳症の臨床経過（1歳6カ月児）

に続く2番目に多い急性脳症（約16％）である可逆性脳梁膨大部病変を有する軽症脳炎・脳症（mild encephalitis/encephalopathy with reversible splenial lesion；MERS）を考えます。頭部MRIで脳梁膨大部に異常を認めます。とにかく、**意識がすっきり覚めないときには要注意**です。

●検　査

臨床現場で迅速に検査が可能であるもののうち、急性脳症を疑わせる所見としては、血清AST上昇（90〜150以上）、血清LDH上昇、血清クレアチニン上昇、血糖値上昇（≧200mg/dL）などです[9]。定義でも触れられている脳浮腫の存在を証明するために頭部画像検査が必要です。髄液検査で著明な細胞数増多など炎症所見があれば、脳症ではなく脳炎と考えます。脳波も有用です。画像検査、脳波は専門的な知識がある人が判断すべきと思いますので、ここで詳述は省きます。必要時には代謝性疾患を疑った検査を行います（後述）。

●予　後

急性脳症の致死率は6％、神経学的後遺症率は36％です。AESDでは死亡はほとんどないですが後遺症率が高く、急性壊死性脳症（acute necrotizing encephalopathy；ANE）と出血性ショック脳症症候群（hemorrhagic shock and encephalopathy）では死亡率と後遺症率がともに高く、MERSでは大部分が後遺症なく治癒します。病型による予後に違いがあるため、AESDが多いHHV-6脳症では後遺症率が高く、インフルエンザ脳症ではANEやMERS

が多いので死亡も治癒もともに多い結果となっています。

小児科医なら知っておきたい代謝性脳症

　小児科医にとって、先天性代謝疾患は身近なようで意外に苦手意識の多い分野ではないでしょうか。それまで元気であった子どもが急性脳症で発症することがあります。以下の症状があれば、背景に先天性代謝異常症を疑って検索を進めましょう[9]。
①感染症や絶食後の急激な全身状態の悪化
②特異的顔貌・皮膚所見・体臭・尿臭
③代謝性アシドーシスに伴う多呼吸、呼吸障害
④成長障害や知的障害
⑤心筋症
⑥肝脾腫（脾腫のない肝腫大、門脈圧亢進所見のない脾腫）
⑦関連性の乏しい多臓器にまたがる症状の存在
⑧特異な画像所見
⑨先天性代謝異常症の家族歴
　疑えば、first line検査として、血糖、血ガス、アンモニア、乳酸／ピルビン酸、血中ケトン／尿中ケトン／遊離脂肪酸を測定します。

 症例紹介

複雑型熱性けいれんと思ったら！
　1歳半の既往のない正常発達男児が、立ち上がれなくなったということで入院しました。入院後、数分の左半身の間代けいれんを2回繰り返しました。38℃の発熱がありましたので、複雑型熱性けいれんと考えそうになりましたが、膝蓋腱反射が左で亢進していました。その後も左半身の症状を動揺性に繰り返しました。診断は、もやもや病による脳梗塞でした。紹介先病院で左STA-MCAの吻合手術を行っていただきました。身体診察はもれなく丁寧にとるようにしましょう。

ベーシックレクチャー

けいれんの初期対応

　先に述べたように、**長く続くけいれんでは急性脳症、細菌性髄膜炎の可能性を考えて診断・治療を進めていく**必要があります。最初にけいれん重積の定義を確認しておきましょう。

けいれん重積の定義

定義はガイドラインによっても異なっています。臨床的な結論としては、「熱性けいれん診療ガイドライン」の「発作が5分以上持続している場合を薬物治療の開始を考慮すべき熱性けいれん重積状態のoperational definition（実地用定義）とする」[1] が一番よいと私は考えています。

他のガイドラインでは、「けいれんが30分間以上継続して認められる場合ないし断続的にけいれんが認められ、その間欠期に意識障害を30分間以上認めるもの」（「小児急性脳症ガイドライン」）[9]、「てんかん重積状態は発作停止機構または開始機構の機能不全によりもたらされた異常な発作遷延状態（時点t_1以降）である。発作の型と持続時間に依存して、神経細胞死、損傷および神経回路網の異常を含む長期的な後遺症を来す（時点t_2以降）」（「小児けいれん重積ガイドライン」）[10] の対象とするけいれん性てんかん重積状態〔status epilepticus；SE〕の定義。強直間代発作SEでは、t_1を5分、t_2を30分）となっています。5分以上続く全身けいれんでは無治療では止まりにくいと考えて薬物治療を行いましょう。つまりは、受診時にまだけいれんしているような場合は、けいれん重積状態と考えてもよいと私は解釈しています（表5-1）。

表5-1　けいれんの持続時間と臨床的意味

持続時間	臨床的意味
5分以上	経過をみていてもけいれんは止まりにくい。熱性けいれん重積の治療適応（「熱性けいれん診療ガイドライン」）
15分以上	複雑型熱性けいれんの定義を満たす。
30分以上	神経学的後遺症を引き起こし得る時間

小児のけいれんに出会ったら

準備すべきもの

- 人を呼ぶ：call for help！は救急診療の鉄則です。リーダーが、気道／呼吸管理担当、循環担当（静脈路確保など）、救急隊や家族からの病歴聴取担当、薬剤作成担当、記録担当を素早く指名します（救急車での来院の時は、到着前に決めます）。
- 吸引：けいれん中は分泌物が増えるので気道開通には吸引が必須です。
- 酸素：まず酸素投与。小児ではCO_2ナルコーシスはまずありません。惜しみなく酸素投与してください。
- 気道管理用品準備：バッグバルブマスク（BVM）、挿管セット（チューブ、喉頭鏡）、エアウェイ
- モニタ（SpO_2、ECG）
- 血糖測定器：到着時に血糖を測定し、60mg/dL未満の低血糖があれば、0.5g/kg程度（20％ブドウ糖液2.5mL/kgをゆっくり）のブドウ糖投与[11]

- 過去のカルテ

  ※搬送が分かっているならば、受け入れ前に年齢、体重を確認しておくと薬を準備しやすい。
- 輸液：細胞外液（生理食塩水かリンゲル液）で準備。1号液ではNa濃度が低すぎて不適。
- 治療薬の準備（ジアゼパム、ミダゾラムなど）

薬剤の第一選択

● 静脈路が確保可能：mL単位に変換！

1. ジアゼパム：ホリゾン®、セルシン® 10mg/2mL

   静注　0.3mg/kg（最大10mg）＝0.06mL/kg

2. ミダゾラム：ドルミカム®（10mg/2mL）、ミダフレッサ®（10mg/10mL）

   静注（1mg/分の投与速度で）

   - ドルミカム®：0.15mg/kg＝0.03mL/kg　ドルミカム®1Aと生食8mLに混合して（5倍希釈）、0.15mL/kgずつ使うことが多い。
   - ミダフレッサ®：0.15mg/kg＝0.15mL/kg　もともと希釈されている。

   注）ドルミカム®は保険適用外

● 静脈路がとれないとき

3. ミダゾラム鼻腔内、口腔内投与、筋注　0.3mg/kg＝ドルミカム® 0.06mL/kg

   注）この場合、ミダフレッサ®は投与量が多くなるため不可。ドルミカム®原液を使う。

4. ジアゼパム注腸　0.5mg/kg＝0.1mL/kg

   注）ダイアップ®坐剤は、効果発現まで15分〜30分かかるので、発作を起こしているときには不適。発作を止める目的では原液を使う。

● けいれんが止まらないときの薬剤選択

　5分後に上記薬剤を再度追加投与してよい。呼吸抑制に注意すること。それでも効果がないようであれば、第二選択薬を使用する。

けいれんが止まったら、熱源検索！

　特に、尿路感染症と細菌性髄膜炎を見逃さないように！

薬剤の第二選択

　前述したように、急性脳症の診断には意識状態の変化が不可欠です。そのため、意識低下を引き起こしにくいホスフェニトインかフェニトインを使うのがよいと考えています（詳細は「小児急性脳症診療ガイドライン」ご参照ください）。

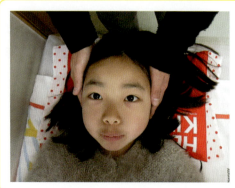 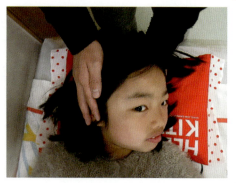

図5-2 人形の目現象あり（陽性）

身体診察で勝負！：けいれんは止まっているか？

　医療者を見て泣いたり、母親にしがみついたりするときには、けいれんは明らかに止まっています。以下は、止まっているかどうか見分け方のコツです。疑わしければ脳波をとるしかありません。

- **意識を確認する**

　意識が清明で指示に従えるときにはけいれんは止まっています。両親に抱かれると泣いていないが、医療者が関わろうとすると泣くというのも人の区別がついていると判断され、けいれんは止まっています。

- **眼球をみる**

　けいれん中は瞳孔は散大し、対光反射は減弱しているのが通常です。

　人形の目現象をみます（**図5-2**）。人形の目現象とは、「脳幹障害がなければ頭を急速に上下左右に動かすと眼球はその運動方向と反対方向に動く。このような眼球運動を人形の眼現象という。人形の眼現象が消失し、頭部とともに眼球が動けば、脳幹や中脳の障害を示唆する」と定義されます[12]。けいれんが起こっているときは、人形の目現象は消失しています。

- **手足の緊張をみる**

　曲げ伸ばししてみます。四肢の緊張が強い場合はまだけいれんが続いているかもしれません。

- **それでも分からないとき**

　けいれんがなくても発作が重積しているnon-convulsive status epilepticus（NCSE）という状態もあり、脳波に頼らざるを得ないときもあります。それほどけいれんが止まっているかどうかの判断は難しいです。総合的に判断しましょう。convulsion（けいれん）は筋肉の収縮を伴う発作で、筋収縮の有無にかかわらずてんかんを疑わせる状態のことをseizure（発作）といいます。ただ、seizureの日本語訳を「けいれん発作」と訳すなど、この2つの言葉の違

いは使う人によっていろいろな印象を受けます。

> **けいれん中はABCDの異常が出る！**
> けいれんが続いているか止まっているかを評価するときに、ABCDアプローチを大事にしましょう。けいれんが持続しているときにはABCDに異常が出ることがほとんどです。
> A（airway）では舌根沈下、分泌物を、B（breathing）では徐呼吸、呼吸が不規則であることなど、C（circulation）では頻拍、高血圧を、D（disability）ではけいれん、意識障害の状態を確認しましょう。どれかに異常があれば、けいれんが続いているかもしれない！と思って対応します（国立成育医療研究センター総合診療部の鉄原健一先生に教えていただきました）。

けいれん対応のまとめ

けいれん対応で最も重要なことは、**「気道・呼吸管理」に尽きる**と思います。けいれんに伴って増加する分泌液や、嘔吐物による気道閉塞を吸引や体位の調整で回避します。診療所で挿管というのはリスクを考えるとまずないと思います。私はそのような状況では、バッグバルブマスクでの呼吸管理を考えます。その上で、抗けいれん薬でけいれんを止めます（最近よく耳にしますが、けいれんが「頓挫」するという用語を私は使いません）。酸素を投与することに躊躇する必要はありませんが、大量に酸素投与した方が予後がよいのかということについては議論があります。必要最小限でよいのではないかと思います。

けいれんを起こしている、あるいは起こした子どもを診察するときは、まずはけいれんが止まっているかを総合的に判断します（前述）。

①**けいれんが止まっているとき**
熱があるならば熱源を検索します。熱性けいれんは除外診断なので、ルチーンでダイアップ®を入れて意識状態の変化を分かりにくくするのは勧められません。

②**けいれんが止まっていないとき**
初期対応をチャートにしておきます（図5-3）。
薬剤の投与量は覚えていても忘れる、間違える可能性がありますので、表にして貼っておきます。投与量はmgではなく、mLで記載しておきます（表5-2）。

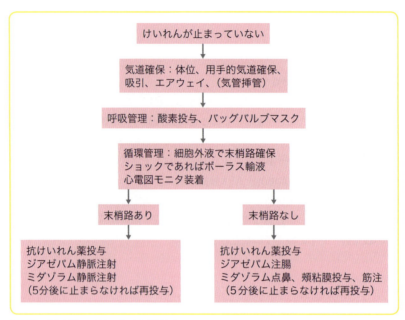

図5-3 診療所でのけいれん初期対応

表5-2 けいれんでの薬剤の投与量

投与法	薬剤	薬剤投与量	10kgで
静脈注射 （輸液に混ぜない。 側管から注射する）	ジアゼパム 0.3mg/kg （10mg/2mL）	ホリゾン®、セルシン® 0.06mL/kg	0.6mL
	ミダゾラム 0.15mg/kg （10mg/2mL）	ドルミカム® 0.03mL/kg（原液）	0.3mL （1分半以上かけてゆっくり）
	ミダゾラム 0.15mg/kg （10mg/10mL）	ミダフレッサ® 0.15mL/kg	1.5mL （1分半以上かけてゆっくり）
鼻腔内、口腔内投与、筋注	ミダゾラム 0.3mg/kg （10mg/2mL）	ドルミカム® 0.06mL/kg（原液） （ミダフレッサ®は不可）	0.6mL
直腸投与	ジアゼパム 0.5mg/kg （10mg/2mL）	ホリゾン®、セルシン® 0.1mL/kg	1.0mL

第2章　症状でひらめくコモンディジーズ

看護のポイント（けいれん編）

 最初に要点！

① 「ファーストコンタクト」でみる：まず眼球と瞳孔をチェックする。
② 3つの質問：1.「いつからどんなけいれんがありましたか？」
　　　　　　　2.「嘔吐やぐったりしていたということはありますか？」
　　　　　　　3.「頭を打つなど、けがはしていませんか？」
③ 経過観察の一言：「もう一度けいれんが起こるようなら必ず教えて（受診して）ください」

★ 熱性けいれんについてよく知ろう：熱性けいれんの分類

複雑型か単純型かは記載できるようになっておきましょう。
以下の3つのうち1つ以上あれば複雑型です。
① 焦点性発作（a. 左右非対称なもの、b. 一点凝視や動作停止のみでけいれんを伴わずに意識障害を呈する発作）
② 15分以上持続する発作
③ 一発熱機会内の、通常は24時間以内に複数回反復する発作

①〜③のいずれもなければ、つまり単純型は「左右対称で、15分未満で、1回のみ」のけいれんです。

★ 電話でけいれんについて相談されたときに、バシッと答える！

● 「これってけいれんですか？」

「子どもが手足をバタバタさせています」「ぴくっとしました」という訴えがけいれんかどうかは、みてみないと分からないのですが、原則的には以下のように考えます。

両手両足のけいれんであれば、意識がなくなるのが普通です。両手両足をバタバタさせたり、ぴくっとしたりするけれど泣いていたり、呼びかけに応えられる、しっかり目が合うようなば、けいれんではない可能性が高いです。熱が上がるときの全身の震えである振戦をけいれんと間違えていることがあります。

子ども熱が出て、寝ていると「ぴくっとした」ということで受診する家族がいますが、これは入眠時のミオクローヌス（学生時代に居眠りしたときにびくっとしたのと同じ）のことが多

5　怖いけいれん・怖くないけいれん〜救急でよくみるペテランでも怖い症状！脳症や髄膜炎はどう見分ける!?〜

183

く、現在の意識が異常ないのであればほとんど正常範囲ですので、心配いらないと説明します。
● **「けいれんが起こったらどうしたらいいのですか？」**
　「床に寝かせます。机の上などから物が落ちてこないように気を配ります。嘔吐があれば、吸い込まないように横向きに寝かせます。発作の様子を観察します。目や四肢の動きを覚えておいてください。覚えられなければ動画で撮影しておいてください。1〜2分で止まらないようなら救急車を呼んで構いません。舌を噛み切って死ぬことはありませんので、口の中にスプーンやハンカチを入れないようにしてください。入れたものによって窒息するかもしれません」と説明しましょう。
● **「けいれんが起こってしまったのですが、どうしたらよいですか？」**
　けいれんが収まっていて、初めてのけいれんなら受診してください。いつもの熱性けいれんで矛盾しないと判断できるようなら翌日の受診でよいと思います。けいれんが止まっていないとき、今までのけいれんの既往があるならば、医師の指示通りにします。病院受診までどのくらいかかるのかにもよりますが、15分以上かかるようなら、ダイアップ®を入れる、抱水クロラールを入れるなどの選択肢があり得ます。

> **発作の表現**
> 　ギューッと手足を緊張させている発作は強直発作、がくがくと振るわせている発作は間代発作です。家族に実演してあげると分かりやすいです。

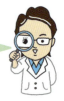

> **家庭への介入**
> 　けいれんのときはワクチンを勧める良い機会です。母子手帳を確認して、未接種のワクチンがあれば打ちましょう。熱性けいれんの既往があってもワクチン接種には何の問題もありません。

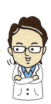

差がつく一言

「抗生物質は飲んでいませんか？」

前述したように、ピボキシル基による低血糖の可能性があります。

「銀杏は食べていませんか？」

3歳未満は銀杏中毒によるけいれんがあります。数個を食べただけで嘔吐けいれんを起こす可能性があります。治療はビタミンB6投与です。

「頭を打っていませんか？（視診しましょう）」

頭部外傷によるけいれんを見逃したくありません。虐待も念頭に置きます。

引用・参考文献

1) 日本小児神経学会熱性けいれん診療ガイドライン改訂ワーキンググループ編. 熱性けいれん診療ガイドライン2015. https://www.childneuro.jp/modules/about/index.php?content_id=33
2) Zolaly MA. Histamine H1 antagonists and clinical characteristics of febrile seizures. Int J Gen Med. 5, 2012, 277-81.
3) 秋山麻里. Dravet症候群（乳児重症ミオクロニーてんかん）. 小児科診療. 79 (suppl), 2016, 96.
4) 加藤善一郎. 泣き入りひきつけ（憤怒けいれん）への対応. 小児科臨床. 66 (12), 2013, 2481-5.
5) 大庭利道. 経口鉄剤治療により著明に改善した重症憤怒痙攣の7例. 日本小児科医会会報. (46), 2013, 74.
6) 小坂仁. 軽症胃腸炎に伴う痙攣 convulsion with mild gastroenteritis. 東京小児科医会報. 33 (1), 2014, 54-6.
7) 日本神経学会, 日本神経治療学会, 日本神経感染症学会. 細菌性髄膜炎診療ガイドライン2014. 東京, 南江堂, 2015, 146p.
8) 厚生労働科学研究費補助金疾病・障害対策研究分野【補助金】新型インフルエンザ等新興・再興感染症研究「Hib、肺炎球菌、HPV及びロタウイルスワクチンの各ワクチンの有効性、安全性並びにその投与方法に関する基礎的・臨床的研究」（主任研究者：庵原俊昭）. 2016.
9) 日本小児神経学会小児急性脳症診療ガイドライン策定委員会編. 小児急性脳症診療ガイドライン2016. 東京, 診断と治療社, 2016, 156p.
10) 日本小児神経学会小児けいれん重積治療ガイドライン策定ワーキンググループ編. 小児けいれん重積治療ガイドライン2017. 東京, 診断と治療社, 2017, 120p.
11) American Heart Association. PALSプロバイダーマニュアル AHAガイドライン2015準拠. 東京, シナジー, 214.
12) 日本救急医学会. 人形の目現象. http://www.jaam.jp/html/dictionary/dictionary/word/1028.htm

ご家族へ

子どもでよくみられるけいれんのうち、「熱性けいれん」について説明します。

Q 熱性けいれんとは何ですか？
6カ月から5歳くらいの間の子どもで高熱とともに起こるけいれんです。

Q どれくらいの頻度であるのですか？
20〜30人に1人くらいです。小児科ではよくある病気です。

Q どんなことになるのですか？
手足を突っ張ったり、がくがく震わせたりする「けいれん」が起こります。
時に、手足は動かさず意識がないだけの「非けいれん性」の発作を起こすこともあります。

Q けいれんしたらどうしたらいいですか？
床に寝かせます。机の上などから物が落ちてこないように気を配ります。嘔吐があれば、吸い込まないように横向きに寝かせます。発作の様子を観察します。目や四肢の動きを覚えておいてください。覚えられなければ動画で撮影しておいてください。舌を噛み切って死ぬことはありませんので、口の中にスプーンやハンカチを入れないようにしてください。入れたものによって窒息するかもしれません。

Q 救急車は呼んでいいですか？
何度も熱性けいれんを経験して、いつもの発作と変わりないと自信が持てるようであれば、おうちでみていただいて構いません。不安があるようなら救急車を呼んで構いません。

Q 治療はどうするのですか？
けいれんはお薬で止めます。けいれんが止まったら、熱の原因を調べて、その原因に対しての治療を行います。風邪が熱の原因であれば、けいれん以外の治療は不要です。

Q 後遺症は残りますか？

けいれんの原因が熱性けいれんである限りは、後遺症は通常残りません。てんかんになる確率も非常に低いです。

Q 予防はありますか？

2回以上けいれんを繰り返すときには、熱が出たときに座薬を入れて予防を試みることがあります。投与を始めると、最終発作から1～2年、もしくは4～5歳まで、熱が出るたびに毎回投与することになりますので、利益と害について主治医の先生と相談しましょう。

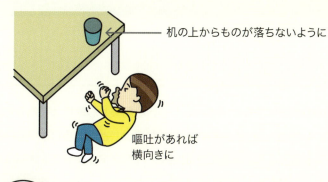
机の上からものが落ちないように
嘔吐があれば横向きに

口の中には指を入れない！

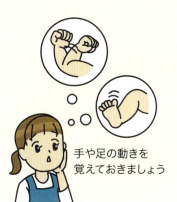
手や足の動きを覚えておきましょう

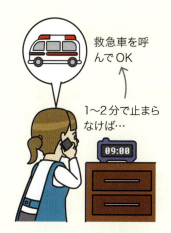
救急車を呼んでOK
1～2分で止まらなければ…
けいれんが治まった＆活気があり「いつもの」けいれんと変わらない
→ 翌日の受診でOK

5 怖いけいれん・怖くないけいれん ～救急でよくみるベテランでも怖い症状！ 脳症や髄膜炎はどう見分ける!?～

6 「どきどきしない」心臓の病気

~どんなときも疑う心臓の病気！救急から学校健診まで！~

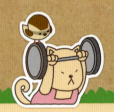
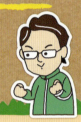

心疾患の鑑別

　プライマリケアにおける小児の心疾患は少ないです。しかし、心筋炎や心筋症は突然死の原因となり、早期診断が必要です。しかも、「どきどきする」「胸が痛い」と訴えられない幼少時に発症すると、訴訟になるケースも散見され、油断できません。プライマリケアで大きなミスを防ぐためには、**どんな訴えでも「心臓かもしれない」と思って対応**することが重要です。

成人と子どもの違い

- 心筋梗塞などの虚血性心疾患はほぼない。
- 大動脈解離や肺塞栓症もみられない。
- 先天性心疾患の頻度が高い。
- 心筋炎や心筋症での突然死が問題になる。

イメージしよう！ プライマリケアでよくみる疾患：illness script

　胸痛で受診したとき、小児の場合はほとんどが、筋骨格系の痛みです。胸壁の圧痛を確認しましょう。肋軟骨炎は狭い範囲に圧痛があります。Precordial catch症候群は、前胸部に突然の刺すような痛みが起こりますが器質的疾患を認めないもので、思春期以降によくみられます。

第2章 症状でひらめくコモンディジーズ

表6-1　起立性調節障害（OD）の身体症状

項目が3つ以上当てはまるか、あるいは2つであってもODが強く疑われる場合には、「小児起立性調節障害診断・治療ガイドライン」のアルゴリズムに沿って診療する。
①立ちくらみ、あるいはめまいを起こしやすい。
②立っていると気持ちが悪くなる、ひどくなると倒れる。
③入浴時あるいは嫌なことを見聞きすると気持ちが悪くなる。
④少し動くと動悸あるいは息切れがする。
⑤朝なかなか起きられず午前中調子が悪い。
⑥顔色が青白い。
⑦食欲不振
⑧臍疝痛をときどき訴える。
⑨倦怠あるいは疲れやすい。
⑩頭痛
⑪乗り物に酔いやすい。

Bormholm病

　Bormholm病＝流行性筋痛症です。夏風邪の流行期になると、毎年、胸痛を訴える子どもが受診します。胸痛は泣き叫ぶくらい強いものから、歩き回れるくらい軽いものまでさまざまです。**咽頭所見でヘルパンギーナの所見があれば、Bormholm病と一発診断**できます。胸壁の圧痛は基本的にはありません。文献によると、痛みを感じる胸骨下部に圧痛をみることもあるそうですが、小児で圧痛は少ない印象です。流行性筋痛症という別名の通り、ウイルスが起こす筋炎と考えられていますが、血液検査でCPKの上昇がみられることはほとんどありません（臨床診断できれば血液検査は不要です）。

　原因ウイルスはコクサッキーBが多いので、ヘルパンギーナがあることもありますが、咽頭所見が軽い場合は流行状況から判断することになります。コクサッキー、エコーウイルスによることがほとんどなので、心筋炎をまず除外することになります。丁寧に心音を聴いて、心音減弱や過剰心音、肝腫大がないことを確認します。念のための心電図をとることも多いです[1]。

　時に、腰部、頸部に痛みが及ぶことがあります。私の経験でも、全身が痛くて歩けないという子どもに異常はなく原因不明で、経過を見ていると流行性筋痛症と合致する経過で軽快したことがありました。この症例では、項部硬直と同様の所見がみられましたが、痛みのせいで首が曲げられなかったものと思います。

起立性調節障害

　起立性調節障害（orthostatic dysregulation；OD）は小学生以上の5〜10％にみられるコモンディジーズです。**表6-1**に示したようなさまざまな訴えで受診しますので、必ずしも失神で受診するとは限りませんが、**失神で受診したときにはODを鑑別に挙げて診療**します

「どきどきしない」心臓の病気 〜どんなときも疑う心臓の病気！ 救急から学校健診まで！〜

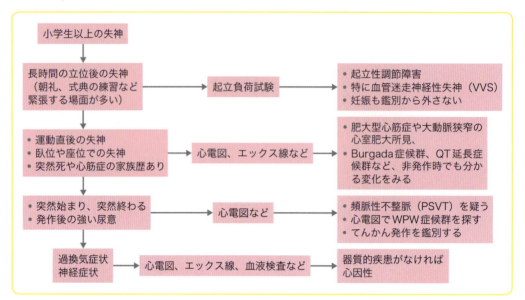

図6-1 小学生以上の失神
ほとんどが起立性調節障害（OD）関連である。未就学児はODが少ないので、器質的疾患の検索を優先する。

（図6-1）。よく聞くと、朝起きられないとか、不登校とか、慢性的な不調を抱えていることが多いので、**継続的な外来治療により子どもの生活を改善**するようつなげることが大事です。除外診断ですので、一般的な血液検査（甲状腺機能を含む）や尿検査、心電図はスクリーニングで行っても過剰ではないと思います。診断は、起立負荷試験（新起立試験）によります（「小児起立性調節障害診断・治療ガイドライン」)[2]。4つの分類があります。詳細はガイドラインにまかせて、イメージを共有します。

- 起立直後性低血圧（instantaneous orthostatic hypotension；INOH）：起立直後に強い低血圧を認めます。立ち上がったときに、急に倒れますので、本人は状況を覚えていないことがあります。
- 体位性頻脈症候群（postural tachycardia syndrome；POTS）：起立後の心拍数が著明に増加（起立3分で心拍数115回／分以上、臥位に比べて35回／分以上増加）します。血圧が下がらないので、失神でやって来ることはあまりありません。
- 血管迷走神経性失神（vasovagal syncope；VVS）：以前のガイドラインでは、神経調節性失神と呼ばれていたものです。起立中（数分後）に突然の血圧低下を起こして失神します。INOHやPOTS、delayed OHを合併することがあります。
- 遷延性起立性低血圧（delayed orthostatic hypotension delayed；OH）：起立3〜10分して収縮期血圧が20mmHg以上低下します。

治療は、生活習慣改善（塩分と水分摂取励行、規則正しい睡眠習慣、テレビやゲームを控える）、薬物治療（ミドドリン〔ミニリンメルト®〕1錠〜2錠、分1〜2、起床時と眠前など）です。自律神経が育っていく過程でどの子にも起こり得る症状であり、怠け病でないことを家族に説明します。心身症が合併していることもあり、**家族関係の調節が必要**になることが多い印象です。

川崎病

本章の②「発熱を楽しくみる！」と⑦「よく見る『ぶつぶつ』」でも述べています。冠動脈を含めた心疾患では小児で最も多い血管炎です。年間発症数は1万人以上のコモンディジーズです。重大な合併症としての冠動脈病変は無治療では20〜30％にみられますが、治療により3％程度まで減少しています。不全型川崎病は診断基準を満たしませんが、冠動脈病変の発生率は高いので要注意です。川崎病は、典型的には発熱が持続することで判明します。しかし、多様な症状を来すことがあり、肺炎を疑う肺浸潤影や胸水貯留、胆嚢炎や膵炎を疑う腹痛、咽後膿瘍を来す頸部痛、尿路感染症を疑う無菌性膿尿、熱性けいれんなどで受診しますので、**どんなときでも鑑別診断から外すことはできません。**

川崎病後の子どもは慢性期の合併症に注意しましょう。冠動脈瘤は消退しませんので、アスピリンと、場合によってはワルファリンを内服していることがあります。心筋梗塞は発症後1〜2年以内に発症することが多いですが、無症状から重症まで幅広いですので、川崎病の冠動脈病変合併児が不調を訴えたときは、心電図だけでもとるようにします。川崎病の心病変は、冠動脈のほかにも、大動脈弁閉鎖不全、僧帽弁閉鎖不全などがあります。また、腎動脈や大腿動脈などの全身の血管にも病変を来すことがありますので注意しましょう。**川崎病は血管炎であることを忘れてはいけません。**血管炎が多様な症状をとるのは成人同様です。

先天性心疾患

成人でCHDと言えば冠動脈疾患（coronary heart disease）ですが、子どものCHDは先天性心疾患（congenital heart disease）で、発生頻度は約1％もあります。先天性心疾患の中では心室中隔欠損（ventricular septal defect；VSD）が最も多く（20％）、心房中隔欠損（atrial septal defect；ASD）もよく（6〜10％）経験します。ほかには、肺動脈弁狭窄も頻度が高く（CHDの5〜10％）、小児科医にとってはなじみのある疾患であると思います。新生児医療に携わっていると、**チアノーゼや心雑音をきっかけに判明する先天性心疾患**を経験しますし、最近は胎児診断されていることも多いです。しかし、日常診療に潜む先天性心疾患については非専門医のみならず、一般小児科医にとっても苦手意識があるのではないで

しょうか。新生児期に診断される疾患を除いて頻度が高いものを中心に概説したいと思います。

●先天性心疾患の可能性があるとして慎重に診察したい病歴

　先天性形態異常症候群の既往歴から、合併しやすい疾患を思い出しましょう。ダウン症候群では半数にCHD（房室中隔欠損、ASD、VSD、動脈管開存症〔patent ductus arteriosus；PDA〕、ファロー四徴症〔tetralogy of Fallot；TOF〕）を合併します。ほかにも、ヌーナン症候群（肺動脈弁狭窄、肥大型心筋症）、ターナー症候群（大動脈縮窄、大動脈弁狭窄、左室肥大）、マルファン症候群（僧帽弁逸脱、大動脈弁輪拡大、大動脈弁逆流）、22q11.2欠失症候群（TOFなど）、Williams症候群（大動脈弁狭窄〔aortic stenosis；AS〕）などです。逆に心疾患から症候群を疑って診断することもあります。

　母親やきょうだいの先天性心疾患の家族歴があったり、母親の抗てんかん薬内服があったりする場合には気を付けましょう。特に心筋症は遺伝傾向が明確であり、肥大型心筋症では50％、拡張型心筋症では30％に家族歴が認められます。

●心雑音で気づかれるもの

・心室中隔欠損（VSD）

　大きな欠損孔があるものは、生後すぐの新生児期から心不全症状（左室から右室へのシャント血流→肺動脈血流増加→肺うっ血）で判明しますが、欠損孔が小さなものは、新生児期には無症状です。新生児期には肺血管抵抗が高くてシャント血流が大きくないのですが、生後2〜6週で血管抵抗が低下してくると逆流量が増えます。新生児期には分からなかった心雑音が1カ月健診で判明するのはこのためで、**粗い（harsh）汎収縮期雑音を胸骨左縁第3〜4肋間で聴取**します。比較的大きな特徴的な雑音で、一度聴いたら忘れられません。肺血流増加による肺静脈還流量増加の影響で、相対的な僧帽弁狭窄が起こって拡張期心雑音が心尖部で聴かれます。小欠損孔は2歳までに80％閉鎖します。心不全を起こした症例では薬物治療で経過を診ますが、それでも状態が改善しない例や肺高血圧症が残存する例は手術適応です。心不全症状は、哺乳不良や体重増加不良、気道感染の反復など非特異的であることがあります。

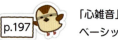

「心雑音」については
ベーシックレクチャー参照

●心雑音あるいは学校健診の心電図異常で判明するもの

・心房中隔欠損（ASD）

　ほぼ無症状ですので、スクリーニングで気づかれることになります。気づかれなかった場合、成人期になってから心房細動や肺高血圧をきっかけに判明することがあります（奇異性脳梗塞との関係は明瞭ではないようです）。健康時の受診や内科検診で聴診したときに、**胸骨左縁第2肋間あたりの収縮期雑音**（左房から右房にシャント血流→肺動脈血流増加→相対的肺動脈弁狭

窄による収縮期駆出性雑音）で気づき、よく聴くと**Ⅱ音の固定性分裂**（Ⅱ音の分裂が呼吸性に変動しない）があります。ASDの相対的肺動脈弁狭窄では相対的三尖弁狭窄のランブル雑音か心尖拍動の右方偏位があることで、器質的な肺動脈弁狭窄と鑑別します[3]。学校健診の心電図では、V1のrSR'パターン（前のrより後ろのRが大きい右脚ブロック型の波形）、V4の孤立性の陰性T波、下方誘導（Ⅱ、Ⅲ、aVF）の二峰性波形やノッチ（crochetageパターン）がみられ、**健診に従事している学校医は必ず押さえておくべき判読ポイント**となります。治療は、3～5歳頃まで自然退縮を待って待機的に行われることが多いですが、心不全を来す例などは早期手術になります。

● 年長児の胸痛や失神で判明するもの

・肺動脈弁狭窄（PS）

弁に異常があるものだけでなく、弁の周辺の狭窄のものを合わせると頻度が高いです。基本的には無症状で、**背部に放散する収縮期雑音**で気づくことが日常診療であります。聴診では**胸骨左縁第2肋間の収縮期駆出雑音**です。駆出期のクリックを伴うこともあります。Ⅱ音の肺動脈成分（2p）が遅れますので、分裂が幅広くなります。心電図で右室肥大、右軸偏位を確認します。成長とともに改善することが多いですが、圧格差が大きいものはカテーテル治療の適応となります。ヌーナン症候群では、特徴的な顔貌（眼間開離、眼瞼下垂など）、低身長、胸郭変形（鳩胸、漏斗胸）、停留精巣、精神発達遅滞などを認めます。

・大動脈弁狭窄（AS）

先天性心疾患の2％を占めます。小児期は無症状で経過し、高度になれば息切れや胸痛や失神を来します。**胸骨右縁第2肋間の収縮期駆出性雑音**で、収縮期クリックがみられることがあります。頸部や心尖部への放散（たすきがけの部分）を聴取します。心電図で、左室肥大を確認しましょう。軽度であれば経過観察でよいですが、症状がある場合はカテーテル治療となります。

・大動脈弁閉鎖不全

無症状で経過し、進行すると心不全、失神や狭心痛を来します。**胸骨左縁第3肋間で拡張期雑音**を聴取します。年長児では座位で上体を前屈させると雑音が聴取しやすいです[4]。脈圧増大を反映して、四肢や頸部で反跳脈（bounding pulse）を触知します。川崎病の慢性期、マルファン症候群の合併に注意します。VSDに伴うものなどでは手術適応があります。

● チアノーゼ性心疾患で頻度が多いもの

・ファロー四徴（TOF）

10,000人出生に3人の頻度で発症し、チアノーゼ性心疾患で最多です。出生直後から心雑音を聴取するため新生児期に診断され、一般外来で最初に診断をつけることはまずないと思い

ます。チアノーゼは新生児期か遅くても乳児期には出現します。無酸素発作（anoxic spell）はさらにチアノーゼが悪化する状態で、TOF児で哺乳や啼泣などを契機に肺動脈弁下部狭窄が強くなり、右左短絡が増えることが原因です。TOF児のチアノーゼをみたときに、肺動脈狭窄の雑音が減弱していれば無酸素発作を疑います。無酸素発作をみたときには、胸膝位（股関節を屈曲させて胸に膝をつける）にして、酸素投与しながら搬送しましょう。

稀だけれど見逃したくない疾患

急性心筋炎

　小児の急性心筋炎はほとんどがウイルス性です。「感冒症状に引き続き、循環不全症状が出現する」というのが教科書的な説明になりますが、診断がものすごく難しいです。トロント小児病院での救急外来に受診した心筋炎症例の検討があります[5]。2000年から2006年の6年間で31例です。小児病院で1年間に5例ですから、われわれが日常診療でみる機会はほとんどありません。しかし、診断の難しさと見逃したときの死亡率の高さ（急性期死亡率13%）によって訴訟になることが散見される「怖い」病気です。論文では発症年齢は3歳未満と16歳以上の2峰性に多い結果でした。

　初診時の症状のパターンは、**呼吸器の訴えが多い**結果でした。注目すべきは、**低年齢では心臓系（cardiac）の訴えはみられず、消化器系の訴えが多くみられた**ことです。乳児では、不機嫌、発熱などより非特異的な症状になりがちです。したがって、胃腸炎や細気管支炎、気管支喘息などと誤診されます（**表6-2**）[5]。身体診察では、頻脈、うっ血肝による肝腫大、Ⅲ音、Ⅳ音が聴こえるgallopリズムや収縮期雑音を丁寧に観察します（**表6-3**）[5]。

　検査は心電図、胸部エックス線、血液検査などですが、診療所では治療不可能なので搬送する準備をしましょう。輸液を過剰に行うと状態が悪化するので要注意です。

　心筋炎診療のまとめです。心筋炎を疑う症状は、①進行性に悪化する呼吸器症状、②感冒症状に続発する他の疾患で説明不可能な腹痛や嘔吐、③胸痛や動悸などの循環器症状、④乳児では不活発や顔色不良です。そして、⑤輸液中に悪化する「胃腸炎疑い」「細気管支炎疑い」も心筋炎に注意しましょう。**「胃腸炎かな？」と思ったら、「心臓は大丈夫かな？」と思うようにしましょう。**

心筋症

　いろいろな心筋症の種類がありますが、小児期にみられるものは肥大型心筋症が70〜80%と最多です。ほかに拡張型心筋症、拘束型心筋症、左室心筋緻密化障害、不整脈原性右室異形成（または心筋症）もあります。問題は突然死で、就学中の小児や若年者の20〜30%は心筋

第2章　症状でひらめくコモンディジーズ

表6-2　急性心筋炎の初診時の症状

初診時の症状	人数（％）		
	10歳未満	10歳以上	合計
呼吸器系（鼻汁、咳、息切れ）	7（47）	3（19）	10（32）
消化器系（嘔気、嘔吐、下痢、腹痛）	2（13）	0（0）	2（7）
心臓系（胸痛、動悸）	0（0）	9（56）	9（29）
循環不良（不活発、ふらつき、めまい、失神、けいれん）	3（20）	4（25）	7（23）
川崎病関連	3（20）	0（0）	3（10）
合計	15（100）	16（100）	31（100）

（文献5より引用）

表6-3　急性心筋炎の身体診察

身体所見	人数（％）
呼吸窮迫、呼吸の異常、多呼吸	21（68）
頻脈	18（58）
活気不良	12（39）
肝腫大	11（36）
心音異常／心雑音	10（32）
発熱	9（30）
低血圧	7（23）
蒼白	6（19）
末梢性浮腫／冷感あるいは土気色	5（16）
チアノーゼ／低酸素	3（10）

（文献5より引用）

症が原因であるとされます[6]。肥大型心筋症では収縮期雑音が聴取されます。Ⅲ音、Ⅳ音や心尖拍動の位置を確認しましょう。心電図をとりましょう。

乳児特発性僧帽弁腱索断裂

乳児で突然の呼吸障害をみたら鑑別に挙げるべき疾患です。2014年に全国調査の結果が発表されました[7]。85％が4～6カ月児で、春から夏に多いと言われます。今まで全く基礎疾患のない元気な乳児が、**2～3日の感冒症状に引き続き、急速に進行する心不全症状（陥没呼吸、ショックなど）を来します**。血液検査では心筋逸脱酵素の上昇はみられません。症状や一般的な血液検査だけでは肺炎や細気管支炎と区別が付きません。突然の悪化、エックス線での肺うっ血所見、血液検査でのBNP上昇がヒントになります。診断が難しく、死亡率は8％にのぼります。内科的に安定させた後で外科的に介入します。成人では心筋梗塞後のものが有名ですが、小児の原因には特発性が多く、川崎病や自己抗体（SS-A）との関連が示唆されていますが、まだ確定的ではありません。

不整脈

脈拍数の異常については、年齢を加味する必要があります。簡便には、新生児170分／回以上、乳児150回／分以上、幼児130回／分以上、学童期110回以上／分を頻脈とし、新生

児80回／分以下、乳児70回／分以下、幼児60回／分以下、学童50回／分以下を徐脈とすると覚えやすいです[8]。最も頻度が多い頻脈性不整脈は発作性上室性頻拍（paroxysmal supraventricular tachycardia；PSVT）です。診断は心電図で確定します。

マルファン症候群

① 「いろいろある『ぜいぜい』と咳」で述べましたが、気胸を繰り返したことで診断がついた症例があります。結合組織の異常が原因で、高い身長、長い手足、側弯、水晶体脱臼（視力低下）などで気づかれます。大動脈の拡大が起こることが循環器的な課題です。大動脈瘤ができたり、大動脈解離が起こったりします。これは結合組織がさらに軟らかくなる妊娠中に大問題です。上行大動脈径が44mm以上か大動脈解離がある場合は妊娠しないように説明する必要があります[9]。5,000人に1人程度の発症率であり、50％の確率で遺伝すると言われています。

ベーシックレクチャー

心雑音を見つけたら

日常診療や学校健診で子どもの心音を聴診していると、心雑音を聴取することは思いのほか多いです。そのほとんどは無害性雑音です。無害性雑音の特徴は、まず、子どもが元気なことです。チアノーゼや運動能力の低下はみられません。そして、7S's の特徴（**表6-4**）を持っています[10]。

まず、心雑音の最強点の場所を聴き分けます（**図6-2**）[11]。胸骨右縁第2肋間から心尖部にかけて、たすきがけの領域（**図6-2**の②④⑤の部分）が大動脈弁による雑音の部位です。学校健診で見つかりやすいASDなどの肺動脈狭窄音は胸骨左2肋間あたり（**図6-2**の①の部分）で聴こえます。VSDや三尖弁閉鎖不全は**図6-2**の③のErb領域で聴取します。

心雑音の強度をLevine分類で記載します。Ⅰ度は聴診器で耳を澄ましてやっと聴き取れる弱い雑音です。Ⅱ度は聴診器を当てると容易に聴き取れる弱い雑音です。Ⅲ度は聴診器ですぐに聴き取れる強い雑音ですが、振戦（thrill＝胸に手を当てて触知できる振動）を触れません。Ⅳ度はthillを触れる強い雑音です。Ⅴ度は聴診器の一部を胸壁から離しても聴取できる雑音です。Ⅵ度は、聴診器を胸壁から完全に離しても聴取できる強い雑音です。

学校健診など、聴診時間が限られているときは、**図6-2**の①⑤②④の4点を聴きます。どうしても忙しければ**図6-2**の③で一点勝負です。**図6-2**の①では肺動脈弁狭窄の収縮期雑音とⅡ

表6-4 7S'sの特徴

7s	特徴
sensitive	体位や呼吸を変えると変化する。
short duration	短い。汎収縮期ではない。
single	単一である。クリックやギャロップはない。
small	狭い範囲に限局して放散しない。
soft	やわらかい（大きい音ではない）。
sweet	粗くない（harshではない）。
systolic	収縮期に聴取する（拡張期ではない）。

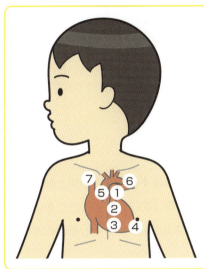

①胸骨左縁上部（肺動脈弁領域）：肺動脈弁狭窄、心房中隔欠損、無害性（肺動脈駆出性雑音）
②胸骨左縁中部（Erb領域）：大動脈弁閉鎖不全、無害性（Still雑音）
③胸骨左縁下部（三尖弁領域）：三尖弁閉鎖不全、心室中隔欠損、無害性（Still雑音）
④心尖部（僧帽弁領域）：僧帽弁閉鎖不全、僧帽弁狭窄、大動脈弁閉鎖不全
⑤胸骨右縁上部（大動脈弁領域）：大動脈弁狭窄
⑥左鎖骨下：動脈管開存
⑦右鎖骨下：静脈コマ音

図6-2 聴診の領域（心雑音最強点）（文献11を参考に作成）

音の分裂、⑤で大動脈弁狭窄の収縮期雑音とクリック、③でVSDの収縮期雑音、④で大動脈弁閉鎖不全と僧帽弁狭窄（僧帽弁逆流の相対的なものも）の拡張期雑音とⅢ音Ⅳ音を狙って聴きます。

拡張期雑音は常に異常ですので、迷わず紹介しましょう。**収縮期雑音は無害性雑音との鑑別が重要**ですので、聴き分けについてチャートにしておきました（図6-3）。

心雑音が聴こえない先天性心疾患

心雑音が聴こえない先天性心疾患もありますので確認しておきましょう。総肺静脈還流異常

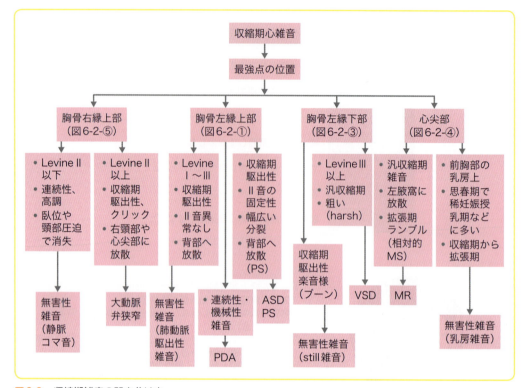

図6-3　収縮期雑音の聞き分け方

では、肺静脈が左房ではなく、右房や大静脈、門脈に流れ込みます。肺血流増加と肺静脈狭窄によりうっ血性心不全を来してチアノーゼが生じます。心雑音は聴こえないことが多いとされます。ASDか卵円孔開存でのシャントの影響で収縮期雑音や垂直動脈による心基部の連続性雑音が聴こえることがあります。

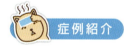 症例紹介

胸痛関連の印象的な症例

①14歳の男性が突然の胸痛で受診しました。気胸の既往があります。今回も気胸かと思いましたが、診察での打診では左右差を認めませんでした。優しく頸部を触診すると、握雪感がありました。特発性縦隔気腫、皮下気腫の症例でした。胸痛でも全身を診察すること！

②2歳の男児です。嘔吐が長引いてぐったりするということで入院しました。入院時の心拍数が60回／分であることを看護師が確認し、担当医が心電図をとってⅢ度房室ブロックと診断しました。紹介先病院へ搬送途中に心停止に至り、蘇生して何とか小児病院に到着しました。急性心筋炎の症例でした。頻脈より徐脈は怖い！（耳原鳳クリニックの中川　元先生に教えていただ

いた症例です)

③成人例です。18歳の男性が、風邪をひいて寒気がし、全身が痛いため横になれず、1日中部屋をうろうろと動き回っていたということで朝の外来を受診しました。インフルエンザだと思うとの訴えでしたが、よく聞くと、前かがみになると楽になる痛みでした。心外膜炎の症状のため、精査を行いました。血液検査、心臓超音波検査などから急性心筋炎・心外膜炎と診断され、紹介先に入院しました。その後悪化し、ICUへ入室となりましたが後遺症を残さず治癒しました。病歴を聞き逃さないこと！

看護の視点（心疾患編）

最初に要点！

① 「ファーストコンタクト」でみる：非特異的な症状でくる心疾患に気を付ける！
② 3つの質問：1.「胸痛や動悸はありますか？」
　　　　　　 2.「ぐったりしていますか？」
　　　　　　 3.「哺乳時に頭に汗をかきますか？」
③ 経過観察の一言：「顔色が悪い、ぐったりする、息が早くなるなどのときは必ず受診してください」

★ 心疾患を疑わせる症状

小児ではさまざまな症状で受診する中から心疾患を見つけ出さないといけません。どきどきするだけではなく、表6-5の症状をみたら心疾患を考えましょう。

★ 心疾患の診断に SpO_2 を上手に使う！

● 新生児期のスクリーニング

米国小児科学会は、生後24時間以降のすべての新生児にパルスオキシメータを使った致命的な先天性心疾患のスクリーニングを推奨しています[12]。右手と、左右のどちらかの足にパルスオキシメータを装着し、SpO_2 を測ります。以下のときにスクリーニング陽性とします。

① **右手か足かいずれかの測定値＜90％**
② **右手も足も＜95％**
③ **右手と足の差が3％より大きい。**

表6-5　心疾患を疑う症状

症状	コメント
胸痛	大動脈弁狭窄や肥大型心筋症、心外膜炎のことがある。実際は、筋骨格系のものが多い。
チアノーゼ	肺疾患が多いが、十分な酸素投与でもSpO$_2$が改善しない場合は先天性心疾患も考慮する。
めまい、ふらつき	先天性心疾患や不整脈のこともある。起立性調節障害が多い。
失神	てんかんであれば症状から判断できる。脳神経からくると決めつけないように。
動悸	頻脈性不整脈のことがある。
体重増加不良	心不全のことがある。
発汗、特に哺乳時に異常に頭に汗をかく。顔色不良（蒼白）、四肢冷感	乳児の心不全症状として重要である。
疲れやすい	器質的疾患はないことが多いが、聴診などで先天性心疾患を除外したい。
咳、喘鳴	心不全のことがある。喘息と間違えやすい。
浮腫	ネフローゼ症候群が多いが、心不全のこともある。
上肢と下肢の血圧差（大腿動脈拍動減弱）	大動脈縮窄を疑う。大動脈弓離断では上肢血圧の左右差もある。
肝機能障害、腹水	肝炎疑いで精査をしていたら、心不全によるうっ血肝だったというのはよく耳にする話。

● チアノーゼ疾患の鑑別に酸素投与とパルスオキシメータ

　100％酸素を10分間投与しても右上肢のSpO$_2$が95％未満であればチアノーゼ性心疾患と考えられます。これは、チアノーゼ性心疾患では右心系と左心系のシャントにより、肺で酸素化を十分に行っていても心臓内で酸素濃度の低い静脈血と混ざって、酸素濃度が下がってしまうからです。逆に、SpO$_2$が100％近くになれば肺疾患の可能性が高いですが、チアノーゼ性心疾患でも稀に90％後半まで上昇するケースがあるので、心疾患ではないとは言い切れません。心雑音があったり、肝腫大があったりするときには心疾患を疑いましょう。

★ 徐脈は頻脈より怖い？

　発熱や脱水など、調子が悪くなれば、必要な酸素の量が増えるので、心拍出量を増やす必要が出てきます。子どもは、1回の収縮で送り出す血液の量を増やすことが苦手なので、心拍数を増やすことで心拍出量を増加させます。したがって、**調子が悪いときにまず起こるのは心拍**

数の増加です。

　子どもが徐脈になるということは、心拍出量の減少を意味し、ショック、心停止間近と考えます。頻脈も怖いですが、徐脈はもっと怖いのです。成人では60回／分は正常範囲ですが、子どもでは、徐脈の可能性があります。意識状態、CRTなど循環状態を確認しましょう。

全身状態不良＋徐脈＝ヤバい！（浦田　晋先生からのクリニカルパール）

★ 継続的に関わりましょう！

　先天性心疾患の生命予後が改善されて、大きくなった患者さんのケアが課題になっています。慢性疾患を抱える子ども特有の身体的・心理的問題に対する継続的関わりが重要で、さらには、成人期になったときに誰がどういうふうにケアするかというトランジション（移行医療）の問題も出てきます。家庭医や総合診療医、それにかかわる医療者はトランジションに積極的に関わっていってほしいと思います。

引用・参考文献

1) 家城隆次. Bornholm disease（流行性筋痛症）. 診断と治療. 86（suppl）, 1998, 300.
2) 日本小児心身医学会. 小児起立性調節障害診断・治療ガイドライン（改訂版）. 一般外来向け. 子の心とからだ. 23, 2015, 40-44.
3) 中村隆広. "心房中隔欠損". はじめて学ぶ小児循環器. 三浦大編. 東京, 診断と治療社, 2015, 47.
4) 福島直哉. "弁膜疾患". 前掲書3. 105.
5) Freedman SB, et al. Pediatric myocarditis: emergency department clinical findings and diagnostic evaluation. Pediatrics. 120（6）, 2007, 1278-85.
6) 日本循環器学会／日本小児循環器学会合同ガイドライン. 2016年版学校心臓検診のガイドライン. 2016, 31. http://www.j-circ.or.jp/guideline/pdf/JCS2016_sumitomo_h.pdf
7) Shiraishi I, et al. Acute rupture of chordae tendineae of the mitral valve in infants: a nationwide survey in Japan exploring a new syndrome. Circulation. 130（13）, 2014, 1053-61.
8) 三浦大. "不整脈". 前掲書3. 111-24.
9) 日本循環器学会, 日本産科婦人科学会, 日本小児循環器学会, 日本心臓血管外科学会, 日本心臓病学会. 心疾患患者の妊娠・出産の適応、管理に関するガイドライン（2010年改訂版）. 2010. http://www.j-circ.or.jp/guideline/pdf/JCS2010niwa.h.pdf
10) Frank JE, Jacobe KM. Evaluation and management of heart murmurs in children. Am Fam Physician. 84（7）, 2011, 793-800.
11) 渋谷和彦. 乳幼児健診で見つかる病気の見つけ方：(3) 心雑音. チャイルドヘルス. 19（1）, 2016, 13-6.
12) American Academy of Pediatrics. Program to Enhance the Health & Development of Infants and Children（PEHDIC）. Newborn Screening: Critical Congenital Heart Defects. https://www.aap.org/en-us/advocacy-and-policy/aap-health-initiatives/PEHDIC/Pages/Newborn-Screening-for-CCHD.aspx

※原稿作成にあたり、東京大学医学部附属病院の浦田　晋先生にご指導いただきました。

ご家族へ

お子さんが「胸が痛い」と訴えたときについてご説明します。

Q なぜ胸が痛くなるのですか？

　胸が痛くなると、心臓が原因だとすぐに思ってしまいますが、必ずしもそうではありません。子どもでは、心臓が原因で胸が痛くなることは5％程度で、95％は心臓以外が原因です。一番多いのは、胸壁痛といって、胸の筋肉や神経が痛むものです。ほかには、背の高い思春期のお子さんが突然胸を痛がったときには気胸（肺がパンクした状態）を考えます。稀に、胸が痛いというけれど、お腹の病気のこともあります。心の状態からくる、精神的な痛みもありえます。ご家庭では見分けは難しいので医師に相談しましょう。

Q 診察はどんなふうにしますか？

　問診では、今までの病気（特に、心臓の病気や先天性の病気）、家族の病気（特に、心筋症やQT延長症候群など遺伝するもの）、発症時の状況をお伺いします。
　聴診で、心臓の雑音や肺の音を聴きます。触診で胸の筋肉や骨が痛くないか確認します。

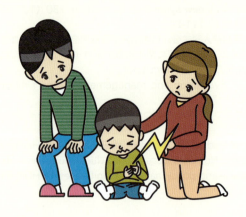

Q どんな検査をするのですか？

ほとんどの胸痛の原因は、問診と診察で分かりますので、検査はいらないことが多いです。必要時には、心電図やレントゲンをとったり、血液検査をします。

Q 肋軟骨炎とはどんな病気ですか？

胸痛の原因として頻度が高いものです。3番目から6番目あたりの肋骨が胸の真ん中の骨（胸骨）にひっつくあたりに、指で押すと痛い場所が出てきます。人によっては赤く腫れることがあります。原因はよく分かっていませんが、痛み止めで治療します。

Q Precordial catch（前胸部キャッチ）症候群とは何ですか？

胸の前の方が、突然、針で刺したように鋭く痛みます。痛みの範囲はとても小さく、痛みはすぐに治まります。深呼吸で痛みがひどくなることがあります。大きめの子どもさんに多く、一般的には特に治療をせずとも治ります。

Q どんなときにすぐに受診した方がよいですか？

最初は、筋肉や神経の痛みだと思っていても、あとから重大な病気と分かることがあります。以下のような症状が出てくるときは、早めに受診してください。

胸の痛みが強くなってくるとき、吐き気がして元気がなくなってくるとき、息苦しさが出てきて呼吸が早くなるとき

よく見る「ぶつぶつ」

~腕の差が患者さんに分かりやすい皮膚疾患！
コツさえつかめば一発診断！~

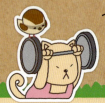
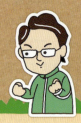

皮膚疾患の鑑別

　子どもの診療を行う上で発疹を上手にみることは欠かせません。子どもでは発熱とともに発疹が出ることが多く、必ず皮膚科を受診するとは限りません。発疹には治療を失敗すると悪くなるものがあり、診断が間違っていたことが患者さんにも分かりやすいものです。発疹をうまくみるにはコツがあります。

 成人と子どもの違い

- 感染性あるいはアレルギー性の発疹が多い→どんな発疹もまずは「全身疾患から続発している」と考える。
- 発症後すぐに受診するので、分かりにくい。
- かゆみや痛みを本人が訴えられないことがある。

イメージしよう！プライマリケアでよくみる疾患：illness script

水痘（みずぼうそう）

● **潜伏期間**

潜伏期間はおよそ2週間です。

● **診断のコツとピットフォール**

水疱が体幹から始まり全身に出ます。最初は小紅斑で出現し、中心に水を持つ水疱になり、

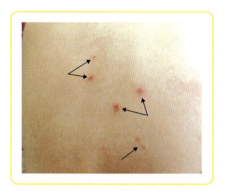
図7-1　紅斑（右下）、水疱（左上、左下）と痂皮（中央）が混在した発疹

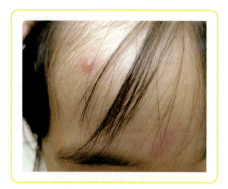
図7-2　被髪部の水疱

最後に痂皮化して、7〜10日で治癒します。熱が出るときと出ないときがありますが、微熱のことが多いです。軽いかゆみがあることもあります。口の中に水疱ができることもあり、手足口病と間違わないようにします。診断のポイントは2つで、「**違う時相の発疹が同時に存在すること（水疱の隣に紅斑や痂皮化がある）**」「**被髪部に発疹がある**こと」です（図7-1、図7-2）。全身に広がるタイプの手足口病との鑑別に役立ちます。

水痘は手のひらや足裏に発疹が出ないと書いているものもありますが、出ることもあります。手のひらにできた水疱はつぶれにくく、痂皮化しにくいです。登園登校許可は「すべての発疹が痂皮化してから」ですので、手のひらの水疱がある場合は許可の判断に迷いますが、全身の発疹の様子で判断します。

● 検　査

最近、水痘帯状疱疹ウイルス検査キットが発売されましたが、プライマリケア領域で使うことはありません（適応は免疫不全者に限られると思います）。自分で診断が難しければ診断できる医師に紹介しましょう。

● 治　療

抗ウイルス薬投与の適応は議論があるところで、米国小児科学会（AAP）は健康な小児にルーチンで投与することを推奨していません（1993年）[1]。AAPの推奨を踏まえ、現在のネルソンの教科書では「妊娠していない13歳以上、生後12カ月を過ぎて慢性皮膚あるいは肺疾患がある、ステロイド使用中（短期間でも、吸入でも）、サリチル酸の長期内服中、家族内の二次感染例」を推奨投与の適応としています[2]。

抗ウイルス薬（アシクロビル、バラシクロビル）を使うときは早期投与が必要で、発疹の出現24時間以内に投与を開始します。アシクロビルにより発熱期間が1日短縮し、重症度が減少することが分かっていますので、全員に投与しても悪くはないと思いますが、合併症や休業

期間を減らすという明らかな根拠はなく、費用がかかります。私は、湿疹がある子どもやステロイド吸入をしている子どもは積極適応としています。実際は内服を希望される家族が多いので、ほとんどのケースで処方していますが、「元気な子どもは薬を飲まないという選択肢が海外では推奨されている」ということは必ず説明するようにしています。治療に使うアシクロビルの投与量は80mg/kg/日・分4（最高800mg/日）×5日分、バラシクロビルは75mg/kg/日・分3（最高1,000mg/日）×5日分です。

　かゆみに対して抗ヒスタミン薬を投与するのもありですが、私はほとんど投与しません。塗り薬として、亜鉛華軟膏（カチリ®）を処方されている先生も多いかもしれませんが、症状緩和や二次感染予防のエビデンスはないので私は使っていません。アスピリンを使ってはいけません（Reye症候群を引き起こす恐れがあります）。

● 合併症

　合併症として、二次性の細菌感染があります。掻破して伝染性膿痂疹のパターンで発症することをよく経験します。水痘罹患後には侵襲性溶連菌感染のリスクが増加し（相対危険度58）[3]、稀に（10歳未満の子どもの水痘患者10万人当たり4.4人）溶連菌による重症皮膚感染症（壊死性筋膜炎など）がみられます[4]。侵襲性溶連菌感染は水痘発症5日目（4～12日）に注意です。ほかには、急性小脳失調の25％が水痘感染後に発症すると言われています。

● 予防

　2014年から水痘ワクチンが定期接種化されました。水痘ワクチン接種により水痘は確実に減ってきたと実感します。しかし、自然感染によるブースター効果がなくなり、ワクチン接種後に水痘を発症するケース（breakthrough varicella）も散見されるようになりました。ワクチン接種後の水痘は、発疹が軽くて、初期には診断がとても難しいです。1回接種だと5年くらいすると効果の減弱がみられますので2回接種します。

　水痘患者に接触した後、72時間以内であればワクチンを緊急接種することで発症予防、軽症化を期待できます。前述したように家族内感染では最初に感染した子どもより重症化することがあるので、きょうだいの接種状況を確認します。さらに、成人に感染すると重症化することが多いと言われていますので、家族の免疫状態を確認し、必要があれば緊急接種を推奨します。アシクロビルを内服させる予防投与もありますが、プライマリケアで適応になることはほぼないと思いますので割愛します。ちなみに、麻疹にも接触後の緊急ワクチンの適応があることは知っておくとよいでしょう。

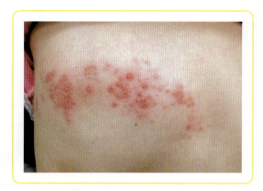

図7-3　Th4領域の帯状疱疹

帯状疱疹（図7-3）

●潜伏期間
　水痘罹患後数年して、きっかけがあると再活性化して発症します。乳児期に水痘にかかると帯状疱疹リスクが上がるといわれています[2]。

●診断のコツとピットフォール
　成人の帯状疱疹と発疹は同じですが、症状は異なります。成人では、まず痛みが先行して水疱が出現し、水疱が治っても痛みが残る（postherpetic neuralgia；PHN）ことが多いのに対して、小児では、痛みは少なく、「ぶつぶつができたのですが虫刺されですか？」という感じで受診し、PHNはほとんど経験しません。通常は、**デルマトーム1つ分、片側に水疱が並びます**。免疫不全の子どもでは成人同様の痛みを伴うような重症帯状疱疹になることがあるようです。

●治　療
　成人ではPHNのリスクを減らすために抗ウイルス薬を投与しますが、健康な子どもでは痛みも軽度ですのでルチーンに投与する必要はありません。投与するときは24時間以内（72時間以降は効果なし）に水痘と同様の治療を行います。

●合併症
　帯状疱疹で鼻に水疱ができる症状はHutchinsonサインと言われ、眼部帯状疱疹のリスクファクターです。三叉神経第1枝領域の帯状疱疹では眼症状に注意をしましょう。

手足口病

●潜伏期間
　潜伏期間はおよそ3～6日です。

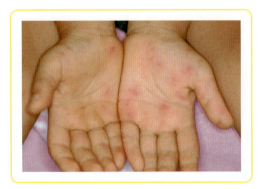
図7-4　手足口病での手の水疱

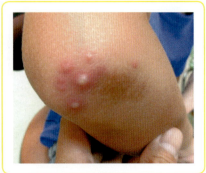
図7-5　手足口病での肘の水疱

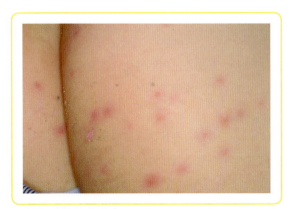
図7-6　手足口病での臀部の紅斑

●診断のコツとピットフォール

　コクサッキーウイルスA6やA16、エンテロウイルス71が多いです。型によって若干症状が異なり、A6では広範な発疹と治癒後数週間してからの爪の脱落がみられることがありますし、エンテロウイルス71は稀に中枢神経症状（脳炎脳症、急性弛緩性麻痺）を起こして重症化することがあります。

　しかし、一般的には発疹のみの軽い症状です。発熱は、流行する年によって、あったりなかったりしますが、高熱が出ても通常24時間、長くても48時間くらいで解熱します。発熱や咽頭の水疱が発疹に先行することが多く、後から発疹が出てきて診断がつくことがあります。ヘルパンギーナかなと思っても、手足口病の流行があれば後から発疹が出てくるかもしれないことを説明しておきます。発疹は、水痘とは異なり、**手足が中心**です（図7-4）。**手足口病はお尻もみましょう**。肘（図7-5）、膝、臀部（図7-6）にもよく集簇して出ますので、確認してください。

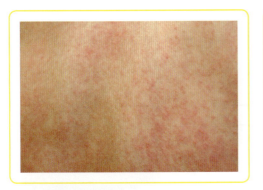
図7-7 溶連菌の発疹の拡大

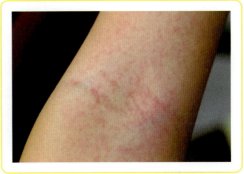
図7-8 pastiaサイン

● 治　療

治療はありませんので、口腔内の痛みに対症療法を行うかもしれないという程度です。

● 合併症

熱性けいれんの頻度が比較的高いです。頻度は稀ですが、前述した脳症脳炎があります。

● 予　防

手洗いうがいの励行と、感染者と食器やタオルを共有しないことです。

溶連菌感染

● 潜伏期間

潜伏期間はおよそ2〜3日です。

● 診断のコツとピットフォール

　溶連菌感染による発疹は有名で、**発熱に1日遅れて出現する特徴的な皮疹**は猩紅熱（scarlet fever）とも呼ばれますが、出現頻度は多くありません。発疹単独では感度も特異度もいまいちなのですが[5]、丁寧に見れば特徴的で、一発診断が可能です。猩紅熱は外毒素によって引き起こされますが、溶連菌は複数の種類の外毒素を出しますので、猩紅熱は再度発症することもあり得ます。

　発疹の文献的な頻度ははっきりしませんが、経験的には10％弱ではないかと思います。発熱や咽頭痛が先行することが多いです。全身に分布しますが、手のひらや足の裏にはあまりみられません（図7-7）。注意してみると、肘や首などのしわの部分に多くみられ、これをpastia（パスティア）サインといいます（図7-8）。口の周りにはみられることが少ないので、口囲蒼白と言われます（図7-9）。軽いかゆみがあることが多いですが、強い掻痒感を訴える子どもも稀にいますので、蕁麻疹と間違えないようにします。蕁麻疹と異なり、触るとざらざらしてい

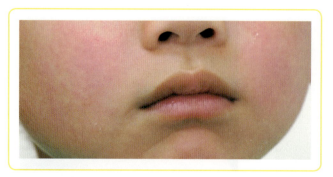

図7-9　口囲蒼白

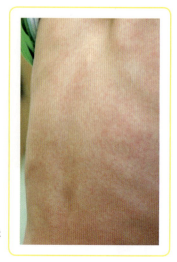

図7-10　溶連菌のサンドペーパー様発疹

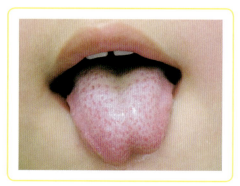

図7-11　white strawberry tongue

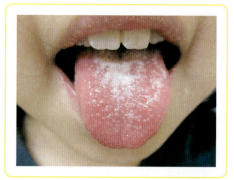

図7-12　red strawberry tongue（別症例）

て「**サンドペーパー様**」と表現されます（図7-10）。それとは違うパターンで、足に結節性紅斑として出現するケースもあります。イチゴ舌は、最初は白苔が濃くて点状に舌乳頭が目立つwhite strawberry tongueですが（図7-11）、後に白苔が落ちてred strawberry tongueとなります（図7-12）。

● 合併症

　溶連菌感染後急性糸球体腎炎（acute post-streptococcal glomerulonephritis；APSGN）の合併が懸念されます。APSGNは咽頭炎後10日前後（1〜2週間）で発症しますが、後述する膿痂疹後にはそれより遅く、21日前後（2〜3週間以上）たって発症するといわれています。残念ながら抗菌薬投与でAPSGNは予防できません。

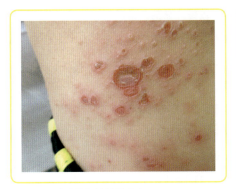
図7-13 水疱性伝染性膿痂疹

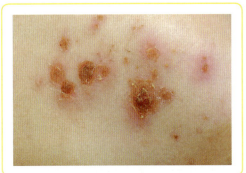
図7-14 非水疱性膿痂疹

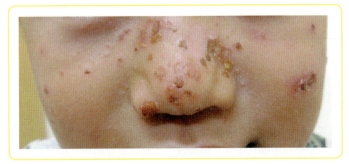
図7-15 鼻の周りの膿痂疹

伝染性膿痂疹

●診断のコツとピットフォール

　水疱性膿痂疹（図7-13）と非水疱性（痂皮性）膿痂疹（図7-14）とに大別されます。水疱性膿痂疹の原因はブドウ球菌で、非水疱性は溶連菌と言われてきましたが、最近では、非水疱性膿痂疹でもブドウ球菌の関与があるとされていて、治療は基本的にブドウ球菌と溶連菌の両方をカバーすることになっています。

　湿疹や虫刺されを搔破することにより感染します。ときどき鑑別が難しいことがあります。そのときは、**鼻腔の周りにびらん**があれば膿痂疹と考えます（図7-15）。そして、どうしても迷うときは、まず膿痂疹の治療をしてみて、そののち湿疹の治療を行うと安全です。

間違えるときは安全な方に間違える！

●治　療

　治療法には外用と内服とがあります。発疹の数が少ない場合は外用だけで治療できます。広がりが大きい場合や数が多いときは内服治療します。

外用薬は、フシジン酸ナトリウム（フシジンレオ®軟膏）を第一選択としています。アクアチムはキノロン系ですので耐性誘導しないように温存します。米国のガイドラインでは、ムピロシンが第一選択となっていますが[6]、MRSA治療のための"とっておき"にとっておきたいところです（笠井正志先生にアドバイスいただきました）。

　内服薬は、セファレキシンを第一選択としています。ケフレックス®シロップ用細粒を25〜50mg/kg/日・分4を7日間（20％細粒で0.2g/kg/日程度）です。分4ではコンプライアンスが下がって困っていましたが、ネルソンの教科書には分3の記載もあります（症状により適宜増減します）[7]。それでだめならST合剤（バクタ®0.1g/kg/日・分2）となります。ホスホマイシン（40〜100mg/kg/日・分3〔ホスミシン®400で0.2g/kg/日程度〕）をよく使っていたのですが、吸収効率と耐性菌を危惧して、最近はできるだけ違う選択をするように心がけています。

　日常生活の指導としては、お風呂で石鹸で洗うように指導します。発疹部は嫌がらなければガーゼで保護しておきます。治るまでプールは禁止です。

蕁麻疹 （図7-16）

●診断のコツとピットフォール

　突然かゆみのある発疹が出現します。**地図状**に広がりますので、典型例では間違えようがありません。原因は、不明（特発性）が最も多いです。前後関係をよく確認して、安易に食物アレルギーと診断したり検査したりしないようにしないと、不要な除去食を強いることになります。食物アレルギーは3歳未満では、卵、牛乳、小麦の3大アレルゲンがほとんどです。経口摂取後、30分〜2時間以内、おそくても4時間以内に症状が出現します。「朝起きたら蕁麻疹が出ていた」というケースのほとんどは食物アレルギーではありません。病歴がすべてですので、丁寧に問診しましょう。

●治　療

　治療は抗ヒスタミン薬の内服です。外用は効果が乏しく原則使いません。

●合併症

　呼吸器症状、循環器症状、神経症状など他臓器の異常が出た場合はアナフィキシーとして対処が必要となります。

水いぼ（伝染性軟属腫） （図7-17）

●診断のコツとピットフォール

　伝染性軟属腫ウイルスによる感染症です。小さな丘疹が全身にできますが、**皮膚の柔らかい**

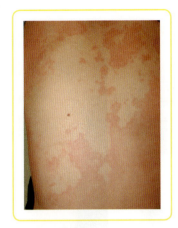
図7-16　蕁麻疹

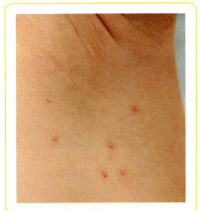
図7-17　伝染性軟属腫

わきの下や腹部に多いです。つぶすとおかゆのような白い液体が出てきます。無症状のことが多いですが、丘疹のまわりに湿疹を起こすと、モルスクム反応といって、かゆみが出てきます。

●治　療
自然消退しますので、原則治療は不要です。しかし、放置すると治るまでに1年以上かかることが多いので、摘除する方法、漢方薬を飲ませる方法などを検討することもあります。

●予　防
プールに入ってよいかと聞かれることが多く、これについては日本臨床皮膚科医会・日本小児皮膚科学会・日本皮膚科学会が出している統一見解「皮膚の学校感染症について」を説明します[8]。「プールの水ではうつりませんので、プールに入っても構いません。ただし、タオル、浮輪、ビート板などを介してうつることがありますから、これらを共用することはできるだけ避けてください。プールの後はシャワーで肌をきれいに洗いましょう」。

伝染性紅斑（リンゴ病）

●潜伏期間
潜伏期間はおよそ2週間です。

●診断のコツとピットフォール
学童期に好発します。**頬と手足の紅斑が特徴的**です。頬の紅斑は年少児では「平手打ち」と表現される一様な紅斑になります（図7-18）。年長児では蝶形紅斑になることが多い印象です（図7-19）。**手足の発疹は、レースカーテン様と呼ばれるまだらな紅斑**になります（図7-20）。手足の発疹は薄いことが多く、本人や家族に気づかれていないこともあります。小児では関節痛の訴えはあまり多くありませんが、成人に感染すると関節痛を訴えます。「両親ともに関節リ

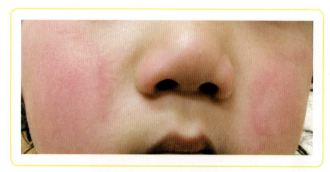

図7-18　伝染性紅斑：頬「平手打ち」様紅斑

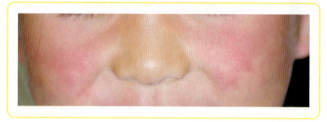

図7-19　伝染性紅斑：頬の蝶形紅斑

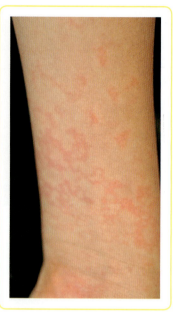

図7-20　伝染性紅斑：レース様紅斑

ウマチの疑いで検査しています」と受診した子どもが伝染性紅斑であったため、両親の疑いが晴れたケースを経験しました。成人は発疹が出にくいのです。通常1週間程度で改善しますが、その後1～2カ月は入浴や運動、日光の刺激などで発疹が再発するかもしれないことを伝えておきます。

●合併症

溶血性貧血の患者に感染すると、重度の貧血発作（aplastic crisis）を起こすことがあります。遺伝性球状赤血球症の子どもが感染したときに、ヘモグロビンが1日で9mg/dLから4mg/dLまで減少して慌てたことがあります。大部分は良性に経過しますが、既往歴に注意しましょう。妊娠初期に感染すると胎児水腫から胎児死亡のリスクとなります。

●治　療

治療はありません。発疹期には感染力はないと言われていますが、妊婦には接触しないようにします。妊婦との接触が明らかになったときは、当該の妊婦の主治医に相談してもらいましょう。

川崎病

●診断のコツとピットフォール

川崎病は診断基準を参照して診断します。発疹は、不定形発疹と表現されるように、「なんで

第2章 症状でひらめくコモンディジーズ

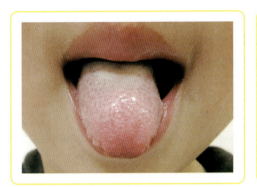

図7-21　川崎病でみられたイチゴ舌

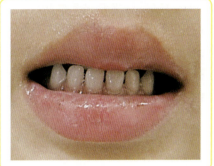

図7-22　口唇亀裂

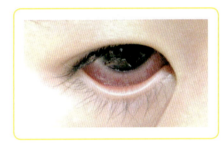

図7-23　結膜充血

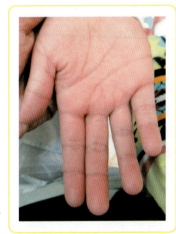

図7-24　手掌紅斑と軽度の硬性浮腫

もあり」です（図7-21～7-24）。おむつの中も確認します。おむつ皮膚炎と間違えないようにしましょう。イチゴ舌、唇の発赤と亀裂、眼球結膜、手掌紅斑、手指や足の硬性浮腫（てかてかぱんぱん）とBCG痕の発赤が目にみえる所見としては重要です。

● **合併症**

冠動脈病変の合併が予後を大きく左右します。

 「川崎病の診断基準」についてはこちらを参照

ヘノッホ・シェーンライン紫斑病

ヘノッホ・シェーンライン紫斑病（Henoch-Schönlein purpura；HSP）＝IgA血管炎です。

● 診断のコツとピットフォール

　幼児期以降に多く、**下肢に触知できる少し盛り上がった紫斑**が出ます。紫斑の時相がそろっていることで、外傷や虐待と区別します。スライドガラスで押さえても消退しないことから紅斑と区別します。溶連菌の先行感染があることがありますので、病歴と身体診察で確認します。関節痛や腹痛を訴えることもあります。

「ヘノッホ・シェーンライン紫斑病」についてはこちらを参照

● 合併症

　HSPの長期予後を決めるのは腎炎の合併です。HSPのうち50％前後（30〜60％）が腎障害を来しますが[9, 10]、その程度は無症候性血尿からネフローゼ症候群まで幅があります。腎症状の出現時期は90％が1カ月以内、97％が6カ月以内といわれています。半年くらいは肉眼的血尿に注意するように家族に指導しておきましょう。

 症例紹介

知っていれば一発診断、知らないと分からない

　「お臍が出べそなんですが……」と相談されたとき、新生児ならたいてい臍肉芽です。しかし、よく見るとツルっと丸い見かけをしているものは、尿膜管遺残です（図7-25）。

　小学生になって、腹痛とともに「お臍から膿が出る」と受診したときには、尿膜管遺残を一番に考えます。見れば一発診断です。臍肉芽と誤って硝酸銀や結紮をされてきた症例を経験しました。年長児で臍肉芽はまずありません。要注意です。

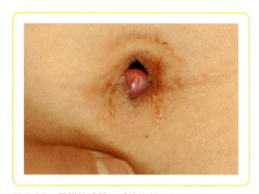

図7-25　尿膜管遺残に感染を起こしている

ベーシックレクチャー[11]

発疹の記載方法

　発疹の場所（全身か局所か）、発疹の出現順序（どこが一番最初か）、原発発の性状（表7-1参照）、続発疹の性状（びらん、表皮剝離、潰瘍、亀裂、隣接、痂皮など）を記載します。表現

表7-1　発疹の判別

発疹（原発疹）	定義	コメント（例はごく一部）
丘疹（papule）	隆起した5mm未満の発疹	1cm未満とするものもある。 例）Gianotti-Crosti症候群
結節（nodule）	隆起した5mm以上の発疹	1cm以上とするものもある。 例）疥癬、イチゴ状血管腫
膿瘍（abscess）	真皮または皮下に膿の貯留したもの、波動を触れる。	例）多発性汗腺膿瘍（夏、頭部にできる「あせものより」）
小水疱（vesicle）	5mm未満の透明な液体を含む発疹	1cm未満とするものもある。 例）水痘、伝染性膿痂疹
水疱（bullae）	5mm以上の透明な液体を含む発疹	1cm以上とするものもある。 例）TEN、SJS
膿疱（pustule）	水疱の内容物が黄色く膿性である発疹	例）尋常性ざ瘡、毛包炎
嚢腫（cyst）	上皮に覆われた空洞性の病変で、液体や半固形物を含む	例）側頸嚢胞
膨疹（wheal）	短期間で消失する限局性の平坦な隆起	例）蕁麻疹
紫斑（Pupura）	皮膚内への出血の結果できる赤紫の斑	例）HSP
点状出血（petichiae）	紫斑のうち2～3mm以下の小さいもの	5mm以下とするものもある。さらに大きいものを斑状出血、びまん性出血と分類するものもある。

（文献11より引用）

は教科書によっても違いがあったり、人によって理解が違ったりするので、写真を撮っておくことがベストです。

すぐに忘れてしまう皮膚分節 （図7-26）

帯状疱疹をみたときに、「あれ、どこの神経支配だっけ？」となりませんか？ 私はだいたい忘れていますので、ここに記載しておきます。帯状疱疹は正中線を超えずに、皮膚分節は1つ分、多くても2分節です。それ以上に広がるときは要注意です。

覚え方は、乳頭部はT4（ティー「シ（四）」で、チチ）、お臍はお腹の点（ten）なのでTh10、鼠径部は一番（？）大事なのでL1。こんな感じでどうでしょう？

小児科医なら知っておきたいブラシュコ線

小児診療をしていると、いろいろな皮膚疾患に出会います。その中で、時々不思議な形をした色素斑に出会います。背中ではV字、胸腹部ではS字、四肢では縞模様や線状に見えます。

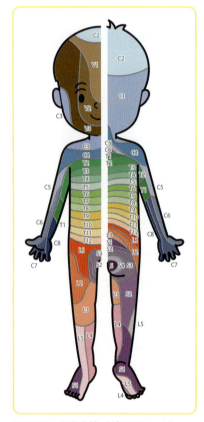

図7-26 皮膚分節（デルマトーム）

　一見何の規則性もなさそうに見えるこのラインは、胚細胞が成長に伴って移動してくる経路に沿っていると考えられており、ブラシュコ（Blaschko）線と呼ばれます（図7-27）。細胞の突然変異が受け継がれて起こる遺伝的モザイクによる皮膚疾患がこのパターンをとります。たとえば、伊藤母斑（色素脱失と精神発達遅滞が特徴）、色素失調症（紅斑、水疱など）の先天性疾患があります。

たまに質問されるカフェオレ斑

　皮膚にある円形～楕円形の辺縁が整った茶色斑をカフェオレ斑といって、ときどき相談されます。単発のカフェオレ斑を持つ子どもは25％ですが、3個以上のカフェオレ斑を持つ健康な子どもは0.2～0.3％と限定されています[12]。思春期前では最大径5mm以上、思春期以降では最大径15mm以上のカフェオレ斑が6個以上あることは神経線維腫症1型（NF-1）の診断基準の一つです[13]。

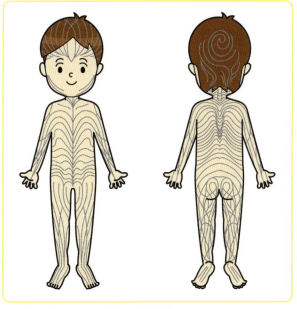

図7-27　ブラシュコ（Blaschko）線

看護の視点（皮疹編）

最初に要点！

① トリアージすべき発疹は全身状態と感染力で判断！
② 接触歴と予防接種歴から診断を絞り込む。
③ 発熱の有無、水疱の有無が決め手！

★ まずはどう動く!?〜トリアージすべき発疹〜

　発疹の子どもが受診したら、まずやるべきことは、緊急性の判断です。つまりすぐに診察するべきかを決める必要があります。さらに、感染性の強い発疹（主に空気感染の感染症）を隔離することも外来診療の鉄則です。以下に挙げる疾患は必ず「疑える」ようになっておいてください。確信を持てなくてもよいのです。疑ったら、緊急性が高い方にトリアージ（オーバートリアージ）しておいて、医師に相談してください。

- ●すぐに診察するべき発疹
- ・アナフィラキシーを疑う発疹：蕁麻疹＋他臓器症状（咳、嘔吐、腹痛、ショック）
- ・急激な悪化の可能性が高い発疹：Stevens-Johnson症候群（SJS）、中毒性表皮壊死症（toxic epidermal necrolysis；TEN）など
- ・ショックや低酸素を示唆する発疹：網状皮斑、チアノーゼなど。通常は発疹だけではなくほかのショックを示す症状が併存する。
- ●すぐに隔離すべき発疹
- ・空気感染する発疹：麻疹、水痘、（播種性あるいは免疫不全者の）帯状疱疹

★簡単な病歴聴取から絞り込む！

●sick contactが大事

小児の発疹は流行性疾患であることが多いです。したがって、幼稚園・保育園や学校での流行状況に加えて、きょうだいでの発症を確認することが診断の近道です。

例：水痘、手足口病、溶連菌など

●予防接種歴は必須

上述のように感染性の発疹が多いので、予防接種歴は重要です。接種の有無だけではなく、何回接種しているかも確認しましょう。

例：風疹麻疹（MR）ワクチン（1歳～2歳までに1回目と、小学校入学前の1年間に2回目）、水痘ワクチン（1歳～3歳までに2回）である。

●年齢によって発症しやすい疾患が異なる

乳児期から幼児期前半では突発性発疹、虫刺され（ストロフルス）、おむつ皮膚炎、カンジダ皮膚炎、食物アレルギーによる蕁麻疹、川崎病などがよくある疾患であり、幼児期後半以降では、伝染性膿痂疹、水痘、手足口病、溶連菌感染症、原因不明の蕁麻疹などの頻度が高いです。

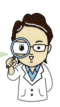

ここがポイント
ウイルス性発疹症はあくまでも除外診断、ごみ箱診断的と心得ましょう！

第2章　症状でひらめくコモンディジーズ

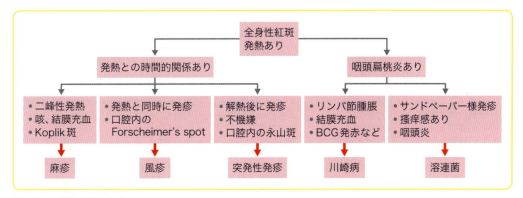

図7-28　発熱を伴う紅斑

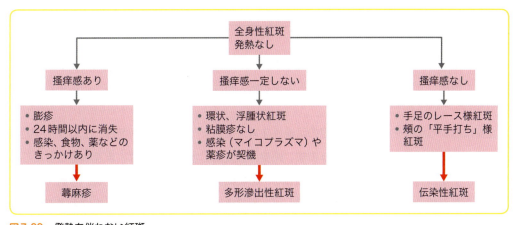

図7-29　発熱を伴わない紅斑

★ もう一歩進んで診断したいあなたに！

● **発熱を伴う紅斑**（図7-28）

　現在発熱している紅斑は、ウイルス性発疹症と診断しないのが原則です。まず、麻疹の可能性を検討しましょう。結膜充血を伴う紅斑で、川崎病を鑑別に挙げたときは麻疹を除外しましょう。麻疹はKoplik斑、咳があり、倦怠感が強く、頭部から下行していく紅斑であることで川崎病と見分けます。局所の熱感や腫脹を伴う痛みのある紅斑は蜂窩織炎を考えます。

● **発熱を伴わない紅斑**（図7-29）

　盛り上がりのある地図状の紅斑＝膨疹でかゆみを伴うものは蕁麻疹です。蕁麻疹の原因として、小児では食物アレルギーを見逃さないようにしましょう。実際は小児の蕁麻疹の原因としてはウイルス感染も多いです。多形滲出性紅斑は発熱を伴うケースもありますが、ポイントは粘膜疹がないことです。粘膜疹を認めるときは、SJSを考えましょう。伝染性紅斑／リンゴ病

221

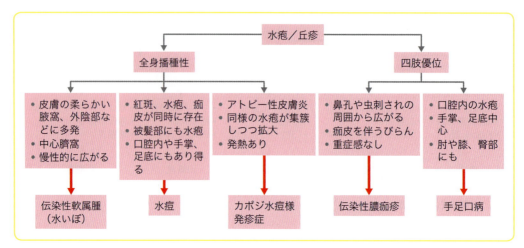

図7-30　水疱・丘疹

は発疹が出現した時期にはすでに感染力を失っているとされますが、妊婦が感染すると要注意なので、接触した場合は妊婦に産婦人科の主治医に相談するように伝えてもらいます。

●水疱あるいは丘疹（図7-30）

全身に広がる水疱を見たら、水痘の可能性を考えましょう。体幹にも発疹が出るタイプの手足口病との鑑別が難しいことがあります。頭皮、被髪部に水疱があれば、まず水痘と考えてよいです。手足口病では水疱の時期がそろっているのに対して、水痘では、紅斑、水疱、痂皮とさまざまな時相の発疹がみられます。アトピー性皮膚炎を基礎疾患に持つときはカポジ水痘様発疹症（単純ヘルペス感染症）を考えます。水疱の時相や大きさがそろっていて、集簇して広がるときにはカポジ水痘様発疹症を考えて、重症の場合は入院治療となります。

元気な1歳前後の児の顔面、四肢末端に数mmの丘疹が多発するものは、Gianotti-Crosti症候群（GCS）の可能性が高いです。GCSの原因はEBウイルス、サイトメガロウイルス、コクサッキーウイルスなどが多いとされています。

●水疱を伴う紅斑には要注意!!

全身性の紅斑に水疱を伴う場合は、SJSやTENを考えて入院加療とします。上述のように、眼球結膜、口腔粘膜など粘膜疹がある場合は特に要注意です。

口唇、鼻、目の周囲に強い紅斑で水疱を伴う場合は、ブドウ球菌性熱傷様皮膚症候群（staphylococcal scalded skin syndrome；SSSS）を考えて入院治療とします。SSSSはNikolsiky現象陽性であり、発熱を伴って全身に広がるときがあります。ただし、SSSSでは原則粘膜疹はみられません。

このように、水疱と伴う紅斑が拡大する場合は重症例が多いので、要注意です。四肢に限局

してできる中心に小水疱を伴う2～3cmの紅斑を夏場に見たら、虫刺され（ストロフルス）です。

引用・参考文献

1) American Academy of Pediatrics Committee on Infectious Diseases: The use of oral acyclovir in otherwise healthy children with varicella. Pediatrics. 91（3）, 1993, 674-6.

2) LaRussa PS, Marin M. "Varicella-zoster virus". Nelson Textbook of Pediatrics. 20th ed. Philadelphia, Saunders, 2015, 1584.

3) Laupland KB, et al. Invasive group A streptococcal disease in children and association with varicella-zoster virus infection. Ontario Group A Streptococcal Study Group. Pediatrics. 105（5）, 2000, E60.

4) Davies HD, et al. Invasive group A streptococcal infections in Ontario, Canada. Ontario Group A Streptococcal Study Group. N Engl J Med. 335（8）, 1996, 547-54.

5) Ebell MH, et al. The rational clinical examination. Does this patient have strep throat? JAMA. 284（22）, 2000, 2912-8.

6) Stevens DL, et al; Infectious Diseases Society of America. Practice guidelines for the diagnosis and management of skin and soft tissue infections: 2014 update by the Infectious Diseases Society of America. Clin Infect Dis. 59（2）, 2014, e10-52.

7) Juern AM, Drolet BA. "Subcutaneous tissue infections". 前掲書2. 3204.

8) 日本臨床皮膚科医会、日本小児皮膚科学会、日本皮膚科学会. 皮膚の学校感染症について. 平成27年5月. http://www.jocd.org/pdf/20130524_01.pdf

9) Van Why, SK. "Henoch-Schonlein purpura nephritis". 前掲書2. 2505.

10) 川崎幸彦. 紫斑病性腎炎（IgA血管炎腎炎）. 小児科診療. 80（suppl）, 2017, 323-6.

11) 児玉和彦. "発疹". 小児救急の基本 「子どもは苦手」を克服しよう！ レジデントノート増刊号. 東京, 羊土社, 2018, 188-95.

12) 太田有史. "カフェオレ斑". 年代別子どもの皮膚疾患. 馬場直子編. 東京, 中山書店, 2010, 30（小児科臨床ピクシス, 17）.

13) 岩崎博之. 神経皮膚症候群. 小児科診療. 78（suppl）, 2015, 268-77.

ご家族へ

湿疹、主にアトピー性皮膚炎の治し方について説明します。

Q 湿疹の原因は？

湿疹は、赤くなったり水ぶくれができたりする皮膚の病気で、かゆみがあることが多いです。湿疹を起こす病気はたくさんありますが、アレルギー体質を原因として治っても慢性的に再発を繰り返す湿疹をアトピー性皮膚炎と呼びます。そのほかにも、塗り薬などでかぶれたのが原因ならば接触性皮膚炎、おむつでかぶれたものはおむつ皮膚炎、皮膚の油分が足りないことが原因ならば皮脂欠乏性湿疹と言います。

Q アトピー性皮膚炎の治し方は？

日本皮膚科学会の「アトピー性皮膚炎診療ガイドライン 2016年版」によれば、汗や乾燥、ダニやほこり、石鹸・洗剤などによる悪化因子をできるだけ除いた上で、塗り薬を使った治療をすることになっています。まず塗り薬の使い方を説明します

Q アトピー性皮膚炎の塗り薬の種類は？

大きく分けて、保湿剤（ワセリンやプロペト®、ヒルドイド®など）と抗炎症薬（ステロイド薬、免疫抑制外用薬）とに分かれます。

皮膚に炎症があるということは、火が燃え盛っている状態です（実際、湿疹がある部分を触ると熱いですね）。その火を消すのが抗炎症薬です。火を消してもくすぶっているとまた燃え上がってくるので、再発を防ぐために塗る薬が保湿剤です。使い分けを明確にしましょう。

Q アトピー性皮膚炎はproactive療法の時代に！

以前までは、湿疹がいったん治まったあと、保湿剤だけを塗っておいて、悪化したらステロイドを塗るというreactive療法が主体でしたが、最近では、いったん湿疹が治まって赤みかゆみがひいていても、保湿剤と組み合わせて、週に2～3回抗炎症薬を塗る方法（proactive療法）が再発予防に有効であると言われています。よくなったと思っても、保湿剤は欠かさず、抗炎症剤も間隔をあけながら続けて塗りましょう。

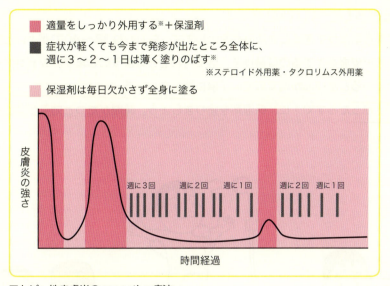

アトピー性皮膚炎のproactive療法
(日本アレルギー学会「アトピー性皮膚炎診療ガイドライン2015」より)

Q 塗る量は？

　外来で治療をしていると、治らない患者さんのほとんどは正しい量を塗っていないことに気づきます。ステロイドは正しく使うと副作用の危険性はとても少ないです。「最初にしっかり塗って減量していく」。これが基本です。怖がらずに使った方が、塗る量が早く少なくなり、結果的にステロイドを塗る量が少なくなります。

　成人の人差し指の第一関節まで軟膏を出した量を1FTU (finger tip unit) といいます。この量がおおむね0.5gで、成人の両手分の面積に塗るべき量です。

　それぞれのお子さんの症状に合わせて増減しますので、主治医と相談してください。

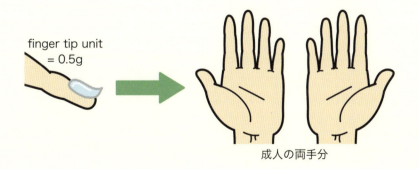

Q 入浴はどうしたらいいの？

　お風呂であたたまりすぎるとかゆみが悪化します。おおむね38〜40℃がよいと言われています。タオルで皮膚をこするのは避けて、泡で汚れをとるようにします。シャンプーや石鹸が洗い残されているとかゆみが増すので、丁寧に流しましょう。

　お風呂が上がったらすぐ！に、保湿剤を塗りましょう。時間がたつと効果が薄れると言われています。

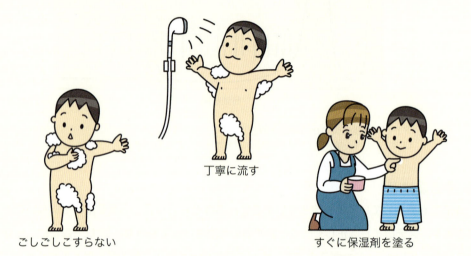

ごしごしこすらない　　　丁寧に流す　　　すぐに保湿剤を塗る

第 3 章

家族のニーズに応えよう

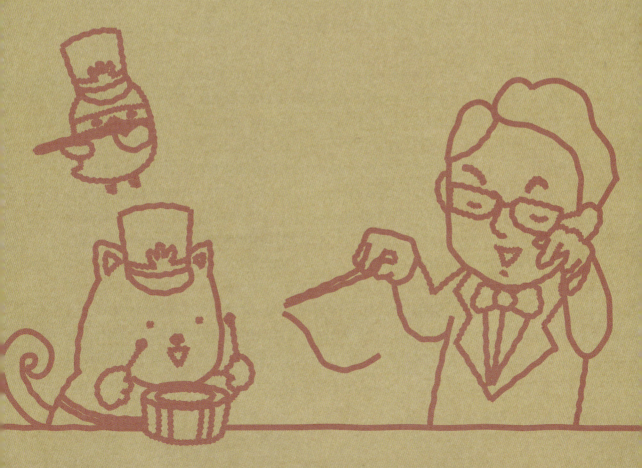

お家でできる風邪への初期対応

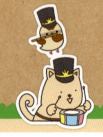
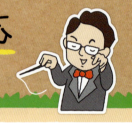

🎵 ベーシックレクチャー

風邪に関連する薬

鼻汁

　鼻汁・咳嗽は外来受診する理由として最も多いものの一つですが、かぜ症候群や急性上気道炎による症状には有効な治療はありません。鼻汁が多いのはかわいそうですが、コクランレビューは、抗ヒスタミン薬の風邪に対する効果や副作用についてのエビデンスは不十分であると結論付けています[1]。実際の臨床ではどうでしょうか。皆さん実感されていると思いますが、**抗ヒスタミン薬はかぜ症候群による鼻汁にほとんど効果がありません**。水分を減少させるので、鼻水の粘稠度が増して中耳炎のリスクを上げることを危惧して使わないとおっしゃっている耳鼻科の先生もいます（エビデンスはありません）。抗ヒスタミン薬が著効したのであれば、かぜ症候群に効いたのではなく、アレルギー性鼻炎なのではないかと私は疑ってしまいます。

　百歩譲って、かぜ症候群にわずかに抗ヒスタミン薬が効くとして、デメリットはどうでしょうか。熱性けいれんで受診した子どもに関するわが国の前方視的観察研究では、抗ヒスタミン薬を飲んでいる子どもは飲んでいない子どもに比べて、24時間以内のけいれんの再発が多く（24% vs. 8%）、けいれんの持続時間は長かった（4.5分 vs. 2.0分〔中央値〕）と報告されています[2]。海外ではサウジアラビアから、第1世代の抗ヒスタミン薬を内服していると内服なしに比べてけいれんの持続時間が長い（平均9.0分 vs. 4.5分）という報告があります[3]。欧米からの報告がありませんが、これは熱性けいれんの頻度が日本の方が高いことも関係しているかもしれません。サウジアラビアからの報告では第2世代抗ヒスタミン薬も検討されてい

第3章　家族のニーズに応えよう

お家でできる風邪への初期対応

て、第1世代よりけいれん持続時間は短いが、無治療より長いという結果でした[3]。

　2018年6月時点で、第2世代抗ヒスタミン薬のうち小児の感冒に保険適用があるものはありません。結論として、鼻水を止めてほしいという家族からの要望に対しては、有効な薬がないことを説明し、以下を勧めることが現実的な対応となります。

- 鼻水が詰まれば鼻汁吸引をしてあげる。
- 場合によっては生理食塩水での鼻うがいを推奨する。
- 鼻づまりに対しては、ヴェポラッブが効果を発揮することもある。

咳　嗽

　咳に対しては、**1歳以上であればハチミツが有効**であることが示されています。2歳以上を対象にハチミツと鎮咳薬（デキストロメトルファン）、無治療とを比較した研究では、ハチミツは無治療より明らかに症状（頻度や強さや睡眠障害）を改善しました[4]。鎮咳薬は無治療に対して有効性を証明できませんでした。その後の報告でも同様で[5]、2012年に発表された追試では、1歳以上を対象にsilan date extract（ナツメヤシのシロップ）をプラセボとしたランダム化比較試験（RCT）で咳に対するハチミツの有効性が示唆されています[6]。**乳児（0歳児）にはボツリヌス中毒のリスクがありハチミツが使用できないことは強調すべき**です。

　咳に対するヴェポラッブの効果は以下のように報告されています。P＆G社のヴィックス ヴェポラッブ（2〜5歳5mL、6〜11歳10mL）とワセリン、無治療の群とを比較した論文では、ヴェポラッブが有意に有効でした[7]。副作用として考慮すべきことは、皮膚に刺激性があることです。私は皮膚のトラブルのない児に対して、咳による睡眠障害が強い場合に勧めています。論文での使用法は「上胸部と首に1分かけてマッサージしながら塗り広げるように」ですが、あまり鼻に近いと余計に刺激が強くなるようなので、胸部だけにするように伝えることも多いです。外国籍の患者さんからは「母国では鼻の下に塗る」「足の裏に塗るとよくきく」という意見も聞きますので、適宜対応しています。

p.116 「発熱」についてはこちらを参照

市販薬は原則使用しない！

　市販薬のかぜ薬（OTC）については、2008年から米国食品医薬品局（FDA）が、保護者に対して、2歳未満に市販の風邪薬を飲ませないことを強く推奨しており[8]、米国小児科学会（AAP）の働きかけもあり、4歳未満のOTCが自粛されています。米国疾病管理予防センター（CDC）の調査によりプソイドエフェドリン（pseudoephedrine）やデキストロメトルファン（dextromethorphan）などの中毒による乳児死亡の可能性が示唆されたからです[9]。

　わが国でも厚生労働省が「2歳未満の乳幼児には、医師の診療を受けさせることを優先し、

表1-1　子どもの風邪への対処法（私見）

必ず行う。	保護者に感冒の経過を説明する。	・3〜4日目に鼻水咳のピークが来ること ・咳が長引くことがあること ・薬は効果がないこと ・OTC薬は使わないこと
	家族内喫煙を確認する。	・禁煙へのアプローチ
	予防接種歴を確認する。	・接種スケジュール作成
	感冒に似た疾患を鑑別する。	・気管支喘息 ・肺炎／細気管支炎 ・川崎病・中耳炎 ・副鼻腔炎　など
乳児期以降で、鼻閉や夜間の咳が強いときに指導する。	生理食塩水を使った鼻汁吸引	・生理食塩水を2mL程度をスポイトで鼻孔へ投与し、市販の鼻吸い器で1日3回以上を目安に自宅で吸引する。
2歳以降で、咳嗽が強いときに指導する。	ヴィックス ヴェポラッブ	・首と胸に1分かけてマッサージして塗る。 ・皮疹や刺激感の副作用について説明しておく。
処方薬に強い希望があるときに処方する。	去痰薬 （アセチルシステイン）	・著明な効果は立証されていないが、大きな副作用も報告されていない。
原則処方しない。喘息の合併を疑うときに処方する。	気管支拡張薬	・吸入、貼付薬の選択肢がある。 ・頻脈などの副作用がある。
	抗ロイコトリエン拮抗薬	・感冒には効かない。
	吸入ステロイド薬	・症状改善に高用量で効果があるという報告もあるが、利益がリスクを上回る。
原則処方しない。	抗ヒスタミン薬	・効果が証明されておらず、けいれん閾値の低下が懸念される。
	鎮咳薬	・効果が証明されておらず、突然死の可能性が懸念される。

（文献14より引用）

やむを得ない場合にのみ服用させること」という注意喚起に加え、「15歳未満の小児全体に対して、服用させる場合には、保護者の指導監督の下に服用させることなど、幅広く適正使用に関する情報提供を行うことが適当」と文書を出しています[10]。さらに2017年には、コデインリン酸塩などを含む医薬品の添付文書を「重篤な呼吸抑制が現れる恐れがあるので、12歳未満の小児には投与しないこと」に改めるように伝えています[11]。子ども用のOTC薬はイチゴ味などおいしいものが多く、飲みやすいのはいいのですが、1本丸ごと飲んでしまうなど誤飲事故があり、風邪で受診した子どもの家族には上記のような事実をもとに**OTC薬を原則使用しない**ように伝えています。

第3章　家族のニーズに応えよう

お家でできる風邪への初期対応

> **よくある質問**
>
> Q （咳の治療として）どのハチミツでもいいのですか？ どれくらいの量を飲ませればいいのですか？
>
> A 文献5では、ユーカリ、柑橘、シソの3種類のハチミツを使い、どれも同様の効果があることが示されています。ですので、「どのハチミツでもよい」と答えてよいです。
>
> 量は、文献4では2～5歳までは小さじ半分（約2.5mL）、6～11歳まで同1杯（約5mL）、文献5は10g（小さじ1杯が約7g）の投与量ですで、だいたい小さじ1杯と答えています。副作用はほとんどありませんが、お腹が緩くなるかもしれないことと、虫歯のリスクがあるので歯磨きをするように伝えましょう。ハチミツは日本薬局方収載で処方できます。

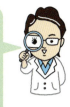

入 浴

　入浴により風邪症状が悪化するかを調べた論文は少ないです。湯船につかって入浴する習慣が欧米にはないからだろうと推測されます。唯一といってよい論文が1999年に発表されています。3歳、4歳の保育園児の保護者に対するアンケート調査です。風邪のとき、お風呂に「入れる」のは54.0％であり、入浴の結果、風邪の具合は「良くなった」が15.4％、「変わらない」が82.4％、「悪くなった」が2.2％でした[12]。この結果からは「入りたければ入ってもよい」くらいしか言えません。東洋医学的には、風邪は衛気（えき）と深く関連する病理であり、衛気を乱す入浴や洗髪はしない方がよく、特に太陽表証（WHOでは太陽病証）では入浴や洗髪により風邪は悪化すると考えられています[13]。

 禁煙指導のチャンス！

　私の外来にも、鼻水がなかなか止まらない、咳が出ては治まって、を繰り返す子どもが受診します。アレルギー性鼻炎や喘息などを除外したら、家族内の喫煙状況について聞いてみます。成人の喫煙率は依然として高いです（男性は36.8％、女性は9.1％〔2008年〕）。「ベランダで吸っています」「部屋では吸いません」という人もいますが、「しゃべるとタバコのにおいがするでしょ？ 肺の中にはタバコの煙が何時間も充満していて、息を吐くたびに子どもたちの吸う息にタバコの煙が混じるのですよ」と「笑顔で」説明します。

231

「でも、タバコはやめるの難しいですよね〜」とちょっと探りを入れてみます。行動変容の5A※のうちのaskです。これだけで禁煙率が上がると言われています。

「子どものためにタバコをやめないとだめですよ！」と叱りつけても、関係性が悪くなる恐れはあっても効果は乏しいです。まず良好な関係を築いてから、タバコの害（子どもが中耳炎や肺炎や喘息になりやすい、喫煙者はがんや動脈硬化性疾患になりやすいなど）と禁煙のメリット（お金が貯まる、においが減って子どもも喜ぶなど）を伝えます。喫煙者の65％近くがやめたい、あるいは本数を減らしたいと思っているのです。

「お父さんがタバコをやめてくれたら、その日からピタッと鼻水と咳が止まった！」と大喜びで報告してくれたこともありました。時には、お父さんを外来に連れてきてもらって、お母さんが言いにくいことを説明してあげることもあります。お父さんとお母さんが仲良くいられるように、「医師が厳しいことを言っている」という状況を引き受けるのも私たちの仕事の一つと思います。

小児科医といえども、親への介入を忘れてはいけません。

※5A：ask、advise、assess、assist、arrange

看護の視点

外来では、風邪の子どもの症状緩和に関するアドバイスがメインになります。薬物療法については、前述したとおりです。基本的に「風邪に効く薬はありません」と言うしかないのです。しかし、患者さんの苦しみに寄り添うのが医療です。

例えば、咳がひどいと訴える家族には、咳によって生活にどんな影響があるのか聴いてみてください。「親が眠れないのがつらい」のか、「食事を吐いてしまうのがやっかい」なのか、などです。さらに、どんな心配があるのかを聴いてみてください。「乳児期の妹や弟にうつってしまわないかと心配」なのか、「肺炎じゃないかと思っている」のか、などです。否定せずに「それは心配になりますよね」と共感するところから始めてみると、何か変わるかもしれません。

医学的には意味のない治療をされている方もいるかもしれません。例えば、咳をしたときや嘔吐したときに背中をさすることは、何のエビデンスもありません。おそらく効果はないのでしょう。しかし**「母親が子どもを手当てする機会、子どもが母親からケアを受ける機会を奪ってはならない」**と私は思います。

ぜひ、母親、家族の人たちが、子どもに触れる機会をつくってあげてください。「大丈夫だよ」と声をかけるだけで、子どもたちは安心して寝つくことができるかもしれません。背中をさすることだって、母親がやればやっぱり効果があるかもしれません。そういうことは論文にならないのです。

最後に、非常に重要な論文を紹介します[15]。医師、ナースプラクティショナーを対象とした

第3章　家族のニーズに応えよう

研究で、医療者の共感的な態度（consultation and relational empathy〔CARE〕スコアが満点）によって、風邪の罹病期間や重症度が改善することが示されています。医療的介入が風邪の経過に良い影響を与える数少ない論文です。CAREスコアの内容は、①患者を安心させること、②患者の物語を語らせる（tell their story）こと、③傾聴すること、④全人的な興味を示すこと、⑤患者の関心事を理解すること、⑥ケアと共感を提供すること、⑦前向きであること、⑧明解に説明すること、⑨主導権を持つことを手助けすること、⑩行動計画を作るのを手助けすること、の10項目です。すべては難しくても、ぜひ参考にしてください。

引用・参考文献

1) De Sutter AI, et al. Antihistamines for the common cold. Cochrane Database Syst Rev. (11), 2015, CD009345.
2) 木村丈ほか. 鎮静性抗ヒスタミン薬の投与により熱性けいれんのけいれん持続時間は延長する. 脳と発達. 46 (1), 2014, 45-6.
3) Zolaly MA. Hstamine H1 antagonists and clinical characteristics of febrile seizures. Int J Gen Med. 5, 2012, 277-81.
4) Paul IM, et al. Effect of honey, dextromethorphan, and no treatment on nocturnal cough and sleep quality for coughing children and their parents. Arch Pediatr Adolesc Med. 161 (12), 2007, 1140-6.
5) Shadkam MN. et al. A comparison of the effect of honey, dextromethorphan, and diphenhydramine on nightly cough and sleep quality in children and their parents. J Altern Complement Med. 16 (7), 2010, 787-93.
6) Cohen HA, et al. Effect of honey on nocturnal cough and sleep quality: a double-blind, randomized, placebo-controlled study. Pediatrics. 130 (3), 2012, 465-71.
7) Paul IM, et al. Vapor rub, petrolatum, and no treatment for children with nocturnal cough and cold symptoms. Pediatrics. 126 (6), 2010, 1092-9.
8) U.S. Food and Drug Administration. Use Caution When Giving Cough and Cold Products to Kids. http://www.fda.gov/drugs/resourcesforyou/specialfeatures/ucm263948.htm
9) Centers for Disease Control and Prevention (CDC). Infant deaths associated with cough and cold medications--two states, 2005. MMWR Morb Mortal Wkly Rep. 56 (1), 2007, 1-4.
10) 厚生労働省医薬食品局安全対策課. 一般用医薬品（かぜ薬〔内用〕、鎮咳去痰薬〔内用〕、鼻炎用内服薬のうち、小児の用法を有する製剤）の小児への使用に関する注意喚起について. 平成21年11月2日.
11) 厚生労働省医薬・生活衛生局安全対策課長. コデインリン酸塩水和物又はジヒドロコデインリン酸塩を含む医薬品の「使用上の注意」改訂の周知について（依頼）. 薬生安発0704第2号. 平成29年7月4日.
12) 岡山雅信ほか.子供が、「かぜ」に罹った時の家庭での入浴方法とそれに関連する因子. 小児保健研究. 58 (4), 1999, 506-14.
13) 児玉和彦. 小児のかぜ. レジデントノート. 17 (13), 2015, 2441-8.
14) 児玉和彦. 子どもがかぜをひいたときのポイント. Gノート. 1 (4), 2014, 552-60.
15) Rakel DP, et al. Practitioner empathy and the duration of the common cold. Fam Med. 41 (7), 2009, 494-501.

ご家族へ

ご家庭でできる、子どものつらい症状を和らげる方法を紹介します。

★ 鼻水・咳

夜にゴホゴホと咳をして起きてくる子どもをみるのはかわいそうですし、一緒にご家族も目覚めてしまうことがあり、咳は外来で相談されることが一番多い症状です。

知っておいていただきたいのは、風邪による鼻水や咳は3～4日目に一番多くなるということです。初日より2日目に咳が増えてきたからといって、必ずしも悪いこととは言えません。慌てずに対処しましょう。

お家でできる、処方薬を使わないおすすめ対処法は、ヴェポラッブを胸に塗る、1歳以上であればハチミツを小さじ1杯（10mL程度）飲ませると咳が軽くなるかもしれません。ほかには、水やお茶を飲ませる、背中をさすってあげるのもよいと思います。

鼻水・咳の中にはウイルスがいっぱいいて、体外に排出することで治していきます。ウイルスが出ていってしまえば、自然に鼻水や咳は止まります。処方薬の咳止め・鼻水止めを使ってもあまり効果はありません。実際、咳止め薬とハチミツとを比べた研究がいくつもあるのですが、常にハチミツの方が効果は高いのです。特に市販薬の咳止めは子どもにとって害になる可能性もあり、最悪の場合は死亡に至ることもあります。鼻水止めの抗ヒスタミン薬は、熱の高いときに使うとけいれんを引き起こすこともあるかもしれません。

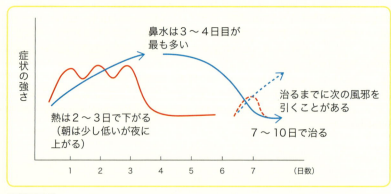

風邪の経過

第3章　家族のニーズに応えよう

咳は風邪の引き始めの3〜4日目をピークとして、7〜10日で治まります。それより長く続くときや、食べられない、眠れないくらいの咳のときは医師に相談しましょう。

鼻水咳を（薬で）止めると風邪が治るのではありません。風邪が（自然に）治ると、鼻水咳が止まるのです。

★ 熱

高熱できつそうな子どもをみるのはつらいものです。何とかしてあげたくなります。解熱薬を使ってもよいのですが、熱は咳と同様に体の「防御反応」です。熱が高いときは、ばい菌に対する抵抗力が高まると言われています。下げる必要はありません。わきの下や首筋を氷枕で冷やすことが昔から推奨されてきましたが、本人が嫌がるなら冷やす必要もありません。発熱は体を守る大事な反応です。成人用の解熱薬（ロキソプロフェンなど）を使うのはやめましょう。小児に処方する解熱薬はアセトアミノフェンかイブプロフェンです。眠れないくらいしんどいときや、水分摂取に支障があるくらいの高熱であれば、使用してよいです。6〜8時間以上の間隔をあけ、使い過ぎに注意しましょう。41℃を超えるような発熱のときは、その原因を調べた方がよいと思いますので受診しましょう。

★ 入 浴

風邪を引いたときに「入浴してもいいですか？」という質問をいただくことが多いですが、これを研究した人はいません。そもそも、湯船につかってお風呂に入る習慣が欧米にはありませんので、「お風呂に入ったらどうなるのか？」という疑問が欧米人にはわかないのだと思います。したがって、入ってよいともダメともいう根拠はないので、私は、高熱でしんどそうなときは中止して、熱があってもあまり高くなくて元気であればさっと入れてもいいのではないかと思っています。東洋医学的な見地（寒気が身体に入ることで風邪が引き起こされるという見方）からすると、風邪の初期には髪の毛を洗わない、湯冷めしないということを指導することもあるようです。

1　お家でできる風邪への初期対応

薬の飲ませ方

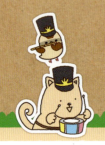
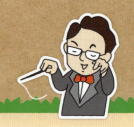

ベーシックレクチャー

成人と子どもの違い

- 子どもは飲めない！
- 処方して終わりというわけにはいかない。
- 飲ませるのは親、飲むのは子ども。

子どもは「どのくらい」飲めない？

　小児における服薬アドヒアランス*の率を明確に記述した論文をみてみると、海外における小児喘息患者のノンアドヒアランス率が40～60％とありますが[1]、わが国のプライマリケアの現場にはそのまま適応できません。それ以外には私が調べた限り見つからず、今後の研究課題です。しかし以下に示すように、わが国からの報告では、**子どもに薬を処方しても「かなり飲めない」**ということが分かっています。

　小児用経口抗菌薬の服薬拒否・困難率を調査した報告では、薬を飲めないことが「よくある」あるいは「たまにある」と答えたのは7歳以上でも16.4％、1～3歳では39.2％でした[2]。別の報告でも、小児用経口抗菌薬内服順守率は44％で、実に56％の家族が処方された抗菌薬

＊アドヒアランスの定義に決まったものはありません。ここでは、服薬アドヒアランスを「患者の服薬行動が医療従事者の提供した治療方針に同意し一致すること」とし、服薬遵守を「患者が医療者の指示通りに内服すること」とします[4]。

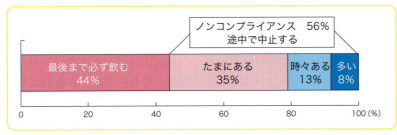

図2-1　抗菌薬のコンプライアンス率（文献3より引用）

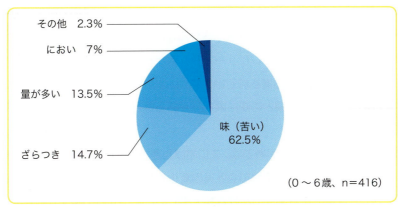

図2-2　小児が薬を飲めない理由（文献2より引用）

を「途中で服薬中止することがたまにある」「時々ある」「多い」と回答しています（図2-1）[3]。
小児に抗菌薬を処方しても、2人に1人は最後までちゃんと飲んでくれない！

子どもは「なぜ」飲めない？

服薬遵守と服薬アドヒアランスとに分けて理由を文献的に考察します。

服薬遵守

　服薬遵守の点からは、わが国からの報告で、怠薬の理由として多いものは、3歳以下では「薬が飲めない（28.6％）」「飲み忘れた（20.3％）」「寝ていた（17.9％）」の順に多く、4歳以上では「保育園幼稚園に行っていた（40.3％）」「飲み忘れた（19.4％）」「寝ていた（14.9％）」が上位を占めています[2]。**小児では「（本人だけではなく）保護者が納得していないと飲まない」**のです。また、6歳以下の「薬が飲めない」理由は、「薬の味が苦い（62.5％）」「ざらつき（14.7％）」「量が多い（13.5％）」でした（図2-2）[2]。そのため、薬の味や処方形態に気をつかう必要があります。日常診療では、気管支炎や肺炎で咳き込んでしまうために飲めない

ことや、発達障害などによる過敏さによって飲めないケースも散見されます。一度吐いたことのある薬は同じ薬を見るだけで恐怖心から吐く子もいます。また、服用中止の理由としては、「治ったと思った」というものも多いです[3]。

親が治療に納得し、治療に参加してくれないと薬を飲んでもらうことができない！

服薬アドヒアランス

　小児慢性疾患の服薬アドヒアランスに関する海外のレビューでは、**家族背景を把握する**ことの重要性が指摘されています。小児気管支喘息の研究では、両親の学歴や収入に並んで、ひとり親であることが服薬アドヒアランスを低下させる理由として示されています[1]。小児精神疾患の治療アドヒアランスについてのレビューでも、親が移動手段や金銭を提供しなければ、小児は治療に参加できないことが指摘されています[5]。また、親の精神疾患やストレスが重度であったり、実際の治療と親の希望との間に隔たりがあるなどの場合にアドヒアランスは悪化することが指摘されています。

　子どもの要因として、小児移植患者では、先に挙げた理由のほかに、小児自身の自尊心（self-esteem）の重要性と副作用（体重増加や外見の変化）がアドヒアランスに影響するとされています[6]。そして、医師－患者関係の良好さが大事であるといずれの論文でも強調されています。

子どもに「どうやって」飲んでもらう？

　以上のように、小児では想像以上に内服困難は多く、その要因は多岐にわたるため、内服遵守率を上げる方法は、それぞれの家族と子どもに合わせたテイラーメイドのものが必要です。

家族に治療方針に同意・納得してもらう

　抗菌薬であれば、その疾患に必要な治療日数を明確に伝えましょう。**「症状が改善したからという理由でやめない」**ことを伝えます。溶血性連鎖球菌性咽頭炎ならリウマチ熱予防のために、気管支喘息のコントローラーなら気道の慢性炎症を抑えるために、症状がなくても長期の治療が必要であるという理由を伝えます。いずれの場合も、**パンフレットや患者教育用の映像教材を利用する方がよい**です。一度ですべてを理解できる人はいないので、慢性疾患の場合では、私は受診のたびに少し視点を変えながら同じ内容を繰り返し伝えることにしています。念押しに、どのような治療をするのか、例えば吸入の回数や方法などを家族（子ども）に復唱してもらうと理解度が分かります。家族に「この薬は飲ませないといけない」と思ってもらわないと治療が始まりません。

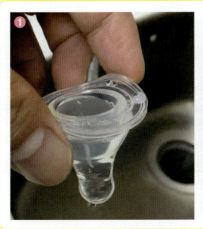 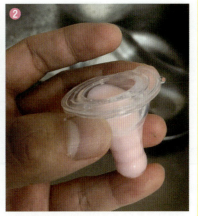

図2-3　人工乳首を使った薬の飲ませ方
哺乳瓶の乳首に少しの水を入れて、そこに薬を入れて混ぜて溶かす。少量の水で溶かすのがポイント。

できれば、親子に投薬の用量、方法について復唱してもらう！

家族に治療方針への不安や懸念を尋ねる

　その上で、親と子どもに治療についての不安点を聴きましょう。抗菌薬やステロイド薬を「強い薬」と表現し、服薬による副作用を過度に心配する家族もいます。医師として無用な投薬はしないことを約束しつつ、適切に使えば副作用は少ないこと、副作用と思われる症状が出たらすぐに受診してほしいことを伝えましょう。医療者からすればささいな訴えであっても、親身に聴くとアドヒアランスが向上します。

家族に薬の飲み方を説明する

　乳幼児においては水剤（シロップ）が飲みやすい剤形です。スポイトで飲ませることが多いですが、ミルクを飲んでいれば哺乳瓶の乳首（図2-3）を、スプーンやコップが使えるならそれらを使った方が飲みやすいこともあります。シロップの難点は、量って飲むときに量が不正確になることです。この点においては、散剤の方が量らなくてよいので有利です。甘くて飲みやすいので、ジュースと間違って多量に飲んでしまう子どももいるので、子どもが自力で開けられないように工夫してある容器を使いましょう。

　散剤は、粉のまま口に入れるか、少量（1〜2mL）の水で溶解してシロップと同様に飲ませます（図2-4）。水に溶く場合は飲ませる回数が少なくなるように、できるだけ少量で溶くのがポイントです。スプーンを使うときは、スプーンに薄く水を張って、その上に1回分の薬を乗

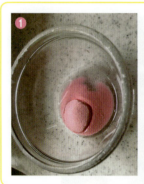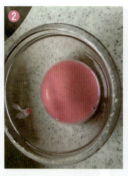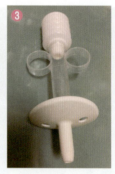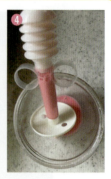

図2-4　散剤の飲ませ方
粉薬に少量の水を混ぜてスポイトで飲ませる。スポイトに1回に入りきるくらいの水の量にする。
スポイトは「ピジョン スポイトくすりのみ®」を使用したが、使いやすいものでよい。

せて飲ませるとよいです。溶解しておいておくと徐々に苦みが強く出るので、混ぜたらすぐに与えましょう。

　薬はいつも飲むミルクに混ぜないことになっています。理由は、ミルクの味が変わってミルク嫌いになることがあるからです。しかし、実際はミルクに混ぜた方が飲む子もいます。ミノマイシン®などのテトラサイクリン系の薬剤はカルシウムでキレートされるので、ミルクに混ぜてはいけません。クラリス®は飲みにくい抗菌薬の代表格ですが、酸性飲料（スポーツドリンク、オレンジジュース、乳酸菌飲料、ヨーグルト、お薬ゼリーでも酸性のもの）と混ぜるとさらに苦みが増すので混ぜてはいけません。アジスロマイシンやセフジトレンピボキシルも同様とされています[7]。ただし、後述するようにプライマリケア外来でマクロライド、第3世代セフェムを処方しないといけない状況はほとんどありません。

「薬を飲むのを嫌がる子」への対応

　何かに混ぜるときは、食物アレルギーに注意しましょう。また1歳未満のはちみつ使用も不可です。シロップやジュース、アイスクリームに混ぜる家族が多いようです（図2-5）。

　苦い薬などは、アイスクリームに混ぜると、冷たい感覚で味覚がやや鈍麻するので、よいときがあります。アイスクリームといってもバニラ味がよい薬やチョコレート味がよい薬があって、それぞれの薬によって変えます。冷たい感覚で麻痺させるという意味では、プレドニン®など苦い薬を飲むときには、氷を先になめさせるという方法もあるようです。

　表2-1に、よくあるトラブルと対処法の例をまとめておきます。あくまでも一例であり、個人個人の特性に合わせて工夫すべきであることは言うまでもありません。

　よくあるトラブルとして、薬の量が多いという家族からの訴えがあります。例えば、外来で

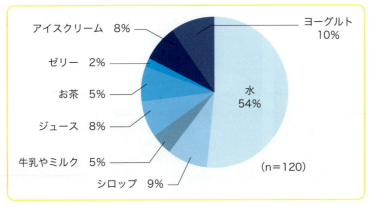

図2-5　散剤と混ぜるもの（文献3より引用）

表2-1　よくあるトラブルと対処法

よくあるトラブル	対処法の例
幼児以降の子どもが薬を飲みたがらない。	診察室で、「お薬飲もうね。約束だよ」と、帰ってから「先生と約束したよね」と家族が言えるように本人と誓っておく。
薬局に単シロップがない。	自宅にあるガムシロップで代用する。
仕事が忙しくて、あるいは保育所に行っているので飲ませられない。	生活リズムを把握し、可能なら1日2回投与に変更する。
薬の量が多い。	処方医は投薬する薬の実際の処方量（成分量ではなく製剤量）を知っておく。図2-6に1g、2g、3gの見た目量を示す。3gはティースプーンには収まらない。
いつも薬が飲めないので親があきらめている。	（本当に必要なら）「今回は絶対必要なので一緒に飲ませてみましょう」と外来で投薬する。飲めたらほめまくる。そして、親が家でもできるように励ます。

　最もよく使う抗菌薬であるアモキシシリンは、20％製剤なら高用量（成分量で90mg/kg/日）使うと、体重が10kgしかない子どもでも製剤量で4.5g/日（成分量で900mg/日）つまり分3で1回1.5g、分2で1回2.25gです。図2-6に1g、2g、3gの見た目量を示します。3gはティースプーンにも収まりません。10％製剤なら、さらに2倍の量であることに注意しておきましょう。通常量の45〜60mg/kg/日でも、体重がある程度あると1回量は2gを超えます。電子カルテになって、投与量が自動で計算されるため、実際の投与量のイメージがつかみにくいことが多いようです。味も確認する必要がありますし、ぜひ薬局に足を運んで、自分で量を確認してみるとよいでしょう。薬剤師さんはとてもよく知っているので優しく教えてくれますし、飲ませ方についても経験豊富です。多職種連携が重要です。

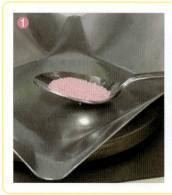 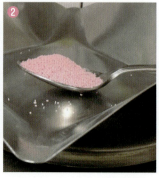 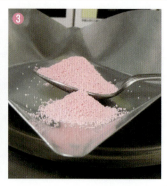

図2-6　1g、2g、3gの見た目の目安量
❶1g：ティースプーンに収まる。　❷2g：ティースプーンぎりぎり。　❸3g：ティースプーンからこぼれる。
これだけの量を1回で赤ちゃんが飲むことを想像してほしい。

「飲まないといけない」薬なのか？

　最も大事なことは、その薬は「飲まないといけない」薬なのかを医師自身に問うことです。プライマリケアでは、経口抗菌薬の適応は、軽症の肺炎、溶血性連鎖球菌性咽頭炎、中耳炎、副鼻腔炎など一部に限られます。そのため、**極論すれば、夜間救急外来において内服抗菌薬で治療を開始しないといけない疾患はない**といってよいです。前述した経口抗菌薬の適応疾患において、すべて第一選択抗菌薬はアモキシシリンです。第3世代セフェムが第一選択になることはないし、マクロライドの適応はマイコプラズマ肺炎と百日咳であり、高リスク者を除けば、その診断と治療開始時期は急がなくてもよいのです。

　ご存じの通り、**風邪の鼻水や咳を止める薬にエビデンスはありません**。抗ヒスタミン薬は副作用の方が問題になることがありますし、咳止めの積極投与は控える方がよいです。

小児患者をみるときには、「その薬は本当に必要なのか？」と自身に問うことが必要！

　「経口抗菌薬の適応」についてはこちらを参照

　「咳止めの投与」についてはこちらを参照

ここがピットフォール

　小児では「何も処方しない」が最善手であることが多いのです。丁寧な患者説明が最高の処方！

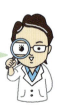

薬の飲ませ方のまとめ

まずは、正しく診断できる技術を身に付けましょう。ただし、正しく診断したからといって、薬を飲んでくれるとは限りません。時間をかけて何度でも説明と実演を行うべきです（図2-7）。家族も分かってはいますが、多忙な日常で嫌がる子にやっと飲ませ終えると、十分にほめずに終わってしまうことがあります。大袈裟でもほめるように伝えましょう。ほめるのはタダですし、すぐにできます。経験がなければ、薬剤師さんとの勉強会、薬の味見の会は必須でしょう。飲めない子、飲ませられない家族というレッテルを医師が貼ってはいけません。なぜ飲めないのかを考えて、飲めるように語りかけられる医師でありましょう。

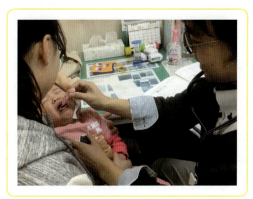

図2-7　外来での説明と実演

引用・参考文献

1) Drotar D, Bonner MS. Influences on adherence to pediatric asthma treatment: a review of correlates and predictors. J Dev Behav Pediatr. 30 (6), 2009, 574-82.
2) 岩井直一. 服用性. 小児科診療. 63 (11), 2000, 1692-704.
3) 山本修也ほか. 小児の服薬に関する保護者の認識：抗菌薬を中心に. 新潟県厚生連医誌. 15 (1), 2006, 13-7.
4) 山本知世, 百田武司. 服薬アドヒアランスの評価に関する国内文献レビュー. 日本赤十字広島看護大学紀要. (16), 2016, 57-65.
5) Nock MK, Ferriter C. Parent management of attendance and adherence in child and adolescent therapy: a conceptual and empirical review. Clin Child Fam Psychol Rev. 8 (2), 2005, 149-66.
6) Griffin KJ, Elkin TD. Non-adherence in pediatric transplantation: a review of the existing literature. Pediatr Transplant. 5 (4), 2001, 246-9.
7) 鈴木萌夏, 石川洋一. "小児・保護者への指導のポイント". どうしても飲めない高齢者　どうしても飲まない小児への必ず成功する服薬指導. 内田享弘編. 調剤と情報臨時増刊号. 東京, じほう, 2017, 57-60.
8) 日本小児総合医療施設協議会（JACHRI／編. 全国30こども病院の与薬・服薬説明事例にもとづく乳幼児・小児服薬介助ハンドブック. 東京, じほう, 2013, 286p.

本稿は、『Gノート』5巻1号（羊土社刊）特集「『薬を飲めない、飲まない』問題」に「各論5　小児の飲めない」（pp.59-66）として発表したものを許諾を得て改変転載したものです。

※原稿作成にあたって、福井大学医学部附属病院薬剤部の小島慶之先生、福井大学医学部附属病院小児科の山田健太先生にご助言をいただきました。

ご家族へ

★ 病院でお薬をもらったら、途中でやめてはいけません！

　まず、「何のために（病名）」「何という薬を（薬品名）」「何日間飲まないといけないのか（投与期間）」を確認しましょう。

　特に抗生物質は、途中でやめてしまうと効果がないだけでなく、耐性菌という、薬が効きにくい菌が増えるので、途中でやめてはいけません。

　溶連菌であれば7～10日、中耳炎であれば5～10日というように、投与期間がある程度決まっています。2～3日で治療が終わる病気はほとんどありません。「2～3日だけ飲んでおしまい」という処方が出た場合は、本当に飲むべきか主治医と相談する必要があります。こういう短期間の処方は、「後で肺炎や中耳炎と分かったときに、患者さんに誤診だと言われたくない」という医師の不安感から処方される「念のための抗生物質」であることが多いです。風邪のあとに細菌感染を起こすという二次感染の予防のために抗生物質を飲むことには効果がないことが分かっています。よく医師と相談しましょう。納得のいく説明を丁寧にしてもらえる医師にかかりましょう。

　気管支喘息や夜尿症、便秘症などのお薬は、数カ月から年単位の治療になることがあります。自己判断でやめると余計悪化することがありますので、医師の指示がなければやめてはいけません。

★ 薬の副作用

　薬の副作用を過度に心配される方がいらっしゃいます。たしかに、「薬はリスク」ですから、副作用のない薬はありません。しかし、薬を飲むメリットがリスクを上回るから処方された可能性が高いのです。不安については医師に聞きましょう。医師に聞きにくければ薬剤師に聞きましょう。

　子どもの風邪に薬が5種類以上出るときは、明らかに処方が多すぎると思います。ほかの医師の意見を聞くのもよいでしょう。風邪以外の理由（中耳炎や喘息など）があれば、多少薬の種類が増えます。いずれにせよ、きちんと納得できる説明をしてくれる医療機関を選びましょう。

第3章　家族のニーズに応えよう

★ 子どもが薬を飲んでくれないときの工夫

　表を見てください。まず小児では、絶対に食後でないといけない薬は少ないので、食前、授乳前にあげるのがよい作戦です。お腹がいっぱいで飲みたがらないのかもしれません。

　次に、薬を水で溶かすと苦くなることがあります。少量の水で溶かしましょう。溶かす水の量が多すぎるのかもしれません。水で溶かして置いておくと苦くなる薬が多いので、溶かしたらすぐに飲ませましょう。

　溶けにくい薬があります。その場合は、ゼリーに挟む、ジャムに混ぜる、練乳やチョコレー

2 薬の飲ませ方

よくあるトラブルと対処法

よくあるトラブル	対処法の例
乳児が薬を飲みたがらない。	授乳前に服用するようにしましょう。
幼児以降の子どもが薬を飲みたがらない。	診察室で、「お薬飲もうね。約束だよ」と医師からも子どもに確認してもらいましょう。帰ってから「先生と約束したよね」と家族が言えるようにしておきましょう。
口に入れたシロップを吐き出す。	奥歯と頬の間に流し込みます（写真）。
泣いてしまう。	頬を両側から押さえて口をあけさせたまま、息継ぎのタイミングで投薬しましょう（むせないように慎重にしますが、むせてしまうこともあります）。
散剤がざらついて飲み込めない。	小量の水で団子状に丸めて口の中に入れ、ジュースや水で流し込む、市販のゼリーに包んで飲ませる、スプーンの裏側やすりこぎでつぶしておくなどの方法があります。
薬が苦くて飲めない。	アイスクリーム（チョコ味がよいことが多いです）に混ぜる、先に氷をなめて口の中を麻痺させておく、凍らせてシャーベット状にする、ガムシロップに混ぜて飲ませるなどの方法があります。
薬の甘みが嫌いで飲めない。	子どもの好みは一律ではありません。甘みが苦手な子どもは、味噌汁やカレーに混ぜるなど工夫ができます。
スポイトを嫌がる	スプーンで飲ませます（写真）。
ゼリーを使っても味に気づいて飲まない。	ゼリーに薬を混ぜるのではなく、薬をゼリーではさむ／包み込むように調整します（写真）。
授乳すると寝てしまうので、飲ませられない、食後に飲み忘れる。	1日3回の場合、6時間以上間隔をあければ、空腹時内服でもよいです。
仕事が忙しくて、あるいは保育所に行っているので飲ませられない。	生活リズムを把握し、可能なら1日2回投与に変更してもらいましょう。
薬の量が多い。	何回かに分けて飲ませます。水で溶かして置いておくと苦くなる薬があるので、溶かしたらすぐあげましょう。
いつも薬が飲めないので家族があきらめている。	医師や薬剤師に頼んで飲ませてもらいましょう。それができるのがプロというものです。

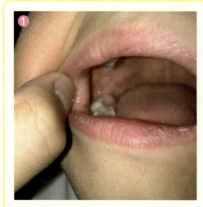 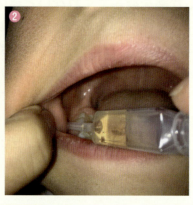

スポイトでの飲ませ方
奥歯と頬粘膜の間に薬を注入する。泣いているときは呼吸に合わせて注入する。

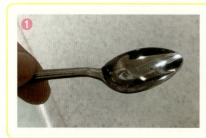 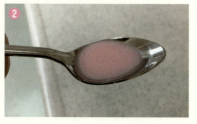

スプーンを使った飲ませ方
スプーンに少量の水を張って、そこに薬を落として軽く溶かして飲ませる。水に溶けやすい薬を飲ませるときにおすすめ。

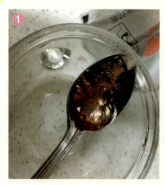 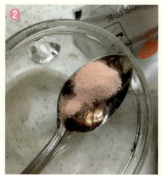 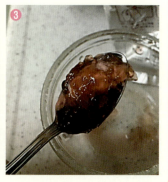

ゼリーでの飲ませ方
粉タイプの服薬ゼリーは混ぜるのがよいが、もともとゼリータイプのものは、薬とゼリーを混ぜずに、「ゼリー→薬→ゼリー」と挟み込むようにすると味がマスクされやすい。

トペーストに混ぜるなど「こってりした味」のものに混ぜてしまいましょう。味のない薬（酸化マグネシウムや整腸薬）で溶けにくい場合にどうしても飲めないときには、食事に混ぜるという手もあります。

★ ご家族も味見をしてみましょう

指先を湿らせて、少し薬を指につけてなめてみてください。どんな味か分かりますし、子どもも「お母さんが飲めるなら」と頑張ってくれるかもしれません。笑顔で、明るい雰囲気で薬を飲ませましょう。

★ 怖い顔であげてませんか？

病気のときには「何とかしなければ！」と家族も真剣になります。その真剣な顔が子どもには何となく嫌な感じがして、怖がって飲めないということもあります。

この薬は子どものためになるということを確認して、子どものために工夫しましょう。飲まないときに、強く叱ってもあまり効果はありません。なぜ飲まないのかをよく聞いて、それを工夫してあげましょう。

どうしても飲めないときは、医師や看護師、薬剤師に相談しましょう。子どもに薬をあげる見本を見せてくれる医療施設を選びましょう。

子どもたちのためにご家族もがんばりましょう！

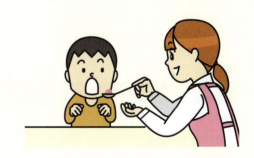

小児外来での、ちょっと難しいコミュニケーション

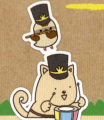

▶ ベーシックレクチャー

　通常のコミュニケーションについては、第1章①「病歴聴取のコツ」で書きました。私たちが笑顔で受け答えすれば、相手も同じように笑顔で返してくれるというのが基本かと思います。

　ところが、それがうまくいかないときがあります。一つは、私たちが不機嫌である場合など、医療者自身が原因のときです。

　もう一つが、ワクチンなど特定の医療行為を拒否する患者さん、虐待を疑う患者さん、金銭的な理由などで定期的に受診しない患者さん、思春期の患者さんなど、患者さんの理由でコミュニケーションが特に難しいときではないでしょうか。

 コミュニケーションに工夫が必要な患者さん

①○○恐怖症と思われる場合
②虐待を疑う場合
③金銭的な事情がある場合
④思春期の問題を抱えている場合

表3-1　落ち着くための工夫

- 呼吸を整える。診療に入る前に、息を吐く。できれば細く長く、8秒以上かけて吐く。
- 食事とトイレは我慢しない。少しでも口にする。生理的現象を我慢しながら診療してもよい診療はできない。早めのトイレを！
- タッピングする。体の一部を指先でトントンとたたくと案外落ち着く（ことがある）。
- 「よし！」と声を出して、気合を入れる。大声にならないように注意。
- 同僚と会話する。仲間がいるということは、ありがたいことです。
- お気に入りのジュース、紅茶、お菓子、アイスを準備しておき、忙しくても、10秒だけ「優雅に」休憩する。
- 一瞬だけ、家族や恋人の写真を見て癒される。
- 診察室で好きな言葉や、好きな絵を飾っておいて、それを数秒眺める。
- 「どんなことがあっても患者さんに寄り添う」と決める。
- 「自分は子どもの診療を通して日本の未来を創っているのだ」と心の中でつぶやく。
- （ほかの人の迷惑にならない程度に）鼻歌を歌う。
- 待合室に流れているBGMに耳をすます。
- （失敗症例のあと落ち込んでいるとき）「あれはあれでよかった（最善を尽くした）」と10回唱える。
- 「とにかく、今、目の前の患者に集中する」と決めて、それ以外のことは考えない。

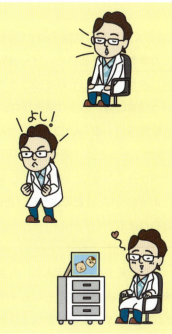

（文献1より引用）

総論：コミュニケーションに工夫が必要な患者さんへの対応

まずは落ち着くこと：自分の正しさを手放す（精神論的な部分）

　自分自身が落ち着いていることが重要です。医療者も人間ですから、自分と違う価値観の人と出会うと動揺します。そして、「正しい医学知識を教えたい」という欲求にかられます。正しい医学知識を持っておくことの重要性は、本書でも十分説明させていただきましたが、大きな視点で考えると、どちらが「正しい」というわけではないのです。30年前の医学的常識で今日もそのまま生き残っていることはどれくらいあるでしょうか。われわれが常識的に信じている○○療法も、数十年後には「あんな野蛮な医療をしていたんだ」みたいなことになっているかもしれません。「常識」や「正しさ」は時代背景や文化背景によって変わってきます。あなたが、常識的で正しく生きることは素晴らしいことです。しかし、「相手を常識的に生きさせたい」と思うのは、私たちのエゴかもしれません。

　大事なことは、自分で人生のすべてを選択できるわけではない子どもたちを健やかに育んでいくためにみんなで協力することです。そのために、自分の正しさを手放し、お互いの違いを分かち合い、全員で最大の成果を手にすることに腹をくくらなければなりません。

　まずは、落ち着くために私がしている工夫を共有します（**表3-1**）[1]。

よく聴くための方法：オープンなコミュニケーションスキル（テクニック論）

●聴くことを意識する

「きく」にも3種類あるといいます。「聞く」「訊く」「聴く」です。聞くは自然に耳に入ってくる音を知覚すること、訊くは何かを明確にするために自分から尋ねること、聴くは内容を理解しようと意識して耳を傾けることです。医療でのコミュニケーションでどの方法が最良かという議論には、あまり意味がないと思います。そのときそのときに最良の方法を選ぶべきです。

私自身は、難しいコミュニケーションでは、「訊く」と「聴く」を往復することが多いです（場合によっては「聞く」も併用します）。自分がしゃべりすぎないように（相手が聞いている時間が長くならないように）しましょう。

まず自分は、**「どのように『きいて』いるのか」を意識する**だけでも、コミュニケーションは変わります。

●聴く態度

言葉そのものの内容より、非言語的（non-verbal）な印象がコミュニケーションの質を決めます。研修医の先生たちの外来を指導させていただくと、腕の位置や足の組み方など、非言語的に緊張感や不安感が表現されています。医療者の緊張や不安は相手にも伝わります。よいコミュニケーションのためには、**よい非言語的メッセージを伝えられるようにトレーニングしましょう**。と言っても、不安や緊張などの感情は自然に起こりますから、何年たってもなくなることはありません。**まずは、姿勢を変えましょう**。姿勢は、筋肉の動きだけのことですから、誰でも意識すれば今すぐ変えられます。笑顔でなくてもよいので、まずは姿勢を変えましょう！

傾聴のスキル：SOLER

非言語的コミュニケーションのヒントとして、SOLERという方法が言われています[2]。

- **S** squarely：まっすぐに顔が見えるように向き合う。
- **O** open：開いた姿勢で（腕や足を組まない）
- **L** lean towards the client：相手の方に少し体を前に傾ける。
- **E** eye contact：適度なアイコンタクト
- **R** relax：自分自身がリラックスしていることが大事

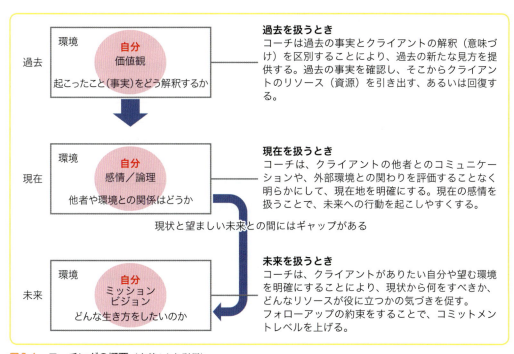

図3-1 コーチングの概要（文献4より引用）

コーチングを利用する

　コーチングとは、「個人の潜在能力を開放し、その人自身の能力を最大限に高めることである。その人が学ぶことを支援するものであり、その人を指導するものではない」と定義されます[3]。言い換えると、「相手が本当に行きたい目的地に自分の力で行けるように手助けする方法論」です。先ほど述べた共感的な姿勢もコーチングの基本的なテクニックである「傾聴」の一つです。コーチングの概要を図3-1に示します[4]。

　コーチングのテクニックには、傾聴や質問、フィードバックなど多様なものがあります。例えば、バックトラック（クライアントの発言を振り返ってクライアントに返す）、ボディランゲージを一致させる、声の高さや調子を合わせる（いずれもペーシングというスキルです）などは信頼関係を築くのに有効なスキルです。書店に行くとたくさんの関連本が出ていますので、詳細は他書を参照してください。

　私がここで強調したいのは、コーチングにあるとされる3つの前提が、医療者と患者さんとの関係の中でも重要であるということです[5]。

①**すべての人は、必要な資源をすでに内側に持っている。**
②**すべての人は、そのときのその人の最善を尽くしている。**

③すべての行動には肯定的な意図がある。

　つまり、患者さんの行動にはすべて患者さんにとっては意味のある理由（＝肯定的な意図）があり、そのために患者さんはベストを尽くしている。そして、患者さん自身が本当に必要としているものを手に入れるための能力や時間や協力者（＝資源）はすでに患者さんの内やすぐ近くにある、ということを信じるということが大事ではないかと思います。「モンスターペイシェント！」と言いたくなったら、「この患者さんの肯定的な意図は何なんだろう？」と考えてみてください。

　かつて、20世紀最大の心理療法家と言われた、ミルトン・エリクソンはこう言っています。**「変化しないクライアントはいない、柔軟性のないセラピストがいるだけだ」**。

　私は「言うことをきかない患者さんはいない、柔軟性のない医者がいるだけだ」と心にとめておきたいと思っています（実践は容易ではありませんが）。

　コーチングでは、相手が目指す目標（goal）と、現状（reality）を明確にして、その隔たり、つまり「ギャップ」を認識できるようにします。そのギャップを埋めるための選択肢（option）を相手自身の中から最大限引き出しつつ、提案して広げていき、決めたことを実行する意思（will）を確認し、モチベーションを強化していきます。goal-reality-option-willで、GROWモデルといいます。これから述べるような一見困難な患者さんでも、本当に目指すゴールを共有し、どうやったらそれを達成できるのか一緒に考えていくことが共通の王道であると思います。

　大事なことは、一度ですべてを変えようとしないこと。**毎回の受診のたびに信頼関係を構築し、違いを分かち合っていくことが重要**と思います。何よりも、継続した受診があることは、たとえ進展がないとしてもとても大事です。

　以下に難しい患者さんの対応について私見を述べたいと思います。

各論：ちょっと難しいコミュニケーション

○○恐怖症と思われる場合

　ワクチンを打ちたくない、ステロイドは使いたくない、薬を飲ませたくない……、そういった患者さんはかなり多い印象です。私のクリニックはあまり薬を出さないので、必然的にそういう人が多いのかもしれませんが、薬をもらっても「もらったけれど飲んでいません」と教えてくれることもあります。あなたの患者さんにも必ずそのような人はいるはずです（気づいていないかもしれないけれど）。

　かつては、○○phobia（恐怖症）と言われていましたが、現在は○○hesitancy（ためらう　という意味です）というようです。WHOはvaccine hesitancyを「ワクチンを受けられ

る状況にもかかわらず、接種が遅れる、あるいは、拒否すること」と定義しています[6]。hesitancy に対応するよい日本語訳がありませんので、恐怖症という言葉を使わせていただきます。○○ 恐怖症の人への対応としては、以下のように考えています。

●まず落ち着く

恐怖症の人は意見がかなり違いますし、今までも医療機関でその価値観を否定された経験が あるので、やや防御的に、あるいは攻撃的にコミュニケーションが開始されることが多いと思 います。医療者にも不安や怒りの気持ちが出てくることが多いと思います。まず落ち着きまし ょう。**深呼吸してニュートラルな気持ち**にもっていくのです。「お、ユニークな患者さんが来た なあ」と思えるようになるといいですね。人はそれぞれ違うからユニークで当たり前なのです。

●その根拠を伺う

「どうして、そう（○○はダメだと）思うようになったのですか？」とフラットに聴きましょ う。ここでの**コツはさえぎらないこと**。それは医学的には間違っているとか、論理的に矛盾し ていると思っても、質問したからには最後まで聴きましょう。「そういうふうに感じてこられた のですね」と否定せずに、いったん受け取ります。

●医学的に妥当な情報を提供する

医学的な根拠に基づいた情報を丁寧に資料で見せながら説明します。メリットもデメリット も、数字を示せるものは示しながら説明します。患者さんの顔を見ながら、情報量を調整しま しょう。

●妥協できる案を検討する

最終目標は「子どもが元気にいること」です。ここには、恐怖症の家族も医療者も合意でき ると思います。家族の行動の目標が子どもが元気でいることでないならば、それは虐待と呼ん でもよいかもしれません。今までのやりとりを通して、**どこまでなら妥協できるのか、折り合 える点を相談**しましょう。私の経験では、「BCGと四種混合は打たないけれど、ヒブと肺炎球 菌とB型肝炎は打ちます」とまず妥協してくれて、その接種を進めているうちに、四種混合な ども打ってあげてくれた家族がいました。まずはお互いが納得し合える小さな前進を目指しま しょう。焦らず、何回にも分けて変化を確認しましょう。1回で決めようとすると、だいたい 交渉は決裂します。

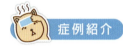

ワクチン恐怖症（vaccine hesitancy）の家族

　ある日、生後3カ月の男の子を連れて若い夫婦が受診しました。体中に湿疹がひどくて、何とかしてほしいとのことでした。「これは乳児のよくある湿疹を放置したことからの悪化ですね。炎症止めの薬を塗れば治りますよ」とお伝えしたところ、顔が曇りました。私のところにはステロイドは使いたくないという患者さんがときどき来られますので、聞いてみるとやはりステロイドは使いたくないとのことでした。理由を聞くと、「何か、だめなんでしょう」という感じで、あまり具体的ではありませんでした。しかし、ステロイドを使わずとも治る可能性はあると思いましたので、「まずは漢方薬でやってみましょう」とお話ししました。母子健康手帳を確認したところ、ワクチンを全く打っていませんでした。「ワクチンも異物だから危険なんでしょう」という理由でした。初診のときはあえて否定せずに、「では、漢方薬を飲み終わった頃、1週間後にもう一度来てください」とお話しして、1週間後に再診としました。何度か通っているうちに、湿疹が改善してきて、医師－患者関係も良好になったと感じていたところ、ご夫婦から「先生、どうしても打たなければいけないワクチンはどれですか？」と相談されました。優先順位の高いものから順に説明して、今はほぼすべてのワクチンを接種されています。

　価値観が違ったとしても、「子どもの健康を守りたい！」という目標は同じなのです。いったん相手の価値観を尊重し、共に歩んでいく中で、あちらから歩み寄ってくれることもあるんだなあと実感した症例でした。価値観が違う人を毛嫌いしないことが大事です。

虐待を疑う場合

虐待の鑑別

　虐待は、致死率が非常に高い疾病です。虐待は、児童相談所が対応した件数だけでも、1年で12万件にものぼり[7]、今やコモンディジーズです。虐待を疑うきっかけとしては**表3-2**のようなものがあります[8]。

　病歴の特徴としては、つじつまが合わないとか、病歴を語るたびに変わるとか、語る人によって言うことが異なるなどがあります。虐待には、殴る蹴るなどの身体的虐待だけではなく、怒るなどの心理的虐待、病院受診など適切なケアを与えないネグレクト、性的虐待なども含まれます。食事を与えないというのは身体的虐待であり、ネグレクトでもあります。身体的特徴だけでは分からないものもあるので、「何か変だな」という自分の感覚を大事にしましょう。

　しつけと虐待の線引きは難しく感じることがあるかもしれませんが、しつけと虐待は全く異なります。「**その子どもにとって、その行為が子どもの安心・安全を阻害していないか？**」という**子どもの視点**で考えることが重要です。親がいくらしつけだからと言っても、子どもにとって安心・安全を損なっているのであれば、それは虐待だと考えます。子どもに対するすべての

第3章　家族のニーズに応えよう

表3-2　虐待の身体診察のポイント

部位	視診などによる観察点・留意点
身体	月齢・年齢と比較して、低体重・低身長
表情	活気がない、おびえている、痛みに無反応
意識	意識障害
皮膚	全身をくまなく診察する。 外傷痕（新旧混在、見えにくい部位、加害原因物の推定ができる同じ形をした複数の挫傷）、皮下出血、熱傷
頭皮	抜毛部位（後頭部を忘れずに観察）
頭部・顔面	顔面のうっ血（頸部絞扼）、口腔内の挫傷・裂傷、う歯の多発（ネグレクト）、歩けない子どもの舌小帯断裂、硬口蓋と軟口蓋の結合部に点状出血（強制的な口腔性交）
眼	頭部外傷の可能性があれば、必ず眼科医による眼底検査を依頼する。 結膜下出血、眼球外傷
耳	不慮の事故で耳に外傷を負うことは稀 耳介、耳介の後側、外耳道、鼓膜
頸部	絞扼による索条痕の有無を観察する。
胸部・背部・臀部	きちんと服を脱がせて観察する。 挫傷（打撲傷）、咬創、爪痕
腹部	挫傷（打撲傷）などの外傷を、視診だけでなく触診も行い観察する。 腹部膨満、圧痛（腹腔内損傷は致死率が極めて高い）
性器	裂傷、瘢痕、びらん 性器外傷は性的虐待の4～10％程度で、外傷のない性的虐待の方が多い。
四肢	外傷の有無、機能障害、関節の可動域

（文献8より引用）

暴力が法律で禁止されている国も増えており、しつけだからと叩くという行為は認められるものではありません。

　医療を受けさせないことは、前述のワクチン恐怖症とも関連しますが、「正当な理由がなければ」医療ネグレクト、虐待になります。

● 鑑別疾患を考えましょう

　「虐待かな」と思ったら、鑑別疾患を考えましょう。虐待のように見えるけれど、身体疾患のせいであることがあります。出血斑、紫斑を見たら、まず、ビタミンD欠乏症（胆道閉鎖症が原因となっていることもある）や血友病、血小板減少症を除外しましょう。蒙古斑と紫斑を間違えてはいけません。多発骨折をみた場合には、骨代謝疾患を検討しましょう。低身長・低体重については甲状腺機能異常症や消化管アレルギーなどを検討しましょう。虐待児は発達障害

表3-3　虐待に至るおそれのある要因・虐待のリスクとして留意すべき点

保護者側の リスク要因	・妊娠そのものを受容することが困難（望まない妊娠） ・若年の妊娠 ・子どもへの愛着形成が十分に行われていない（妊娠中に早産など何らかの問題が発生したことで胎児への受容に影響がある。子どもの長期入院など）。 ・マタニティーブルーズや産後うつ病など精神的に不安定な状況 ・性格が攻撃的・衝動的、あるいはパーソナリティの障害・精神障害、知的障害、慢性疾患、アルコール依存、薬物依存など ・保護者の被虐待経験 ・育児に対する不安（保護者が未熟など）、育児の知識や技術の不足 ・体罰容認などの暴力への親和性 ・特異な育児観、脅迫的な育児、子どもの発達を無視した過度な要求　など
子ども側の リスク要因	・乳児期の子ども ・未熟児 ・障害児 ・多胎児 ・保護者にとって何らかの育てにくさを持っている子ども　など
養育環境の リスク要因	・経済的に不安定な家庭 ・親族や地域社会から孤立した家庭 ・未婚を含むひとり親家庭 ・内縁者や同居人がいる家庭 ・子連れの再婚家庭 ・転居を繰り返す家庭 ・保護者の不安定な就労や転職の繰り返し ・夫婦間不和、配偶者からの暴力（DV）など不安定な状況にある家庭　など
その他虐待の リスクが高いと 想定される場合	・妊娠の届出が遅い、母子健康手帳未交付、妊婦健康診査未受診、乳幼児健康診査未受診 ・飛び込み出産、医師や助産師の立ち会いがない自宅などでの分娩 ・きょうだいへの虐待歴 ・関係機関からの支援の拒否　など

（文献9より引用）

（例えば、注意欠陥多動症〔attention-deficit hyperactive disorder：ADHD〕）そっくりの、衝動性や多動性を示すことがあります。

●生活状況を把握しましょう

　虐待の要因としては、経済不況などの社会的要因や、子育ての未熟さ、世代間連鎖（被虐待児が親になったときに自分の子どもに虐待する）などがあります。親身に聴く姿勢が援助しやすい関係性を作ります。社会的に孤立した状態が虐待を引き起こすことがありますので、医療機関が家族を社会につなぎとめる錨の1つとなることが重要ではないかと思います。

　親の精神的、身体的疾患がある場合もリスクになります。適切なケアを受けられるようにしましょう。リスク因子は「子ども虐待対応の手引き」に**表3-3**のとおり示されています[9]。

第3章　家族のニーズに応えよう

虐待の告知と通告義務

　虐待を疑っていることを家族にどのタイミングで伝えるかは難しい問題です。虐待をしている保護者の半数以上は援助に拒否的であると言われています[9]。外来で虐待を疑ったときには、すぐに伝える必要はありません。大事なことは子どもたちの安全を確保することなので、前述の身体的疾患を見分ける必要があるという口実を家族に説明して、入院できる施設で経過をみるのがよいでしょう。紹介するときには、虐待を疑っていることを紹介先に電話で伝えておきましょう（家族が読む可能性があるので、紹介状に記載するのは一般的に推奨されていません）。

　虐待と虐待を疑うケースでは、親への告知の有無にかかわらず、児童相談所に通告する義務があります。子どもの健康を守るためであれば、このときに親に告知をしておかなくても守秘義務違反にはなりません[10]。

虐待は予防が大事

　前述したような、保護が必要と考えられる子どもや家族には通告や病院への入院の手配が必要になりますが、そうではなく、「気になる家族」「困っている家族」にも予防的な観点からの虐待対応が必要です。要支援児童、特定妊婦として児童相談所などと連携をとりながら支援を行います。

　このような子どもや家族は、要支援児童、特定妊婦として市町村に設置された要保護児童対策地域協議会で対応を協議し、地域で個別に支援の枠組を形成していきます。要支援児童とは保護者の養育を支援することが特に必要と認められる児童、特定妊婦とは出産後の養育について出産前において支援を行うことが特に必要と認められる妊婦で、いずれも児童福祉法で定められています[9]。出産前からの関わりが虐待予防に重要であることから、2016年の児童福祉法改正で各市町村に子育て世代包括支援センターの設置が努力義務とされました。国の施策は早期発見早期対応から発生予防へとシフトしてきています。

　前述したように、児童虐待や児童虐待の疑いがある場合は児童相談所に通告しなければなりませんが、実際の臨床ではこのような「気になる」レベルのことが多いかと思います。この場合は市町村窓口（地域によって異なりますが、家庭児童相談室など）へ情報提供を行うことが児童福祉法で義務付けられています。情報提供を行うことで、地域の多機関の持つさまざまな情報（例えば乳児健診などのデータ、市町村の把握している予防接種の接種状況、保育所や幼稚園、学校の情報など）を総合して支援計画を立てることができます。まずは、抱え込まずに情報提供することが重要です。家族を責めたり罰したりすることが目標ではなく、子どもの健やかな成長のためですから、躊躇せずに専門機関と関わっていきましょう。連絡する前に、家族の困っていることに対して「手助けしてもらえるように、私から○○に伝えていいですか」

3

小児外来での、ちょっと難しいコミュニケーション

と同意を得ることが望ましいですが、難しい場合は同意なく情報提供しても守秘義務違反にはなりませんので、積極的に情報提供しましょう[11]。

虐待には一人で対応しない

スタッフの中で共有して対応を決めましょう。誰か一人の責任にならないように、虐待対応チーム（child protect team；CPT）を作っておくのがよいでしょう。クリニックなどでは、地域をCPTと考えて、みんなで解決していきましょう。虐待対応については、BEAMSという医療機関向け虐待対応啓発プログラムがあります[12]。

金銭的な事情がある場合

定義と頻度

経済問題は虐待とも関連する重大課題です。子どもの貧困について真剣に検討したことがある医療者は多くないのではないでしょうか。食べるものが手に入らないなど、生命の維持に関わる状態である絶対的貧困は、確かに日本では多くないのもしれません。貧困の定義自体が難しく、議論があるところです。一つの定義として、所得分布の中央値の50％未満で生活をしている、相対的貧困があります。2014年の厚生労働省の発表では、2012年の子どもの相対的貧困率は16.3％と、諸外国に比べても高い値でした。2010年の国際比較では、経済協力開発機構（OECD）加盟国34カ国中10番目に多い相対貧困率でした。特にひとり親世帯の貧困率は50％以上となっています。これはOECD加盟国中では最も高い値です。日本の相対貧困率は世界的にも危惧すべき問題です。両親の年齢が若いと、さらに貧困率は上昇します。

貧困が子どもに及ぼす影響

貧困家庭では乳児死亡率が高く、学業成績や進学率が低く、意欲の低下がみられます。貧困は身近で、子どもの健康に大きな影響のある問題なのです。貧困のような健康に影響を及ぼす社会的決定要因をsocial determinants of health（SDH）と呼びます。子どもの貧困は子どもの責任ではなく、実は大人の貧困、特に女性の貧困と深く結び付いています。

医療機関で貧困に気づくきっかけ

貧困は見えにくいし、気づきにくいものです。だからこそ、すべての受診機会がそのきっかけになり得ます。しばしば私たちの前に、困った患者家族、あるいは共感しにくい人たちとして現れます。以下にいくつかの例を挙げます。

●疾病をもって受診する場合

不登校や抑うつなど心理的な問題で受診した場合には、一般的な対応以外に、家族環境へのアプローチが必要です。その過程で貧困が判明することがあります。制服や用具など、学校で必要なものを買ってもらえない状況から金銭的状況への気づきが得られます。また、喘息や皮膚炎などフォローアップが必要であっても、受診が途切れがちであったり、窓口の支払いが滞る場合にも手を差し伸べる必要があります。

●見た目や行動が気になる子ども

いつも同じ服装で受診する、髪の毛や皮膚が汚れている、べたべたひっついてきたり暴言を吐いたりするなどの場合にも家庭環境を確認した方がよいでしょう。ネグレクトや虐待などが気になる子どもたちです。

●モンスターペアレント

窓口でキレる、あいさつをしない、話を聞かないなど、こちらからするとモンスターペアレントと呼んでしまいそうな家族には、援助してあげたい気持ちになりにくいものです。和田　浩先生は「あの人いやだな」と思う人こそ、困難を抱えているとおっしゃっています[13]。

困っている家族に対応する

「立ち入ったことを聞いて申し訳ないんですけど、経済的にたいへんだったりしますか？」と尋ねると、和田先生はおっしゃっています。そういった話をできるような信頼関係を築くためには、**「何でも話してもいいよ」という気持ちと、相手への興味、プライバシーへの配慮が必須**です。これは貧困家庭に限ったことではないと思います。どんな助けが必要かを確認しましょう。もしかすると、助けは必要ではないと言われるかもしれません。その場合は、社会資源、相談窓口の紹介だけでもしておきましょう。貧困そのものが問題であることもありますが、貧困の家庭はそのほかにも複数の問題を抱えているので、支援が必要となることが多いです。どうしても、できていないところ、ダメなところが目につきがちで修正したくなるのですが、今でも「ベストを尽くしている」のです。家族の強みやできていることに焦点を当てましょう。その上で、改善点についてアドバイスできるときはアドバイスします。大きな子ども、お姉ちゃんやお兄ちゃんが小さい子どもの面倒を見ざるを得ない状況に置かれていることを経験します。子どもたち全員が望む学業や進学をあきらめないでよいように、家族と相談します。

体罰やきびしいしつけがあるときは、**ポジティブな声掛けによる子育てが行われるようにアドバイス**しましょう。診察室の中で、ポジティブな声掛けをしてあげましょう。親にも気づきが生まれることを祈りながら。

困っている家庭を地域につなげる

　貧困問題に関わる機関は、市町村の福祉事務所（生活保護に関係）、児童相談所（虐待や要保護児童と関係）、児童家庭支援センター（種々の相談窓口）、保健センター（乳幼児健診など早期から関わる）、保育所や幼稚園、学校などの保育教育機関（日常的な見守りや学業の援助）、医療機関など多職種にわたります。地域の民生委員など近隣住民が重要な役割を果たしてくれることもあります。つながりができるだけたくさんあった方がよいと思います。医療機関もその一員として協力していきます。

貧困で困る子どもをなくすために私たちができること

　まずは、貧困で困っている人がかなりの数で存在するということを知ることです。そして、社会の中で患者さんをみるという積み重ねをすること、社会正義や公平性へのゆるぎない信頼を持つこと（武内　一先生からの私信）です。1回2回の診察機会において共感をもって接すること、同じ立場に立てなくても理解はできることを信じることでしょうか。自分自身ができる小さな一歩は何か、私も自問しています。

思春期の問題を抱えている場合

思春期と二次性徴

　思春期は二次性徴の出現に始まります。月経周期が順調になる、あるいは身長・体重の増加が停止する頃に完了します。わが国では8〜9歳から開始し、18歳頃に完了すると言われています。

思春期早発症

　テーマから少しそれますが、よく相談されることなので、女児の思春期早発について、年齢の基準を確認しておきましょう。

　女児の思春期開始は乳房発達からです。7歳6カ月未満での乳房発達、8歳未満での陰毛・腋毛発生、10歳6カ月未満での初経は思春期早発症を疑います。成長曲線を必ず書いて、成長の急増（スパート）が始まっていないか記録します。

思春期の子どもたちとの面接のコツ

　風邪など単純なものはほかの年齢と同じでよいのですが、心理的なものなど思春期特有の訴えがあるときの対応のコツを共有します。

●一人か親だけか両方か

　初診時は、親に連れられてやってくることが多いです。まず、本人に挨拶をします。次に、一人で診察を受けるか、親と一緒に受けるかを本人に確認します。「あなたの問題だから、あなたがいいようにしましょう。一人で診察するのと、親御さんが一緒なのとどっちが快適ですか？」と聞きます。意思表示があればそのようにします。「どっちでもいい」「ビミョー」などのときは、私は可能なら別々に話を聴くために「いったん親御さんに外で待っていてもらってもいいかな？」と聞きます。親が一緒のときには、親からばかり情報収集しないように気を付けます。あくまでも主役は子どもです。逆に親だけの意見を聴くことも大事です。子どもがいるときには語られない、今までの養育環境や発達歴などを尋ねます。

●何から始めるか

　話は、学校の名前、クラス、何人クラスかなど、当たり障りのないclosed end questionから始めます。友達と雑談をするイメージです。慣れてきたら、徐々に「今日受診して解決したいことは何かな？　一番困っていることは何？」と主訴を尋ねます。

●思春期の問題行動リスク評価

　主訴についてひと通り確認して、診断と対応がある程度イメージできても、まだ問診するべきことがあります。思春期のよくある問題行動についてのスクリーニングであるHEADSSを尋ねます（表3-4）[14]。この質問はかなり個人的な内容を含むので、たんたんと手際よく「同じくらいの年齢の人たちみんなに聞いていることなんだけれど……」「○○みたいなことって友達で聞いたことある？　あなたはどう？」のように聞いていきましょう。一度ですべて聞く必要はありません。ラポール形成を優先すべきで、何回かの面接で分けて聞くように心づもりをしておきましょう。

●どこにつなぐのか？

　思春期の精神的な問題について経験があれば自分でみるものよいと思いますが、経験が乏しければ精神科に紹介しましょう。状況が軽度であれば、スクールカウンセラーの利用を勧めるのもよいでしょう。学校に連絡してよいかどうかを確認して、同意が得られたら学校とも協力して対応しましょう。

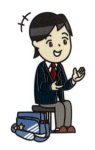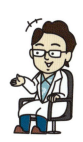

表3-4　HEADSSの質問内容

HEADSS項目	質問内容
home & environment 家庭環境	誰と住んでいるか？ 何人家族か？ 新しい家族（親のパートナーや義理のきょうだいなど）はいるか？ きょうだいは仲がよいか？ 家出をしたことがあるか？
education & employment 教育と就労	学校の授業は何がおもしろいか？ 苦手か？ 成績はいいか？ アルバイトはしているか？ 進学の予定や希望はあるか？
activity 活動	運動はしているか？ 学校終わったら何をしているか？ 友達はいるか？ ゲームはするか？ 車やバイクは運転するか？ 運転するときにはシートベルトやヘルメットをしているか？ 交通違反の経験はないか？
drug 薬物	家族でタバコを吸う人は？ お酒を飲む人は？ 自分は飲酒や喫煙はするか？ 友人で違法薬物の使用はあるか？ 自分はどうか？
sexuality 性活動	人を好きになったことがあるか？ 好きになるのは同性か異性か両方か？ セックスはしたことがあるか？ 避妊や性感染症予防はしているか？ 最後にセックスしたのはいつか？
suicide/depression 自殺／抑うつ	ストレスを感じるときどう対処しているか？ 落ち込んだり、うつっぽくなったことがあるか？ 眠れているか？ 食欲はあるか？ 家族や友人で心の病気の人はいるか？ 家族や友人で自殺した人はいるか？ 自殺したいと思ったことがあるか？

（文献14より引用）

まとめ

　難しい患者さんとのコミュニケーションのためには、よく話を聴くこと、できれば最初の1分はさえぎらずに聴くことができるとよいです。自分の意見を述べるのは最小限と心がけましょう。どうしたいのか、ゴールを聞いて、そのゴールへたどり着くための問題解決のリソースとして医療者自身や各種機関を使いましょう。実際に選択する方法は、患者や家族自身と相談して自己決定を促します。答えは、患者さんの中にあると信じるのです。

　そのためには、誘導せず、相手の存在に敬意を払い、興味を持ち続けることが重要です。解決はできなかったとしても、そばにいることはできます。同じ方向を向いて進めるような謙虚な医療者でありたいものです。

引用・参考文献

1) 児玉和彦. 時間外の外来での病歴聴取のコツ. 小児内科. 48 (11), 2016, 1707-12.
2) Shufeldt J. Mastering the Art of Non-Verbal Communication- S.O.L.E.R. http://www.ingredientsofoutliers.com/the-art-of-non-verbal-communication/
3) ジョセフ・オコナー, アンドレア・ラゲス. コーチングのすべて：その成り立ち・流派・理論から実践の指針まで. 杉井要一郎訳. 東京, 英治出版, 2012, 18.
4) 児玉和彦. コーチングの概要. 治療. 98 (9), 2016, 1370-5.
5) 田口智博. コーチングを活用した効果的な医療面接. レジデント. 9 (3), 2016, 41-7.
6) WHO. Addressing Vaccine Hesitancy. http://www.who.int/immunization/programmes_systems/vaccine_hesitancy/en/
7) 厚生労働省. 平成28年度 児童相談所での児童虐待相談対応件数〈速報値〉. http://www.mhlw.go.jp/file/04-Houdouhappyou-11901000-Koyoukintoujidoukateikyoku-Soumuka/0000174478.pdf
8) 内山健太郎, 上村克徳. "虐待の身体所見". HAPPY！こどものみかた. 2版. 笠井正志ほか編. 東京, 日本医事新報社, 2016, 82.
9) 厚生労働省雇用均等・児童家庭局総務課. 子ども虐待対応の手引き（平成25年8月改正版）. https://www.mhlw.go.jp/seisakunitsuite/bunya/kodomo/kodomo_kosodate/dv/dl/120502_11.pdf
10) 厚生労働省雇用均等・児童家庭局総務課長. 児童虐待の防止等のための医療機関との連携強化に関する留意事項について. 平成24年12月10日. https://www.jpeds.or.jp/uploads/files/saisin_121218.pdf
11) 厚生労働省雇用均等・児童家庭局総務課長. 要支援児童等（特定妊婦を含む）の情報提供に係る保健・医療・福祉・教育等の連携の一層の推進について. 平成28年12月16日. https://www.mhlw.go.jp/file/05-Shingikai-11901000-Koyoukintoujidoukateikyoku-Soumuka/0000146793.pdf
12) 医療機関向け虐待対応啓発プログラムBEAMS（ビームス）. https://beams.childfirst.or.jp/
13) 和田浩. "医療現場での支援". 子どもの貧困ハンドブック. 京都, かもがわ出版, 2016, 154.
14) BC Children's Hospital. H.E.A.D.S.S. -A Pyschosocial Interview For Adolescents. http://www.bcchildrens.ca/Youth-Health-Clinic-site/Documents/headss20assessment20guide1.pdf

※虐待については松戸市立総合医療センターの小橋孝介先生に、子どもの貧困については佛教大学社会福祉学部の武内　一先生にご助言をいただきました。

ご家族へ

★ 標準的治療を望まない場合

　現在の西洋医学では、学会や専門家が作ったガイドラインという治療指針があり、多くの医師はそれにのっとった標準的治療を行っています。

　例えば、アトピー性皮膚炎にはステロイドの塗り薬を使うことが一般的ですし、気管支喘息は吸入ステロイドが喘息発作の頻度を減らし、患者さんの健康を改善することが分かっています。ワクチン、予防接種は、病気の流行を減らして、人類全体の健康度を上げています。

　しかし、すべての薬には副作用があり得ます。ステロイドであれば、皮膚が薄くなったり、大量を長期に使うと感染に弱くなったりします。ワクチンも、発熱以外にもアナフィラキシーが起こったり、非常に低い確率ですが死亡例もあります。

　そういったリスクがあるために、標準的治療を望まないと決断することもあると思います。

★ リスクをどう取っていくのか

　標準的治療は、現在の医療レベルで最適と思われる方法ですが、10年後も同じであるか分かりませんし、あなたの子どもに必ず効くという保証はありません。したがって、それを選択しないという決断は尊重されるべきだと私は思っています。

　同時に、正しくリスクについて理解してほしいと思っています。

　ワクチンには確かに少ない確率で副作用がありますが、ワクチンをみんなが接種しているおかげで流行がなくなり、ワクチンを接種していない人も病気にかかりにくくなっています。世

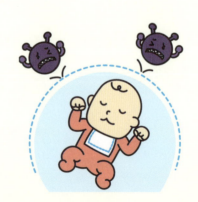

の中にはワクチンを打てないくらい身体が弱い子どもさんがいます。その子たちが感染症にかかると大変です。その子たちを守るには、周囲の人たちが感染しないようにしてあげることが大切です。みんながワクチンを打たなくなれば、必ず再度流行が起こり、重症化したり死者が出たりします。ワクチンを打たないこともリスクなのです。

★ 価値観と科学的な事実

「できるだけ人工物からのリスクを避けたい」というのは価値観です。

「○○というワクチンを△△人に接種したら、発症率が□□％に減少した」というのは科学的に測定された事実です。

事実を見てどう解釈するのかというのは私たちの認知のパターンによりますから、人それぞれ違うのです。

自動車保険を考えてみてください。自動車事故をする確率はかなり低いものです。しかし、ほとんどの人はそれなりに高い保険料を払って任意で自動車保険に入っています。だいたいは掛け捨てになってしまうにもかかわらずです。ワクチンもそれに近いかもしれません。打ってもかかるかもしれませんし、打ったから副作用という代償を払わないといけないかもしれません。しかし、万が一重大な感染症にかかったときには、後悔は先に立ちません。

★ よく家族で話し合ってください

夫婦の価値観も違うものです。自分の意見だけでなく、家族の他の人の意見も聞いてください。私たちは、子どもが健やかに育ってほしいという願いは一致して持っているはずです。よく話し合い、子どもにとって最善の選択をしましょう。

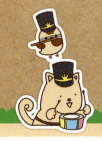
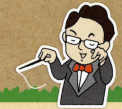

4 「気になる子ども」に出会ったら

ベーシックレクチャー

気になる子どもと発達障害

　発達障害（DSM5では神経発達症にまとめられる）のケアについて、近年さかんに議論されています。専門家によって言うことが異なっており、小児科医であっても私のような非専門家にとっては取り組むのが難しい分野です。特にプライマリケア医は、できるだけ適切なタイミングで介入することが大事です。

　虐待や貧困でもなさそうだけれど、「気になる子ども」と発達障害との関係については日常診療で考えさせられることが多いです。

診察室でどんなときに「気になる」のか

　「発達障害が心配なのですが……」と相談されるケースも多々ありますが、家族は「これが当たり前」と思っていることもあります。

- 椅子に座っていられず、診察室の裏側の通路まで走っていく。
- 診察を極端に嫌がって、診察室に引きずられて入ってくる。
- 予防接種のときの嫌がり方があまりにも極端である。
- 診察であまりに大人しくて表情がなく、「（医療者や家族と）つながっていない」感じがする。視線が合わない。
- 咳や腹痛などの症状の出方が「大げさ」であったり、「通常ではありえないような表現の仕方」をしたりする。

- 上記のような子どもの様子に家族が「非常に焦っている」か「全く頓着しない」。
- 乳幼児期に、強い泣きぐずりや夜泣き／かんしゃく、体重増加不良や偏食などがある。

　以上のようなときに、「気になるなあ」と思います。とはいえ、子どもは診察を嫌がり、予防接種で泣き続けるのが普通、とも言えます。個人的には、診断の目安になる3歳、学校教育開始のデッドラインの5歳（年長児）の2つのチェックポイントで気を付けてみるようにしています。ただ、親は3歳以前に「何かおかしい」と気づいていることが多く、乳幼児健診で指摘され、保健センターでフォローされていることもあります。

「気になるなあ」を大事にする

　「気になるなあ」と思ったら、「お家ではどんな様子ですか？」と聞きましょう。「家でもこんな調子で、とても困っているのです」という場合は、支援の方法を考える必要があります。この**「困り感」に寄り添うことが何より重要**です。

　発達障害は診断がついても「治癒する」病気ではありません。診断をつけるには、専門医療機関の受診を何カ月も待たないといけないこともあります。困っていることをよく聞いて、どのように対応しているのかを参考に、どう対応していったらいいのかを一緒に考えるのがよいと思います。

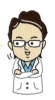

> **何のために診断するのか？**
> 1. 親子関係が適切に発展するため
> 　育てにくさを、自分や子どものせいにしている親は多いものです。発達障害と診断を受けることで、対応については専門的なアドバイスを受け入れやすくなり、親子関係が改善するケースを経験します。
> 2. 子どもの心の健康を守るため
> 　3歳を超えると多くの子どもは保育園や幼稚園に通っています。集団で行動することが求められますので、うまくいかないと叱られることが多いです。親や教師に上手く対応してもらえればいいのですが、きつく叱られることで自信をなくしたり、二次障害を起こす可能性があります。過剰な介入を避けるために、子どもの特徴をあらかじめ周囲が把握しておく必要があります。
> 3. 子どもがその子に合った教育を受けられるようにするため
> 　発達が気になる子どものために、小学校入学後は普通学校の支援学級や、支援学校という選択肢があります。わが子が特別な支援を受けることを「レッテルが貼られる」という理由で嫌がる親もいますが、「その子に合ったオーダーメイドの教育」をするためには、年長児では診断について家庭と教育機関とで共有しておく方がよいでしょう。

表4-1 発達障害の診断ポイント

診断	診断のポイント	プライマリケアで 非専門医でも使える質問紙
自閉スペクトラム症／ 自閉症スペクトラム障害 (autism spectrum disorder；ASD)	• コミュニケーションの障害 • こだわりや感覚過敏 ※自閉症から変更になった（言葉の 　障害があるときもないときもある）。	M-CHAT
注意欠如・多動症 (attention seficit hyperactivity disorder；ADHD)	• 衝動がコントロールできない。 • じっとしていられない。 • 複数の環境で症状がある。	ADHD-RS
限局性学習症 (specific learning disorder；LD)	読み・書き・算数についての限局的 な障害	
知的障害 (intellectual disabilities；ID)	以前はmental retardation (MR) と 呼ばれていた。知能指数がおおむね 70まで（ウェクスラー＜70、ビネー ＜68）	遠城寺式乳幼児分析的発 達検査など (WISC、田中ビネーなどは 専門職に任せる)

「全く困っていない」という人も時には見受けられます。その場合は、「集団生活の様子はどうですか？ みんなと遊べていますか？」と聞きます。それでも「困っていない」ときには、発達に偏りがあったとしても、今は適応できているとして、就学前の状況を確認できるようにカルテに記載しておきましょう。就学前では、MRワクチン接種のときがチャンスです。

「気になる」ときの鑑別診断

「気になるな」と思えば、専門家に紹介するというのがプライマリケアでの原則です。プライマリケアでは診断は必要ありませんので、「このあたりの発達領域の問題かな」と想定するだけでよいと思います（表4-1）。大事なことは、診断ではなく、**困っている家族の問題解決をしてあげること**」です。

プライマリケアでの対応のコツ

「くう・ねる・あそぶ」でみる子どもの発達

発達障害に気づくためにも、「くう・ねる・あそぶ」の質問が有効かもしれません。

• くう：偏食の問題もありますし、感覚過敏の問題（口腔内の感覚過敏のせいで食べられないなど）に気づきます。
• ねる：夜泣き、睡眠のリズムが悪いなどが気づきになります。
• あそぶ：ひとり遊び、おままごとをしない、集団に入れないなど、遊びは子どもの発達をみるのにとてもよい方法です。

第3章　家族のニーズに応えよう

身体的疾患ではないかを考えよう

　難聴は言語発達障害で発見されることがありますので、ASDと間違えないように診療します。先天性難聴は出生1,000人当たり1人以上と、頻度の高い疾患です。新生児聴覚スクリーニングが実施されているかを母子健康手帳で確認し、ささやき声に反応があるか家庭での様子を尋ねましょう。

　先天性代謝異常症や染色体異常の可能性があります。肝腫大、脾腫、小奇形、家族歴などを確認しましょう。

　つま先立ちをする子どもではASDを考えたくなりますが、脳性麻痺をまず除外しましょう。鑑別点は、ASDのつま先歩きは間欠的であるのに対して、脳性麻痺は常時つま先立ちです。

　便秘症、周期性嘔吐症、反復性腹痛、起立性調節障害、アトピー性皮膚炎、慢性頭痛などは心身症（発症に心理的社会的な因子が関わっている身体疾患）として扱うことが多いと思いますが、発達障害も併存していることがあります。

診察を嫌がる子どもへの対応

●あらかじめ伝えておこう

　今日はどこに行って何をするのか、家族からあらかじめ伝えてもらいましょう。院内の様子を写真に撮って予行練習しておくのもよいようです。

●光や音に気を付けよう

　感覚過敏が診断のきっかけになることがあります。意外にまぶしがる子どもが多いです。ベッドに仰向けに寝るときに顔を覆ったりタオルをかけたがったりする子どもがいます。独特の感覚がありますので、家族に聞きながらその子に合わせて対応しましょう。

●いきなり近づかない

　遠くから徐々に近づくようにしましょう。触覚過敏があることもあり、急に触らないようにしましょう。

●いつものパターンを守る

　いつもと同じ順序で診察します。問診→聴診→触診→口腔内と決めておきましょう。

●無理しない

　口腔内をどうしても見ないといけないとき以外は見ません。見ないけれど、「お口の中、見せてくれる？」と尋ねることはしています。

●検査や治療の時は気をそらす

　超音波検査や予防接種や採血などのときは、家族にも手伝ってもらって、できるだけ声掛けをしてもらいましょう。風車や回るおもちゃで気をそらすのもよいでしょう。

● できたらほめる

突然できるようになることもあります。そのときは思いきりほめましょう。

専門家や学校との連携

専門家への紹介のタイミング

プライマリケアで診断や対応に疑問を感じたら専門家に紹介しましょう。家族も診断について不安を持っていれば早期に紹介をします。それまでに、夜泣きや便秘など具体的に困ることについては治療を進めておきましょう。**診断よりも「困っていることの解決」が重要**です。保健センターでは乳幼児健診を行っていますので、同意を得てセンターの保健師に連絡をしておくと家族の相談に乗ってくれます。

すごく気になる子どもは乳幼児健診でピックアップされていることが多いものです。乳幼児健診で指摘された子どもについては、公的機関で療育などのフォローがされていることが多いので、現在のフォロー状況を確認しましょう。母子健康手帳を確認したり、家族に「皆さんにお聞きしているのですが、発達について乳児健診で指導がありましたか？」と尋ねたりします。

親子の困り具合で紹介のタイミングを考えましょう。医師が「この子はちょっと発達障害がありそうだな」と思っても、家族にとってはそれが普通のこともあるようです。「いきなり自閉症ですと言われました」と怒ったり困惑したりして受診される親もいます。

ちょっと気になるけれど、親に問題意識が全くなく、日常生活はできている子どもは、小学校教育に間に合えばいいという気持ちで、集団生活が始まる3歳まで待ってみましょう。乳児期にとても過敏であった子どもが集団生活に入るとともに、すっかりなじんでしまうこともあります。発達障害と正常との境界線は明確ではなく、生活の困り具合で判断されるべきだと思います。集団生活が始まったら「保育園に入って〇〇ちゃんはどうですか？ みんなと遊べていますか？」と聞いてみてください。そうすると「実は……」と親の方から語られることがあります。そうなれば感情的なトラブルなく発達状況などについて聞き取ることができますし、「〇〇ちゃんが楽しく集団生活を送れるように支援しよう！」と親と同じ目標を共有できるようになります。**「診断は焦るな」。**私は自分に言い聞かせています。

学校（保育園、こども園など）との関わり

子どもが学校などの集団活動で困っていることに寄り添い、学校の先生とパートナーシップを築くことが大切です。学校検診などの健診に出向いたときにも、教員に気になる子どもがいないか聞いてみましょう。

家庭環境では気付かないことが、学校という集団の中で目立つこともあります。悪者探しを

第3章　家族のニーズに応えよう

するのではなく、子どもの成長するためのポイントがどこにあるのかを親や学校の先生と共有することが大切です。学校の先生も、親にどう伝えていいのか分からないと悩んでおられることもあります。プライマリケア医が日常診療や健診などで学校の先生と親との情報の橋渡しを行い、専門機関へとつなげていくことがとても大切です。

気になる子どもへの家庭での対応を指導する

コモンセンスペアレンティング、nobody's perfect、トリプルPなどの子育ての方法についてのプログラムがあります。これらはしつけについて、発達に偏りがない子どもにも有効な方法です。私はコモンセンスペアレンティングを学んだことがあります。基本的な対応は、まず親が落ち着く（落ち着く方法を一緒に見つけましょう）、減らしたい行動を決める（家族で同じ基準になるように基準設定しておきましょう）、減らしたい行動は無視する（叱り飛ばしても長期的で健全な行動変容にはつながりにくいです）、望ましい行動はほめる（具体的に何がよかったのかを子どもに分かるように説明してほめます）、です。

親の話を聞くと、どうしてもダメな行動のときに関わりが多くなり、ダメな行動の前にうまくいっていたときには関わりが少ないことがあります。子どもは親の関わりで行動を変えます。現実的にできることを親と医療者で一緒に考えましょう。

みんなで見守ろう

「子育てで困っていることは何ですか？」と尋ねましょう。これは、医師でもいいですし、看護師でも、受付の事務員でも誰でもよいのです。

診察室だけではなく、待合室などの様子もみてあげられる看護師の役目は重要です。気になる子どもがいれば、医師に伝えるか、子どもの発達状況について家族に確認しましょう。

発達を評価するには、家族以外のほかの子どもや大人とどういう関わりをしているのかというのがとても重要になります

発達障害は、虐待のリスク因子でもあります。発達障害の子どもの親も発達障害を抱えていることがあり、「関わるのが難しいな」と思うこともあるかと思います。そういうときには無理をせず、「調子が悪くなったら、たいてい受診してくれる」という関係性をとりあえずの目標として維持していきます。親と言い争って関係が切れてしまうと、子どもへのケアのチャンスが失われてしまいます。

すべては子どもたちのために、大人たちの頑張りの見せどころです。

※原稿作成にあたって、耳原鳳クリニックの中川　元先生にご助言いただきました。

ご家族へ

★ 偏食への対応

　小さい子どもが「離乳食を食べない」「同じものしか食べない」という相談がよくあります。適切に体重が増えていれば、何でもよいという意見もありますが、好きなものや甘いものばかり食べていては、将来の健康が心配になるのが親心ですし、親としては作ったものを食べてほしいものですよね。その方法を一緒に考えてみます。

★ まず、楽しく食べよう！ほめましょう！

　食べなくて、机の周りを走り回ったり、食べものを投げたりする子どもを叱ってばかりではありませんか？叱ってばかりでは、子どもも食事を楽しめませんし、叱られることを親が関わってくれていると勘違いして、余計にエスカレートすることもあります。

　よく子どもを観察して、椅子にちゃんと座れたら「ほめる」、スプーンを持てたら「ほめる」、口の中に食べ物を入れたら「ほめる」というように、うまくいったら即座にほめてあげましょう。何をしたらお母さんやお父さんが喜ぶのか、子どもは身をもって体験して覚えていきます。

★ 怒らないでいいように工夫しましょう

　机の下にはあらかじめ新聞紙を敷いておきます。子どもがこぼした後、床掃除をしなくても最後に新聞紙ごと捨ててしまえばよいようにしておきましょう。気が散らないように、テレビは消しましょう。キャラクターものやおもちゃもテーブルの上には置かないようにしましょう。問題行動が起こらないような予防や環境調整が重要です。

★ 味付けを工夫しましょう

　お母さんが食べてもおいしいように味付けを工夫しましょう。味付けが薄すぎると、子どもは食べないことがあります。

★ 手づかみ食べできるものを準備しましょう

　手でつまんで食べられるようなビスケットや野菜スティック（人参や大根を柔らかく煮ておく）などを準備しましょう。手で食べることを喜ぶ子どもは多いものです。

★ 無理をしないように

嫌いな味や触感のときには、口から出してくることがあります。そのときに無理に口に入れると窒息の恐れがあります。嫌いなものは嫌いということで、数日あけてまた食卓に出しましょう。何回か出しているうちに、食べるようになることがあります。諦めるのはまだ早いのです。

★ 偏食でもいいじゃない！ 子育てを楽しもう

何をやっても全くダメ、偏食が治らないときがあります。そういうときもあります。保育所や集団保育に行くと食べるようになる子どももいます。今は、食事よりほかのことで、子どもとの時間を楽しむときなのかもしれません。栄養状態が保たれているならば、「偏食でもいいじゃない！」と楽しんでしまうのも一手です（栄養状態について主治医と定期的によく相談してください）。

※参考になるホームページ
神奈川県小児保健協会　http://www.kanagawa-syounihokenkyoukai.jp/cat111194/

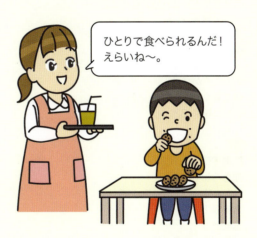

ひとりで食べられるんだ！えらいね〜。

索引　INDEX

和文

あ

足をひきずる 16, 24, 159
アセトアミノフェン 170
アデノウイルス 120, 122, 123, 136, 137
アトピー性皮膚炎 104, 224
アナフィラキシー 16, 24, 49, 59, 90, 100, 130
アモキシシリン 127, 128, 241
アレルギー性鼻炎 62, 89
意識障害 28, 173, 175
痛みを減らす工夫 51
イチゴ舌 119, 122, 210
胃腸炎 134, 136, 147
いつ乳 135
イナビル® 99
咽頭炎 123
　溶連菌性── 124, 151
咽頭所見 95, 122
インフルエンザ 50, 97, 152, 167
　──脳症 101
エンテロウイルス 118, 167, 208
嘔吐 33, 50, 97, 134, 145
　──物の処理 147
おたふくかぜ 153
落ち着くための工夫 249
おむつ採尿 82

か

咳嗽 95, 96, 103
顔色 15, 59, 135
かかと落とし試験 17, 155
家族図 8
家族歴 7
カテーテル採尿 83
カバーテスト 61
過敏 269
カフェオレ斑 218
川崎病 76, 119, 123, 191, 214
関節痛 65
カンピロバクター 138, 139
陥没呼吸 113, 117
顔面蒼白 152
既往歴 7, 18
気管支拡張薬 92

気管支喘息→喘息
気胸 96, 196, 198, 202
虐待 10, 117, 255
丘疹 212, 217, 222
急性陰嚢症 153
急性細気管支炎 92
急性上気道炎 89, 167
急性心筋炎 194, 197
急性脳症 173, 175
共感と承認 6
胸痛 29, 96, 193, 202
胸部エックス線 84, 126
胸膜炎 152
起立性調節障害 189
禁煙指導 231
緊急度 14
筋緊張低下 30, 135
薬の飲ませ方 239
グリセリン浣腸 151, 161
クループ 17, 89, 90
けいれん 24, 29, 98, 101, 166, 177, 178, 182
　──重積型（二相性）急性脳症 175
　胃腸炎関連── 172
　憤怒── 171
　熱性── 101, 118, 166, 183, 209, 229
血液検査 81, 125
血便 149, 152
結膜炎 60
結膜充血 120
ケトン血性嘔吐症（低血糖症）141
下痢 119, 137, 138, 147, 152
限局性学習症 268
口囲蒼白 209
抗インフルエンザ薬 99
抗菌薬 95, 116, 117, 124, 128, 139, 170
抗けいれん薬 168
紅斑 119, 204, 213, 221
抗ヒスタミン薬 170, 228
絞扼性腸閉塞（イレウス）140
コーチング 251
股関節炎 65
呼吸数 22, 69, 113
コクサッキーウイルス 189, 208
鼓膜所見 36
コリック 29, 37, 40

さ

細気管支炎 17, 98
細菌性髄膜炎 129, 172
採尿 82
サムサイン 96
サルブタモール 107
サルモネラ 138
ジアゼパム 168, 179, 182
自家中毒 141
耳鏡 34
思春期早発症 261
事前確率 80
膝蓋跳動テスト 66
失神 190, 193
紫斑 216, 217, 255
市販薬 229
自閉スペクトラム症 268
弱視 60
斜視 61
遮閉試験→カバーテスト
周期性嘔吐症候群 141
重症度 14
出生歴 7
消化器症状 97, 100, 152
小奇形 62
触診 73
食中毒 136, 147
ショック 16, 19, 24, 30
徐脈 196, 200
心筋炎 152, 189, 192, 194
心雑音 192, 196
心疾患を疑う症状 200
心室中隔欠損 191, 192
心身症 269
新生児－乳児消化管アレルギー 40, 136
腎臓病検診 82
迅速検査 80, 98, 136
心不全 30, 192, 195
心房中隔欠損 191, 192
蕁麻疹 59, 212, 221
水痘 16, 50, 204, 222
　　──ワクチン 206
水疱 204, 217, 222
スクイーズテスト 65
スコアリング 158

た

ステロイド 91, 106, 109, 173, 205, 224, 255
精巣炎 153
精巣挙筋反射 74
精巣上体炎 75, 153
精巣捻転症 153, 154, 157
成長曲線 12
咳 88, 90, 97
咳喘息 111
舌圧子 76
全身性炎症反応症候群 21
喘息 17, 92, 103, 112
　　乳幼児── 103, 106
先天性股関節脱臼 65
先天性心疾患 191
先天性腎尿路形成異常 82
喘鳴 69, 70, 71, 92, 103, 112, 113
　　吸気性── 105
　　喉頭── 70, 90, 112
　　鼻性── 70, 89, 112
総肺静脈還流異常 198
鼠径ヘルニア 74

た

ターニケット症候群 33
ダイアップ® 168
代謝性脳症 177
帯状疱疹 207, 217
大泉門 63, 64, 118
大動脈弁狭窄 193
大動脈弁閉鎖不全 193
多呼吸 31
打診 72
脱水 59, 63, 67, 139, 144
タミフル® 99
短期間作用型β_2刺激薬 107, 110
胆汁性嘔吐 142
胆道閉鎖症 12
チアノーゼ 15, 16, 17, 24, 59
　　──性心疾患 193, 200
注意欠損・多動症 268
中耳炎 34, 37, 127, 139
虫垂炎 16, 17, 155, 159
腸炎 74, 121, 136, 137
超音波検査 84, 157
腸管出血性大腸菌 152

長期間作用型β₂刺激薬 110
腸重積 36, 51, 140, 142
聴診 69
腸蠕動音 72
腸閉塞 140, 142
ツルゴール 144
ツロブテロール貼付薬 110
手足口病 123, 207, 222
「手当て」フレーズ 5
低血糖 30, 74, 135, 145, 162, 170
低身長 67, 255
テオフィリン 170
てんかん 167
点状出血 217
伝染性軟属腫 212
トイレットトレーニング 160
頭蓋内圧亢進 63, 130
同時接種 46, 48
糖尿病性ケトアシドーシス 113
突発性発疹 118, 167
トリアージ 14

な
内服歴 7
内分泌代謝異常症 135
永山斑 118
泣き止まない 37, 40, 59
泣く子（なくこ） 4, 5
難聴 269
何となく元気がない→not doing well
二次性徴 260
乳児特発性僧帽弁腱索断裂 195
入浴 231, 235
尿カテーテル検査 126
尿間膜遺残 216
尿検査 81, 126
尿路感染症 82, 117, 126, 167
人形の目現象 180
粘膜の乾燥 144
膿痂疹 206, 211
脳性麻痺 269
ノロウイルス 136, 137, 139, 145

は
肺炎 72, 85, 98, 116, 126, 128, 152, 167

敗血症 19, 20, 30, 36, 98, 129
バイタルサイン 20, 23, 36
肺動脈弁狭窄 193
白苔 122, 210
ハチミツ 229, 231, 234
バッグ採尿 82, 126
発達障害 59, 266
発達段階 2
発熱 59, 97, 116, 120, 136, 147, 211, 235
　二峰性── 100
　熱源不明── 121, 126
パラインフルエンザウイルス 91
パリビズマブ 93
パルスオキシメータ 199
反跳痛 74
引き算聴診 70
肥厚性幽門狭窄症 95, 142
鼻汁 90, 95, 97, 228
ヒトメタニューモウイルス 91, 92
皮膚分節 217
ヒブ 92
百日咳 93, 94, 127, 128
表情 15, 59
病歴聴取 2
鼻翼呼吸 113, 117
ピンク色おむつ症候群 145
貧血 15, 59, 258
頻脈 200
風疹抗体価 11, 50
フェイススケール 15
不機嫌 24, 41, 118, 135
副雑音 70
腹痛 29, 97, 138, 140, 150, 152
副反応 46, 49
腹膜炎 30, 155, 159
服薬 236
不整脈 195
ブドウ球菌性熱傷様皮膚症候群 222
ブラシュコ線 217
ヘノッホ・シェーンライン紫斑病 155, 215
ヘルパンギーナ 123, 189
ヘルペス性歯肉口内炎 122, 123
偏食 272
便所見 137
扁桃炎 122, 127

便秘（症）37, 72, 151, 159
　慢性機能性—— 160
蜂窩織炎 33, 221
膨疹 217, 221
母子健康手帳 10
保湿剤 224
発疹 119, 204, 210, 213, 216
　突発性—— 118, 167
ボツリヌス中毒 229
哺乳量低下 30

ま

マイコプラズマ 95
麻疹 16, 50, 221
　——ウイルス 91
マルファン症候群 96, 192, 196
水いぼ 212
みずぼうそう→水痘
ミダゾラム 179, 182
ミルクアレルギー→新生児－乳児消化管アレルギー
もしものときの指示 9
モルスクム反応 213

や～わ

有病率 103
溶血性尿毒症症候群 139, 152
溶連菌 123, 124, 209
　——感染後急性糸球体腎炎 210
夜泣き 38, 41
予防接種 44
落陽現象 129
リストサイン 96
緑色便 138
リレンザ® 99
リンゴ病 213
リンパ節腫脹 49, 76, 119, 124
リンパ濾胞 125
ロイコトリエン受容体拮抗薬 106, 110
漏斗胸 68, 96
ロタウイルス 136
ワクチン 44, 102
　——接種歴 7
わしき 6
ワンツー浣腸 151

数字・欧文

30秒トリアージ 25
asthma predictive index（API）106, 108
AVPU 19
BCG 46
Bornholm病 188
capillary refill time（CRT）67, 144
Carnett徴候 154
Clean-Catch採尿 83
crackles 69, 70
CT検査 85
Dravet症候群 171
finger tip unit 225
gastric flu 136
Gianotti-Crosti症候群 222
Glasgow Coma Scale 20
GROWモデル 252
HEADSS 261
heel-drop jarring sign→かかと落とし試験
Hirschberg法 61
hMPV→ヒトメタニューモウイルス
Hutchinsonサイン 207
IgA血管炎→ヘノッホ・シェーンライン紫斑病
LABA→長期間作用型β_2刺激薬
LAMP法 95, 96
MANTRELSスコア 155
nasal stridor→鼻性喘鳴
not doing well 25, 27, 28, 58
pastiaサイン 124, 209
pediatric appendicitis score；PAS 156
pediatric assessment triangle；PAT 24
Precordial catch症候群 188, 203
proactive療法 224
RSウイルス 91, 92
SABA→短期間作用型β_2刺激薬
SpO$_2$ 199
systemic inflammatory response syndrome；
　SIRS→全身性炎症反応症候群
sequential organ failure assessment；
　SOFA 20
SOLER 250
stridor→喉頭喘鳴
wheezes→喘鳴

◀ あとがき ●

　私自身は、子どもは小児科医だけがみるべきものとは思っていません。しかし、どの科の医師がみるにせよ、子どもたちの健康は守られなければなりません。小児科のトレーニングの経験がないのであれば、ごまかさず、やりなおしてからみるようにしていただきたいと思います。風邪に抗菌薬は論外ですが、聴診を行わずに気管支拡張薬を処方しているケースもみられます。この点については小児科医も同様で、外来診療は入院診療とは違うスキルが必要です。

　子どもを上手に見るための10カ条を考えてみました。

1. 子どもに笑顔で挨拶をする。敬意を払う。
2. 診察や検査のときに子どもが嫌がらないように、痛みが少ないように配慮する。
3. 嫌がる処置をするときは、なぜそれをやるべきか説明し、保護者の協力を依頼する。保護者の心配事を聞き出すようにする。
4. 症状と診察所見から診断をつける。検査は少なくする。
5. 「風邪」に抗菌薬を出さない。ワクチンを接種することなど、病気や事故の予防の大事さを説明する。
6. 処方薬の種類、目的、投与期間を確認する。特別な病気がない子どもの風邪に4種類以上の薬は明らかに多すぎる。
7. 子どもが薬を飲めないときは、飲ませ方を実演する。薬を嫌がる子どもに自分自身が服用させられないのに処方するならば、服薬指導ができる人に依頼する。親のせいにしないように。
8. 通院の必要性があるときは、その間隔と理由を説明する。エビデンスに基づかない行為のために頻繁過ぎる受診を要求しない。
9. 夜泣きや離乳食や発達など子育てのことや、きょうだいや生活環境の変化など、家族全体の相談に乗る。病気を治して終わりにしない。
10. 自分の手に負えないことは、分からないことを正直に告げて、専門家に紹介する。

　私自身すべてをいつもできているわけではありません。できるようになるまで一生懸命勉強し、実践するまでです。われわれは永遠に未熟だからこそ努力しがいがあるのです。

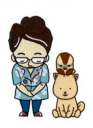

児玉和彦

◆著者紹介◆

児玉 和彦（こだま かずひこ）
医療法人明雅会こだま小児科 理事長

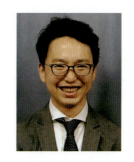

2003年、京都大学医学部卒業。神戸市立医療センター中央市民病院内科研修医、亀田総合病院家庭医診療科後期研修医、耳原総合病院小児科などを経て、現在に至る。

日本内科学会認定内科医、日本プライマリ・ケア学会認定家庭医療専門医・同指導医、日本小児科学会小児科専門医・同指導医

赤ちゃんから高齢者まで、すべての年齢のあらゆる訴えに対応できるように勉強を続けています。漢方や鍼灸医療も師匠、先輩方に教えていただいて、少しずつレベルアップを目指しています。
「こどものみかた」（「小児T&A」と「こどもの病歴聴取と身体診察を学ぶワークショップ：HAPPY」）というワークショップを若手のみなさんと一緒に全国各地で開催しています。
看護師さん向けには、メディカ出版主催セミナー「重症軽症こどものみかた」を盟友（迷友？）の笠井正志先生と一緒にやっています。

症状でひらめく　こどものコモンディジーズ
－診察が楽しくなる！ 面白くなる！ 病歴聴取と身体診察のコツとヒケツ

2018年10月1日発行　第1版第1刷

著　者　児玉 和彦

発行者　長谷川 素美

発行所　株式会社メディカ出版
　　　　〒532-8588
　　　　大阪市淀川区宮原3-4-30
　　　　ニッセイ新大阪ビル16F
　　　　https://www.medica.co.jp/

編集担当　木村有希子

装幀/イラスト　渡邊真介（ワタナベ・イラストレーションズ）

印刷・製本　株式会社廣済堂

© Kazuhiko KODAMA, 2018

本書の複製権・翻訳権・翻案権・上映権・譲渡権・公衆送信権（送信可能化権を含む）は、（株）メディカ出版が保有します。

ISBN978-4-8404-6544-1　　　　　　　　　　　　　　　　　Printed and bound in Japan

当社出版物に関する各種お問い合わせ先（受付時間：平日9：00～17：00）
● 編集内容については、編集局 06-6398-5048
● ご注文・不良品（乱丁・落丁）については、お客様センター 0120-276-591
● 付属の CD-ROM、DVD、ダウンロードの動作不具合などについては、デジタル助っ人サービス 0120-276-592